ÉLÉMENTS

DE PATHOLOGIE

PAR

ED. RINDFLEISCH

PROFESSEUR A L'UNIVERSITÉ DE WURZBOURG

Traduit de l'allemand et annoté

Par le Dr J. SCHMITT

PROFESSEUR AGRÉGÉ A LA FACULTÉ DE MÉDECINE DE NANCY

AVEC UNE PRÉFACE

Par le Dr H. BERNHEIM

PROFESSEUR DE CLINIQUE MÉDICALE A LA FACULTÉ DE NANCY

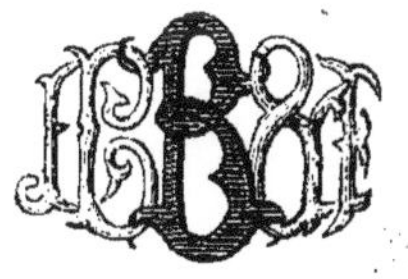

PARIS

LIBRAIRIE J.-B. BAILLIÈRE ET FILS

19, rue Hautefeuille, près du boulevard Saint-Germain

MDCCCLXXXVI

Tous droits réservés

ÉLÉMENTS

DE PATHOLOGIE

Nancy, imprimerie Berger-Levrault et Cie.

ÉLÉMENTS

DE PATHOLOGIE

PAR

Éd. RINDFLEISCH

PROFESSEUR À L'UNIVERSITÉ DE WURZBOURG

Traduit de l'allemand et annoté

Par le Dr J. SCHMITT

PROFESSEUR AGRÉGÉ A LA FACULTÉ DE MÉDECINE DE NANCY

AVEC UNE PRÉFACE

Par le Dr H. BERNHEIM

PROFESSEUR DE CLINIQUE MÉDICALE A LA FACULTÉ DE NANCY

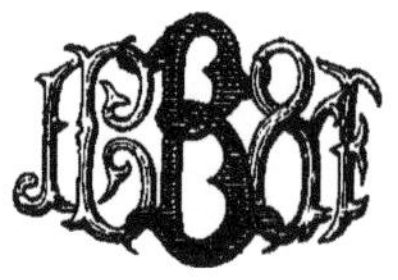

PARIS

LIBRAIRIE J.-B. BAILLIÈRE ET FILS

19, rue Hautefeuille, près du boulevard Saint-Germain

MDCCCLXXXVI

Tous droits réservés

PRÉFACE

Le professeur Rindfleisch est aussi connu en France qu'en Allemagne, grâce à la traduction de son *Traité d'histologie pathologique,* due à notre excellent collègue Gross. Les éditeurs de cette œuvre classique ont pensé avec raison que ce nouveau livre, complément du premier, recevrait le même accueil du public français. Ici il ne s'agit plus d'une œuvre didactique : ce n'est, ni un traité d'anatomie pathologique, ni un traité de pathologie générale, c'est, à proprement parler, ce que nous appellerions un *Essai de biologie pathologique générale.* Le professeur a développé dans ces pages la conception formée dans son esprit sur l'essence même de la maladie ; il intitule son livre : *Éléments de pathologie, classification naturelle des connaissances médicales.*

Comme Virchow, comme Cohnheim, Rindfleisch a vu, médité sur ce qu'il a vu, et systématisé. Après avoir étudié la structure élémentaire normale des tissus et des organes et les altérations morbides qu'ils peuvent présenter, après avoir suivi l'évolution anatomique de ces lésions qui constituent le substratum matériel de la maladie, il a rapproché de la lésion le trouble fonctionnel qui en resulte et la cause qui la détermine, et étudiant la subordination réciproque de ces trois éléments dans l'ensemble des phénomènes morbides, il s'est élevé à une conception générale sur leur mécanisme pathogénique.

Deux facteurs principaux sont à considérer dans ce mécanisme : *la cause morbifique* et *le terrain organique* sur lequel cette cause agit.

Le terrain organique, terrain de la maladie, est bien connu, grâce aux progrès de l'histologie et de la physiologie contemporaines. Parenchyme organique composé d'éléments cellulaires et de ses transformations diverses, capillaires sanguins et lymphatiques qui en assurent la nutrition, terminaisons nerveuses qui régularisent la distribution sanguine, gouvernent les phénomènes nutritifs, président aux fonctions et propriétés des éléments biologiques, tel est ce terrain sur lequel la maladie prend naissance. Quel que soit l'agent morbigène qui attaque une région de l'organisme, cette région ne peut être affectée que d'une certaine façon : les éléments, les tissus, les organes réagissent et se modifient conformément aux lois de la biologie. Le sang stagne ou afflue en plus grande abondance ; il y a stase passive ou fluxion active ; les vaisseaux s'obstruent ou se contractent : le sang arrive moins ou n'arrive plus, il y a ischémie ou anémie. Les cellules organiques, atteintes dans leur *modus vivendi* par la cause morbifique qui agit, soit directement par choc ou traumatisme, soit indirectement par hypérémie ou ischémie sanguine, par hypersthénie ou hyposthénie nerveuse, ces cellules subissent des altérations : elles s'atro-

phient, elles dégénèrent, elles s'hyperplasient, elles se
transforment. La lésion locale se constitue : elle est inflammatoire, soit suppurative, soit scléreuse ; elle est destructive : atrophie, nécrobiose, gangrène ; elle est néo-
formative : tumeurs diverses.

A cette lésion locale primitive correspond le trouble
fonctionnel primitif, le *syndrome protopathique*. De même
que la lésion organique est commandée par la structure
anatomique et les propriétés biologiques du terrain sur
lequel elle se développe, de même le trouble fonctionnel
n'est autre que la fonction normale exaltée, diminuée ou
pervertie, suivant les lois de l'organisme vivant. Qu'une
tumeur nouvelle se forme, cette tumeur sera composée
d'éléments analogues à ceux qu'on trouve normalement
dans le corps humain et dérivés d'eux : elle naîtra, croîtra
et mourra suivant le même procédé que naissent, crois-
sent et meurent les organes physiologiques : il n'y a pas
de néoformation spécifique. Qu'une cause morbifique
vienne à frapper un organe dans ses fonctions, cet organe
répondra à sa façon, c'est-à-dire par une modification de
sa fonction, comme une corde répond par des modifications de sonorité aux instruments divers qui la font vi-
brer. Le nerf irrité fera de la douleur, de l'anesthésie, de
la paralysie, de la convulsion ; le vaisseau dilaté fera
de la chaleur, du gonflement, de l'œdème ; le vaisseau
rétréci fera du froid, de l'atrophie, de la gangrène ; le
foie fera plus ou moins de bile, le cerveau plus ou
moins d'idées ; l'œil, des sensations lumineuses modifiées. La maladie ne crée ni nouveaux organes, ni nouvelles fonctions ; la cause morbigène ne met en jeu que

les forces actives et les propriétés inhérentes à l'organisme.

La lésion locale est constituée avec son trouble fonctionnel. Rarement l'acte morbide reste limité sur place. La maladie se propage ; tout l'organisme peut ressentir le contre-coup. De même que dans une machine, un accident arrivé à un des leviers réagit sur les fonctions des organes éloignés, de même le dérangement d'un organe du corps réagit sur l'ensemble, parce que tout se tient et s'enchaîne, parce que les organes et les fonctions sont solidaires anatomiquement et physiologiquement ; ils sont associés dans un but commun.

La maladie se propage par voies anatomiques et voies physiologiques :

- Les *voies anatomiques de propagation* sont le système vasculaire sanguin et lymphatique et le système nerveux. Le sang et la lymphe transportent au loin et généralisent les principes morbides : pus, fibrine, cellules cancéreuses, poisons, microbes, substances excrémentitielles non éliminées et résorbées, sont distribués à travers l'économie par les canaux nourriciers et vont créer loin de leur siège primitif des foyers métastatiques ; les sucs nutritifs eux-mêmes, adultérés ou appauvris par la maladie protopathique ne nourrissent plus convenablement les tissus organiques divers : de là régression, stéatose, cachexie, dégénérescences variées.

- Le système nerveux recueillant toutes les impressions dont la région malade est le théâtre, les transporte jusqu'aux centres cérébro-spinaux, et peut les répercuter en retour sur d'autres périphéries nerveuses. Ainsi se créent des associations nerveuses fonctionnelles et des sympathies pathologiques. Une douleur périphérique provoquant du délire et des convulsions, l'irritation des nerfs péritonéaux et splanchniques produisant une paralysie des centres bulbaires de l'innervation cardiaque et respiratoire, le tétanos créé par la blessure d'un nerf cutané, une névrite propagée à la moelle et engendrant une myélite, voilà des exemples de maladies propagées par voie nerveuse.

A ces lésions secondaires propagées, dérivées de la lésion primitive locale, correspondent des *symptômes deutéropathiques ;* c'est la fièvre par introduction de ferments pyrétogènes dans le sang ; c'est l'embolie et ses symptômes, pneumonie métastatique, hémiplégie ; c'est la cachexie par dyscrasie sanguine ; c'est l'excitation ou la dépression des centres nerveux par le poison lui-même, microbe ou ptomaïne, que le sang leur apporte ; ou ce sont les troubles fonctionnels retentissant sur les centres par les fils conducteurs nerveux, délire, coma, éclampsie, tétanos, choc chirurgical, etc.

La maladie se propage par voie physiologique : car toute lésion altère une fonction et toute fonction altérée retentit plus loin. Je répète ce que j'ai dit : les organes et les fonctions du corps sont solidaires et associés ; nulle fonction ne saurait exister sans les autres fonctions, nul organe sans les autres organes. Un exemple fera concevoir facilement cette vérité. Je prends une fonction quelconque, soit la sécrétion rénale : son intégrité suppose l'in-

tégrité de l'organe sécréteur et l'intégrité du sang qui
fournit les matériaux à élaborer ; celle-ci suppose l'hématopoïèse normale, c'est-à-dire un fonctionnement
parfait des organes respiratoires et digestifs ; de plus,
comme la sécrétion est sous la dépendance du système
nerveux, ainsi que toutes les fonctions précédentes, digestive, respiratoire, cardiaque, on voit et l'on déve-
lopperait facilement cette thèse que tous les organes et
toutes les fonctions interviennent dans l'acte sécrétoire
des reins.

De cette solidarité physiologique des organes et des
fonctions du corps, résulte leur solidarité pathologique.
Chaque lésion organique ou fonctionnelle devient le point
de départ d'une chaîne de lésions secondaires ou successives : un rein altéré laisse transsuder l'albumine du sang ;
le sérum appauvri traverse les parois vasculaires, fait de
l'œdème et des hydropisies ; le sang nourrit mal les organes ; ceux-ci se dénourrissent et se stéatosent ; altéré
dans sa constitution par des produits de régression que
le rein n'élimine plus, le sang devient toxique et empoi-
sonne les centres nerveux. Ce n'est pas tout : les reins
s'atrophiant, le cours du sang est entravé dans le double
système capillaire de la circulation intrarénale ; en avant
de cet obstacle, la tension artérielle s'accroit, le cœur
trouve plus de résistance et augmente son travail pour y
faire face ; le muscle cardiaque travaillant plus, s'hypertrophie. Voilà comment un trouble survenant dans une
fonction peut retentir sur l'économie entière ; voilà comment la maladie se propage par voies physiologiques ;
voilà comment sont engendrés progressivement des trou-

bles dans les diverses fonctions de la vie, troubles de nutrition, troubles de la circulation du sang, troubles dans
la formation du sang, troubles dans la vie de relation, et
tous ces troubles se révèlent de nouveau par des symptômes spéciaux.

Cette évolution successive et complexe de lésions organiques et fonctionnelles est liée à un facteur constant :
la structure anatomique et le fonctionnement physiologique du corps humain, c'est-à-dire le terrain de la maladie. Quel que soit l'agent morbide, il ne met en activité que les ressorts normaux de l'organisme ; il ne se
propage que par les voies déterminées, il ne provoque que
des associations déterminées de symptômes. *Syndromes
typiques* et *mode de propagation de la maladie,* voilà ce
qui représente pour Rindfleisch la partie générale de la
pathologie, voilà ce que les maladies ont de commun, car
cela dépend du substratum organique lui-même.

J'ai analysé la première partie du livre ; la partie générale. La seconde ou partie spéciale a pour objet l'*étude
des causes ;* car « c'est la cause morbifique qui détermine
l'espèce morbide. C'est d'elle que dépend le point d'attaque, je dirai volontiers, tout le plan d'attaque de la
maladie. Tout ce qui différencie les maladies les unes des
autres est dû à la diversité de la cause. » Traumatisme,
parasitisme, vice de formation et de développement, surmènement, involution sénile : voilà les cinq catégories
étiologiques principales auxquelles se rattachent toutes les
espèces morbides. « Le facteur constant, le terrain organique détermine ce que les maladies ont de commun ;

le facteur variable, la cause détermine ce que les maladies ont de spécial. Aussi la seule base naturelle de classification des maladies, le seul système rationnel de pathologie spéciale, c'est la *base étiologique, le système étiologique*. »

Telle est, si j'ai bien pénétré dans la pensée de l'auteur, la conception qui l'a guidé. Il me pardonnera de l'avoir reproduite et développée plus amplement dans cette préface ; car il importe que le lecteur français la comprenne et l'adopte tout d'abord pour bien saisir l'ordre et l'agencement des chapitres divers, tels qu'ils se succèdent dans ce livre.

' La conception ingénieuse que je viens d'exposer n'est sans doute, il faut bien le dire, qu'une vue philosophique de l'esprit. Est-elle réalisable au lit du malade ? La classification étiologique qu'entrevoit et que voudrait formuler l'éminent anatomo-pathologiste est-elle sanctionnée par la clinique ? Je ne le pense pas et je me permets d'indiquer, en toute franchise, une pierre d'achoppement au système du professeur de Würzburg.

Ce n'est pas seulement la diversité des causes qui commande la diversité des espèces morbides ; c'est aussi la diversité, c'est l'*individualité des terrains organiques*. A cette individualité propre à chaque sujet, autant peut-être qu'à la cause, est lié ce que la pathologie appelle les *diathèses locales ou générales*, ce que l'auteur appelle l'idiopâthie. Une même cause, traumatisme, refroidissement, surmènement, agissant sur des organismes divers pourra produire des maladies diverses. Voici, par exemple, deux sujets soumis aux mêmes efforts violents : l'un contractera un emphysème pulmonaire, l'autre sera affecté de palpitations et plus tard d'hypertrophie du cœur ; parce que l'un a la charpente élastique du poumon peu résistante et qui se laisse forcer facilement par le mécanisme de l'inspiration ou de l'expiration laborieuse, c'est l'emphysème constitutionnel des médecins français ; tandis que l'autre a l'innervation cardiaque héréditairement impressionnable, de sorte que tout effort physique le trouble, l'agite, fait une asystolie nerveuse et peut engendrer l'hypertrophie cardiaque. Voilà donc des diathèses locales, des dispositions spéciales anatomiques et physiologiques inhérentes *au terrain lui-même* et qui font que la même cause impressionne l'organisme dans un sens différent, de même que deux appareils mécaniques complexes, en apparence identiques, soumis aux mêmes causes de détérioration, subissent chacun une dégradation différente, suivant le point fragile de chacun, suivant le *locum minoris resistentiæ* de chacun. La même émotion morale produira chez l'un de l'ictère, chez l'autre de l'épilepsie, chez le troisième de la diarrhée, chez le quatrième une fièvre éphémère. D'autre part, à la faveur de ces mêmes diathèses individuelles, innées ou acquises préexistantes, des causes diverses peuvent engendrer chez le même sujet la même espèce morbide. Le froid, la fatigue, une indigestion, sont susceptibles de réveiller des accès de fièvre intermittente chez celui qui, par l'habitation des pays marécageux, a contracté une diathèse palustre. Les causes les plus disparates font naître un accès d'asthme nerveux chez l'asthmatique par voie héréditaire. L'hystérie, la néphrite, la méningite, la gastralgie, la tuberculose, la

chloro-anémie, les troubles menstruels succèdent, chacun, à des causes multiples qui font éclore chez chacun
sa prédisposition morbide latente ; car chacun a son point
faible, sa diathèse, sa maladie de prédilection que toute
secousse, quelle qu'en soit la cause génératrice, peut mettre en éveil. Le terrain organique, affecté par la cause
morbigène, la féconde à son gré et en modifie les déter-
minations, suivant son individualité spéciale. Le terrain
de la maladie, pas plus que la cause de la maladie, n'est
un facteur constant.

Je devais, comme clinicien, signaler cette objection
dans la tentative hardie et originale de systématisation
nosologique du professeur Rindfleisch.

Dans cette traduction élégante qui fait honneur à notre collègue, le docteur Schmitt, le lecteur appréciera
une œuvre remarquable qui contient dans un petit nombre de pages tout un monde d'idées, de faits, de doctrines, qui résume dans un style concis et lucide, la pensée sur bien des questions médicales, d'un professeur
justement célèbre.

M. Schmitt a fait plus qu'œuvre de traducteur. En
enrichissant de nombreuses annotations le livre de
Rindfleisch, en analysant succinctement les travaux
des médecins français, un peu méconnus par l'auteur,
en permettant aux lecteurs de chercher aux sources
les meilleures et les plus sûres de plus amples dévelop-
pements sur les nombreuses questions dont il s'agit,
M. Schmitt a fait œuvre personnelle, œuvre éminemment
utile, dont je suis heureux de le féliciter.

Remercions aussi les éditeurs qui ont à cœur de vulgariser dans notre pays les travaux remarquables de l'étranger ; ils rendent un service signalé, ils ont droit à la reconnaissance du public médical français.

Dans le domaine scientifique, il n'y a pas de frontières : c'est par le libre-échange des produits de l'esprit humain que le progrès s'accomplit, à l'honneur et pour le bonheur de l'humanité.

Novembre 1885.

BERNHEIM

ÉLÉMENTS

DE

PATHOLOGIE

INTRODUCTION ET DIVISION

La *maladie* est un état anormal de notre corps et de notre vie, qui se traduit pour le patient lui-même et pour ceux qui l'entourent par diverses manifestations, les symptômes morbides [1].

Si nous examinons ces symptômes avec quelque attention, si nous étudions comment ils naissent, se développent et disparaissent de nouveau, nous serons frappés de voir qu'ils sont rarement isolés ; le plus souvent on en rencontre un certain nombre, réunis, groupés soit sur un point donné du

---

[1]. Il est naturel qu'au début de toute étude de pathologie générale on cherche à définir ce qu'est la maladie. Mais quand on tient à donner de cet état que tout le monde comprend cependant, une définition exacte et complète, on se trouve arrêté devant des difficultés presque insurmontables. Pour s'en convaincre, il suffit de parcourir les nombreuses définitions qui en ont été données dans la suite des âges depuis Hippocrate qui en fait un effort de la nature pour ramener à l'état normal les actes de l'économie dérangés dans leur marche régulière, jusqu'à Piorry qui, cherchant à rayer la notion de maladie du vocabulaire scientifique, arrive à cette affirmation paradoxale : il n'y a pas de maladies, il n'y a que des états organopathiques. Reflétant les doctrines philosophiques de l'époque, tour à tour inspirées par un vitalisme trop absolu ou un matérialisme trop exclusif, ces définitions péchaient toutes par cela même qu'elles ne s'appliquaient qu'à une face de la question. A côté de la lésion organique qui doit exister toujours, bien que parfois inaccessible à nos sens, il y a dans la maladie le trouble fonctionnel, la modification imprimée aux lois qui régissent les corps vivants, la réaction de l'économie contre la cause morbifique. Aussi les organo-vitalistes modernes sont-ils d'ac-

corps, soit autour d'un autre symptôme plus saillant, le symptôme cardinal. Nous distinguons ainsi des *groupes de symptômes* : l'inflammation, la fièvre, etc. [1].

Dans l'inflammation, nous trouvons à la fois sur la partie enflammée, de la rougeur, de la douleur, du gonflement, une augmentation de chaleur; la fièvre présente comme symptôme cardinal une exagération de la température du corps, et autour de ce symptôme viennent se grouper comme manifestations secondaires, l'accélération du pouls et de la respiration, le frisson, l'inappétence, la lourdeur de tête, l'augmentation de la formation d'urée et d'acide urique.

Au premier abord, il semble que l'on doive rencontrer un nombre extrêmement considérable et une très grande variété de ces groupes de symptômes; et cependant on finit par s'apercevoir que les *mêmes* associations symptomatiques se retrouvent dans les maladies *les plus diverses*; qu'en d'autres termes, il existe des groupes *typiques* de symptômes, qui ont entre eux la plus grande solidarité.

L'évolution générale des maladies présente aussi quelque chose de typique. Presque toutes, en effet, commencent par une lésion locale, que celle-ci se montre dès le début de la

---

cord pour ne pas séparer dans l'interprétation de la maladie les éléments dynamiques, la vie, des éléments matériels, les organes.

Restent à tracer les limites de la maladie. Pour certains auteurs, et M. Rindfleisch se range à cette opinion, il y a maladie chaque fois qu'il existe une anomalie organique et fonctionnelle; ils placent ainsi au rang des maladies les troubles de l'évolution fœtale, les monstruosités, les malformations et les infirmités qu'entraîne l'involution sénile. Pour d'autres, avec la plupart des auteurs français, il faut faire rentrer dans l'idée de maladie, l'idée d'une évolution qui se continue. C'est ainsi que notre maître, M. Hecht, définit la maladie : une évolution, un processus organique dont le mode est absolument inconciliable avec l'idée du type physiologique de l'organisme, celui-ci étant constitué par l'intégrité et l'harmonie des organes et des fonctions et leur adaptation au milieu ambiant. (Hecht, in *Diction encyclop. des sciences médicales*, art. *Maladie*). C'est ainsi que dans son savant article : *Maladie*, du *Dictionnaire de médecine et de chirurgie pratiques*, t. XXI, Maurice Raynaud, après une de ces discussions philosophiques et élevées dont il avait le secret, arrive à cette définition : la maladie, c'est l'ensemble des phénomènes qui évoluent sous l'influence d'une même unité affective.]

1. [Ces groupes, ces associations de symptômes, qui peuvent se rencontrer dans les maladies les plus diverses, ont été désignés encore sous le nom de *syndromes*.]

maladie ou qu'elle ne se révèle qu'un peu plus tard. C'est ou bien une inflammation qui se produit ou une tumeur qui se forme. Puis ce trouble local se propage, s'étend, et cela de deux façons.

Suivant un premier mode, le *trouble anatomique* local s'étend de proche en proche ou envahit par sauts le reste de l'économie. Dans un foyer morbide, il se produit volontiers des éléments anormaux qui se dispersent dans le voisinage du foyer primitif, pénètrent dans les vaisseaux lymphatiques et sanguins et vont ainsi se mêler aux sucs de tout l'organisme. Ces éléments font naître de nouveaux groupes de symptômes, par exemple, de la fièvre ou des métastases sur d'autres points du corps. Les nerfs du foyer morbide sont également excités ; et cette excitation non seulement se traduit sous forme de douleurs perçues par le malade, mais encore elle provoque par l'intermédiaire du système nerveux central de nouvelles associations symptomatiques, des sympathies, des convulsions, qui à première vue sembleraient n'avoir aucun rapport avec l'affection primitive.

Suivant un second mode, c'est la *perturbation survenue dans la fonction* de la partie malade qui sert de moyen de propagation pour la lésion locale. Un pour tous, tous pour un : cette grande loi de la division du travail qui devrait s'étendre à toute l'organisation sociale, régit de la façon la plus parfaite l'organisme humain. Qu'une partie cesse de travailler et toute l'économie en subira l'atteinte. Cette atteinte dépendra sans doute de la valeur du travail que fournit la partie malade ; mais tout travail a sa valeur, et toute cessation de travail se traduira par un trouble, ne fût-ce que dans les parties les plus proches. Qu'arrive-t-il, au contraire, quand les organes importants, quand le poumon, les reins, le cœur, le foie diminuent ou cessent leur travail ? La circulation se ralentit, le sang s'appauvrit en oxygène et se surcharge d'acide carbonique, d'urée, de principes biliaires. Il se forme alors de nouveaux complexus symptomatiques : la cyanose, l'hydropisie, l'urémie, l'ictère et tant d'autres.

C'est ainsi que se propage toute maladie [1].

Pendant cette évolution, il peut surgir de nouvelles lésions locales. Mais dans le cas contraire, et à condition cependant que les troubles fonctionnels produits ne soient pas de nature à entraîner la mort, la disparition de la lésion locale primitive entraîne la rétrocession des troubles secondaires et peu à peu l'organisme revient à l'état normal.

Pourquoi ce type uniforme non seulement dans l'association des divers symptômes pour former des syndromes, mais encore dans l'association de ces syndromes pour constituer le tableau général de la maladie? Dire que cette uniformité est liée à la nature même de la maladie, qu'il ne s'agit là que d'une succession de causes et d'effets, ce serait peut-être une façon bien commode de résoudre la question. Cependant le moment me semble opportun d'étudier la nature de la maladie en soi et d'y distinguer ce qui appartient à la nature de la cause morbifique et ce qui dépend de la nature de l'organisme malade.

Tout ce qui est typique et cyclique, tout ce qui est caractéristique au point de vue du siège ou de l'époque d'apparition des symptômes, on est tenté aujourd'hui de l'expliquer par le développement d'organismes inférieurs. On a fait ainsi entrer la pathologie dans une ère nouvelle. En face de cette tendance générale, je ne voudrais pas me montrer réactionnaire, mais je tiens à rester conservateur; je pense, en effet, que parmi les éléments typiques d'une maladie, il en est qui

---

[1]. [Plusieurs observateurs français, MM. Luton (de Reims), Maurice Raynaud, etc., ont depuis longtemps déjà décrit sous le nom de *série morbide*, cette évolution, cet enchaînement de symptômes qui, d'une impression morbifique locale, aboutit à la perturbation de tout l'organisme.]

dépendent non pas des organismes morbifiques, mais de l'organisme malade ; tels sont, sans aucun doute, les syndromes typiques et le mode de propagation des diverses maladies dans le corps humain.

La nature de la substance vivante est la même dans toutes les parties de l'organisme ; partout nous retrouvons les mêmes dispositions anatomiques et physiologiques qui relient en un tout unique les différentes parties de notre corps. Le sang et le système nerveux : ce sont là les liens qui réunissent les symptômes en groupes typiques, ce sont aussi les voies que suivent les maladies pour se propager dans l'économie.

Nous pouvons résumer ainsi les réflexions précédentes :

Il est un certain nombre de groupes symptomatiques qui se reproduisent dans les maladies les plus diverses avec une uniformité caractéristique, parce qu'ils dépendent d'un facteur constant : le corps humain et ses dispositions anatomiques et physiologiques. De ce même facteur dépend encore l'évolution générale de la maladie. Nous pouvons nous représenter cette évolution générale comme un cadre dans lequel sont compris les divers syndromes typiques ; nous obtenons ainsi un tableau d'ensemble de *tout ce que les différentes maladies présentent de commun ; une partie générale de la pathologie.* C'est à dessein que je ne me sers pas du mot « pathologie générale » ; car sous cette dénomination on a compris une foule de sujets qui appartiennent à ce que la pathologie a de plus spécial : tels que l'étude des parasites, les malformations, etc.

Mais allons plus loin. Si nous examinons maintenant les maladies isolées, si nous passons en revue cette multitude d'affections diverses, notre première impression est qu'elles n'ont entre elles aucune analogie, qu'elles présentent au contraire les différences les plus tranchées. Nous y reconnaissons bien encore les syndromes typiques ; mais ils sont comme perdus au milieu du tableau morbide, ils ne sont plus que les éléments d'un processus de plus ou moins de durée, ils se mêlent, se succèdent de mille façons et présentent les degrés les plus divers d'intensité et d'extension. Mais là encore la lumière ne tarde pas à se faire. Nous voyons tout d'abord que la plupart des maladies ne naissent pas spontanément, mais qu'elles sont provoquées par diverses causes morbifiques. Or, c'est la multiplicité de ces causes qui produit la multiplicité des *espèces morbides*, qui détermine ces nombreuses associations et ces successions de symptômes, qui permet enfin à l'œil exercé du médecin de distinguer les différentes maladies les unes des autres.

La *cause morbifique* est une atteinte portée à l'évolution normale de la vie. En général, il s'agit d'une modification violente imprimée à la constitution physico-chimique d'une partie de notre corps : la maladie n'est que le résultat de cette atteinte, résultat qui diffère suivant la nature de la cause morbifique, et suivant la nature de l'organisme atteint. Ce que les maladies présentent de commun découle, ainsi que nous l'avons déjà vu, de la nature de l'organisme malade ; ce en quoi elles diffèrent dépend de la diversité des causes morbides. La cause morbide détermine d'abord le siège de la maladie, sa durée, la façon dont les symptômes doivent se combiner et se suivre ; ce sont ces dissemblances qui permettent de différencier les maladies. C'est pourquoi je prétends qu'il ne saurait y avoir qu'une seule base naturelle de classification des maladies, un seul système rationnel de pathologie spéciale : la base étiologique, le système étiologique.

Ceci posé, dans la *partie spéciale de la pathologie*, nous devrons grouper les maladies suivant leur mode de production. Puis nous aurions, pour chaque groupe de maladies et pour chaque maladie séparée, à en rechercher la cause, je dirais volontiers, à en faire l'histoire naturelle ; nous aurions à étudier ensuite comment et jusqu'à quel point elle agit sur l'organisme ; à montrer enfin comment de l'action de cette cause et de la réaction de l'organisme contre elle, découle le tableau, le processus morbide spécial qui distingue chaque groupe de maladies et chaque maladie isolée.

Je ne saurais, dans cet ouvrage, décrire tout cela d'une façon complète. Mes lecteurs voudront bien se souvenir que je tiens uniquement à trouver une classification naturelle de notre science, à donner à la *pathologie topographique* une base plus élevée qui lui permette, en présence de la multiplicité des formes particulières, de ne pas perdre de vue l'ensemble des lois générales.

Cette pathologie topographique porte bien à tort le nom de *pathologie spéciale* ; car l'espèce morbide n'est déterminée que par la cause morbide. Il serait plus exact de l'appeler *pathologie descriptive*, et de la considérer comme une étude de transition pour passer à la pathologie casuistique ou pratique.

PARTIE GÉNÉRALE

I. — LE DÉVELOPPEMENT LOCAL DE LA MALADIE

(Syndromes protopathiques.)

LE TERRAIN DE LA MALADIE.

Les syndromes protopathiques que nous avons à étudier sont : l'inflammation et le développement des tumeurs. Tous deux peuvent marquer du moins le début d'un processus morbide ; tous deux sont essentiellement des affections locales[1]. Par affection locale, nous entendons une série de manifestations morbides qui se groupent autour d'un point donné du corps. Ce que les affections locales ont de typique tient aux propriétés communes du terrain sur lequel elles évoluent. Si nous considérons les grandes variétés que présentent les diverses parties de notre corps, il semble hasardeux de parler d'analogies, et cependant une étude attentive nous permet facilement d'y distinguer une partie qui varie et une partie qui est constante. C'est à l'aide de cet élément constant que nous pouvons faire un tableau commun, un schéma de la structure de nos organes, décrire en un mot le terrain sur lequel évolue l'affection locale.

La plus grande partie de ce tableau est occupée par un pa-

---

1. [Le terme « affection » que nous employons ici a donné lieu à des interprétations très différentes. Le sens qui nous paraît le plus conforme à l'usage et à la tradition nous semble celui qu'a donné à ce mot M. Hallopeau dans son *Traité de pathologie générale*. Pour cet auteur « les affections représentent les troubles de la santé considérés dans leurs rapports avec les processus morbides ; les maladies sont les troubles de la santé considérés dans l'ensemble de leur évolution, et par conséquent dans leurs rapports avec la cause qui domine cette évolution. »]

renchyme formé ou issu de cellules semblables les unes aux autres et qui détermine la fonction de l'organe. Nous y trouvons ensuite des vaisseaux capillaires et des filets nerveux qui mettent ce parenchyme en relation avec le reste de l'organisme.

Ce fut une idée heureuse et hardie qui guida Virchow, quand, poursuivant l'affection locale jusque dans l'intimité de la cellule[1], il essaya de délivrer la pathologie de toutes les hypothèses humorales ou neuristiques qui l'encombraient jusque-là. Mais il fit un pas de trop dans la spécialisation du terrain. On peut admettre l'individualité de la cellule et cependant ne pas oublier les liens qui, au point de vue fonctionnel comme au point de vue nutritif, limitent son autonomie. Sans doute, la cellule d'un parenchyme est irritable et active, mais c'est du système nerveux qu'elle tient en partie son irritabilité et son activité ; sans doute la cellule se nourrit et se développe, mais c'est le système circulatoire qui lui fournit les éléments de sa nutrition et de son développement.

L'excitabilité de tout l'organisme est subordonnée au système nerveux. Est-ce à dire qu'il faille pour cela refuser aux éléments non nerveux des organes toute excitabilité ? Évidemment non. Mais il semble qu'ils aient confié au système nerveux une partie plus ou moins importante de leur excitabilité et se soient mis ainsi sous sa dépendance. S'ils sont excités passivement, une partie de leur excitation arrive par les nerfs sensitifs à la moelle et au cerveau ; et pour ce qui est de leurs contractions, elles peuvent du moins être renforcées par l'intervention du système nerveux central.

A un autre point de vue, la nutrition cellulaire est plus complètement encore sous la dépendance de la circulation

---

1. [Virchow, *Pathologie cellulaire*, traduction française avec introduction par Straus.]

sanguine générale ; le fait est si évident qu'il est inutile d'y insister.

Je le répète : le terrain sur lequel évoluent les affections locales, se compose de trois éléments essentiels : un *paren-chyme*, des *anses capillaires*, des *terminaisons nerveuses*. Mais cela ne suffit pas. Ces éléments sont réunis les uns aux autres ; et c'est là qu'intervient le tissu conjonctif. Le tissu conjonctif qui, originellement, n'est qu'un reste du tissu embryonnaire parablastique, non utilisé pour le développement des vais-seaux sanguins, s'insinue partout entre les éléments prin-cipaux du système circulatoire. Il subit pour cela une série de transformations histologiques en rapport parfait avec les besoins du tissu dans lequel il se développe. Pour maintenir la cohésion des diverses parties d'un organe, il se présente sous forme de fibres assez souples, assez extensibles pour ne pas entraver les glissements nécessités par l'accomplissement des fonctions. Pour rendre ces mouvements plus faciles en-core, la substance fondamentale disparaît par places et il se forme des cavités recouvertes d'une membrane délicate, lisse et formée de cellules endothéliales plates. Pour donner à un organe profond une forme définie, ou bien à un épithé-lium superficiel un substratum solide, la substance fondamen-tale s'épaissit et constitue une membrane hyaline. Pour peu qu'on veuille bien y réfléchir, on s'explique ainsi la forma-tion de tous les autres tissus dérivés de la substance con-jonctive [1].

Pour le moment, nous n'avons à nous occuper que du rôle du tissu conjonctif en tant que moyen d'union entre le paren-chyme d'une part, les systèmes sanguin et nerveux d'autre part. Sous ce rapport, la physiologie ne nous apprend que

---

1. [Pour ne pas entrer dans de longs détails sur l'histologie du tissu con-jonctif et sur les diverses formes qu'il revêt suivant la fonction à laquelle il est appelé dans les divers points de l'organisme, nous renvoyons à l'important ouvrage de M. le professeur Ranvier : *Traité technique d'histologie*. Paris, 1883.]

peu de choses. Mais la pathologie nous force à porter notre attention sur une série de questions d'apparence secondaire, et qu'il est cependant indispensable de bien connaître pour comprendre les altérations des tissus dans l'état morbide.

Si nous étudions tout d'abord la *nutrition* par le sang, il importe de considérer la membrane capillaire comme une couche endothéliale servant de limite au tissu connectif; quant à la distribution des éléments nutritifs dans les parenchymes, il ne s'agit pas de se la représenter uniquement comme un simple phénomène d'imbibition, mais il faut y voir une véritable circulation de sucs, circulation qui a son point de départ dans le sang et au niveau des lignes de ciment intercellulaires qui relient les endothéliums en une membrane continue. Au delà de la paroi des capillaires, cette circulation se fait essentiellement par l'intermédiaire d'un réseau de canalicules du suc qui tranche plus ou moins sur la substance fondamentale du tissu connectif ambiante et qui renferme aux points de croisement des noyaux entourés de protoplasma, ce qu'on appelle les *corpuscules du tissu conjonctif*[1]. C'est ainsi que les sucs nourriciers arrivent dans les espaces qui entourent les cellules propres du parenchyme et se met-

---

1. [Nous touchons ici à la question si délicate et encore discutée de l'origine des vaisseaux lymphatiques. On sait que sous ce rapport les idées des histologistes allemands diffèrent de celles de l'école française. Pour Virchow, les corpuscules du tissu conjonctif *sont des cellules creuses dont les prolongements canaliculés s'anastomosent* de façon à constituer un réseau dans lequel circulent les sucs nourriciers. Sous le nom de canalicules de suc (*Saftkanälchen*), Recklinghausen décrit un système de canaux bien limités, ayant une paroi propre, mais formée d'une masse de protoplasma. Plus récemment, Arnold a encore admis que les vaisseaux sanguins et les vaisseaux lymphatiques communiquent entre eux par l'intermédiaire des cellules du tissu conjonctif, étoilées, creuses et anastomosées les unes avec les autres. Les recherches de M. Ranvier sur les ouvertures qui existent entre la cavité péritonéale de la grenouille et la citerne lymphatique, entre la cavité péritonéale des mammifères et les vaisseaux lymphatiques du centre phrénique, l'ont conduit à soutenir que les vaisseaux lymphatiques prennent *naissance* dans les interstices compris entre les faisceaux du tissu conjonctif.

Quoi qu'il en soit, il est impossible de méconnaître le rôle important du tissu conjonctif dans la nutrition générale. (Voy. Ranvier, *Traité technique d'histologie.*)]

tent à la disposition de ces cellules[1]. Puis, chargés des produits régressifs provenant des échanges nutritifs survenus dans les cellules parenchymateuses, ils passent dans les origines des vaisseaux lymphatiques qui sont en communication directe avec les espaces péricellulaires et se rencontrent abondamment du reste dans le tissu connectif. Bref, tout ce qui vient du sang est amené par un chemin assez compliqué à travers le tissu conjonctif jusqu'aux cellules parenchymateuses et de là dans le système lymphatique.

Ce chemin que nous aurons à parcourir bien des fois, où nous serons obligés de nous arrêter souvent pour comprendre les diverses affections locales, je l'appellerais volontiers la voie des découvertes dans le domaine de l'histologie pathologique.

Pour ce qui est de la *distribution nerveuse*, on sait que les filets nerveux qui ont pour fonction d'exciter directement ou de renforcer l'activité du parenchyme arrivent immédiatement aux cellules de ce parenchyme et s'y perdent au point de ne plus former avec elles qu'un tout indivis. Il en est de même pour les nerfs sensoriels et les organes terminaux auxquels ils aboutissent. Pour ces filets nerveux, le tissu connectif n'est évidemment qu'un tissu de revêtement et de protection.

Mais voyons, au contraire, les filets sensitifs qui conduisent la sensibilité générale. Pour ceux-ci, il n'existe pas d'organes terminaux à innerver, pas de fonction spécifique à remplir. Ils ne font que parcourir le tissu conjonctif, s'y ramifient, y forment des réseaux dont bientôt on ne reconnaît

---

2. [A ce moment intervient la faculté essentielle et éminemment vitale de l'élément anatomique, qui choisit pour ainsi dire dans le milieu intérieur les substances dont il a besoin, les fixe, les transforme, les vivifie, les organise, puis les rejette après leur avoir fait subir diverses modifications. Voir Cl. Bernard, *Phénomènes physiques de la vie dans les animaux et les végétaux*, Paris, 1872; M. Duval, article *Nutrition*, in *Dictionnaire de médecine et de chirurgie pratiques*, t. XXIV ; Beaunis, *Nouveaux Éléments de physiologie humaine*. Paris, 1881.]

plus les limites précises et qui finissent par se confondre avec
le réseau des corpuscules conjonctifs. Par suite de leur épa-
nouissement dans le tissu conjonctif, ces nerfs ne peuvent
être affectés à aucune fonction spéciale, mais par contre ils
sont remarquablement disposés pour participer aux modifications physico-chimiques des organes et rendre compte au
système nerveux central des excitations diverses qu'ils en
reçoivent. Avec le tissu conjonctif, en effet, ils prennent part
à la structure intime des organes ; avec lui ils sont distendus
ou comprimés ; avec lui ils subissent les irritations chimiques
qu'entraîne l'accumulation de produits excrémentitiels.

Ces excitations, tant qu'elles ne dépassent pas certaines
limites, se produisent même en parfaite santé et sans que
nous en ayons conscience. A un degré un peu plus élevé,
elles se traduisent sous forme d'une sensation vague de malaise qui peut présenter de nombreuses variétés[1] et s'exagérer
jusqu'à la sensation de douleur gravative, térébrante, lancinante.

Qu'elles soient conscientes ou inconscientes, ces excitations ne sont d'ailleurs pas sans effet utile. Les premières,
on le sait, ne provoquent pas seulement des plaintes et des
cris de douleur, mais encore elles commandent certaines
réactions qui ont pour but de faire cesser l'état morbide.
Les excitations inconscientes elles-mêmes se réfléchissent par
les voies centrifuges et déterminent ainsi divers processus
destinés à combattre les troubles locaux.

Et quels sont ces processus ?

En première ligne, il faut noter la régularisation si importante de la distribution sanguine, régularisation merveilleuse
qui se fait par le système nerveux central. C'est grâce à elle

---

1. Ces variétés sont : la sensation de fatigue parfois mêlée à une certaine
sensation de bien-être, comme dans le bâillement, l'action de s'étirer; la
sensation de pesanteur, de pression, de plénitude, de tension, etc.

que l'afflux sanguin augmente dans les organes qui fonctionnent davantage et où les échanges sont exagérés (hypérémie
de fonctionnement), tandis qu'au contraire il arrive moins de
sang aux organes momentanément au repos.

Quel est le mécanisme de cette action réflexe si particulière ? Nous ne sommes pas encore complètement édifiés à
cet égard.

Une série d'expériences bien conduites nous a démontré
qu'il existe des fibres centripètes dont l'excitation paralyse le
centre vasculaire et ses expansions vaso-motrices, d'où diminution du tonus artériel et augmentation du diamètre des artères (nerfs dépresseurs). Dans certains départements vasculaires qui ont besoin pendant leur fonctionnement d'une
hypérémie exagérée, ces fibres se réunissent en faisceaux
spéciaux (nerfs érectiles). On peut admettre d'après cela que
tous les nerfs sensitifs peuvent agir sur le système vaso-moteur, comme nerfs dépresseurs et déterminer des hypérémies
locales.

S'il en est ainsi, nous nous trouvons là en présence d'une
des dispositions les plus remarquables de l'organisme. Car
pour en rester à l'hypérémie de fonctionnement, rien n'est
plus propre à combattre les conséquences fâcheuses d'un
fonctionnement exagéré qu'une hypérémie artérielle de l'organe surmené.

On admet aujourd'hui que le surmènement d'un organe
détermine une accumulation de produits de désassimilation
qui entravent l'excitabilité des cellules parenchymateuses.
Mais si la tonicité artérielle diminue, le sang se précipite
comme à travers une écluse ouverte dans les capillaires dilatés et les parcourt avec une telle vitesse qu'il n'a même pas
le temps d'abandonner tout son oxygène et qu'il arrive encore
rouge dans les veines. Les produits de désassimilation sont
plus complètement oxydés, plus rapidement éliminés, et les

cellules épuisées par ce surcroît de travail peuvent de nouveau se pourvoir abondamment de tout ce qui leur est nécessaire pour rétablir leur forme et leur excitabilité normales.

Mais pour comprendre toute l'importance de cette action
réflexe, reportons-nous à la structure générale de nos organes, et nous verrons que l'hypérémie artérielle complète la
série des échanges dont le commencement et la fin se trouvent dans la cellule parenchymateuse. Celle-ci travaille et a
besoin de se nourrir. Pour les plantes et les organismes unicellulaires, travail et assimilation sont deux phases indivises
d'un même processus. Chez les animaux, les organes qui établissent l'union entre les diverses parties du corps prennent
part à ces deux opérations, qui acquièrent ainsi un développement considérable. Tant que la cellule parenchymateuse
d'un animal supérieur n'a à fournir qu'un travail relativement faible, elle peut vivre à la façon d'une plante. Mais
qu'elle ait à produire un travail plus actif, elle devra demander les secours de l'organisme tout entier qui, selon ma manière de voir, sont dispensés par les nerfs du tissu connectif ;
et elle pourra ainsi augmenter de plus en plus son activité.
Il arrivera cependant une limite où l'assimilation n'ira plus
de pair avec les dépenses et alors se développeront une série
de maladies que dans notre classification nous rangerons sous
le nom de maladies par surmènement.

En étudiant les diverses modalités de l'échange nutritif,
nous trouverons les questions les plus importantes au point
de vue de la nutrition locale. C'est ainsi que 1° le fonctionnement modéré d'un organe avec une distribution sanguine
abondante, détermine cet état de nutrition luxuriante que
nous désignons sous le nom d'*eutrophie* ; 2° dans le cas de
fonctionnement plus considérable, et toujours croissant, l'apport sanguin étant proportionnel au degré du fonctionnement,
les cellules augmentent de volume, se multiplient tout en

gardant leurs rapports normaux ; le résultat sera un état d'hypernutrition, une *hypertrophie de fonctionnement*, qui se traduit macroscopiquement par une augmentation de volume de l'organe ; 3° enfin nous avons vu que l'excès de fonctionnement, malgré l'hypérémie qui l'accompagne, donne lieu à des résultats fâcheux. Il entraîne une nutrition insuffisante et partant une diminution de volume des cellules et de l'organe tout entier. C'est l'*atrophie de surmènement* ou de fatigue.

Dans tous ces cas, l'assimilation dépend en grande partie de la quantité de travail fourni. Un fonctionnement actif et modéré favorise l'assimilation ; 4° par contre, une dépense insuffisante de l'activité physiologique entraîne une diminution de l'assimilation et aboutit à l'*atrophie par inaction*. Disons ici déjà que l'assimilation est une propriété élémentaire, la plus élémentaire même parmi les propriétés des cellules, et qu'elle peut, dans des conditions que nous aurons à étudier plus tard, s'affranchir complètement des liens qui, normalement, l'unissent à l'organisme (tumeurs).

Nous n'avons cependant pas encore épuisé toute l'importance que présente au point de vue pathologique cette régulation de la distribution sanguine par l'intermédiaire des nerfs du tissu connectif. Les lois physiologiques nous apprennent que le mode d'excitation des nerfs est absolument indifférent ; c'est suivant l'intensité de l'excitation que se règle l'action sur les organes terminaux. Aussi pouvons-nous observer une hypérémie artérielle, alors que l'excitation des nerfs du tissu connectif est produite non plus par les besoins nutritifs d'une partie, mais par des atteintes d'une tout autre nature, telles que plaies, déchirures, irritations chimiques des nerfs centripètes. Bien plus : la même hypérémie artérielle qui, dans un cas, est amenée par une excitation centripète, peut dans un autre cas être produite par une action équivalente, mais d'origine différente sur le centre vasculaire lui-même ; ailleurs elle peut être déterminée par un trouble des nerfs vaso-moteurs centrifuges ou par une paralysie directe de la musculature artérielle. Il suffit, en un mot, qu'un trouble survienne sur un des points de l'arc réflexe pour amener le résultat prévu, l'hypérémie artérielle.

Cette hypérémie, survenue sous l'influence d'actions non physiologiques, joue, sous le nom de *fluxion, d'hypérémie artérielle, de congestion active,* un rôle important en pathologie ; et cependant ses manifestations ne diffèrent que par le degré de l'hypérémie physiologique.

Parmi les manifestations de la congestion active, il faut signaler surtout, outre la rougeur et le gonflement dont nous avons déjà parlé, l'*élévation de la température* dans la partie hypérémiée. Ce signe ne peut sans doute se montrer que dans les organes qui, normalement, ont une température inférieure à celle du sang, puisqu'ils abandonnent constamment aux parties ambiantes de grandes quantités de chaleur, ainsi dans la peau et les organes avoisinants. Sur ces points, l'élévation thermique peut atteindre 3° C. Elle s'explique facilement par l'arrivée d'une plus grande quantité de sang, ou pour mieux dire, par l'augmentation et l'accélération des échanges sanguins dans les parties hypérémiées.

Cet apport plus considérable de sang dans les artères est la cause aussi de la plus grande tension des parois vasculaires, d'où il résulte que l'ondée sanguine, qui n'est plus amortie par l'élasticité presque épuisée des parois, se transmet au doigt sous forme d'un ébranlement brusque et que, parcourant rapidement l'artère, elle se fait sentir jusque dans les capillaires et les veines. Ces pulsations artérielles ont fait admettre à tort une participation active des artères au développement de l'hypérémie, d'où le nom d'*hypérémie active.*

Il est facile d'étudier au microscope les manifestations de l'hypérémie artérielle. Elles se traduisent par une dilatation des capillaires qui peut aller jusqu'au double de leur calibre normal et par une progression plus rapide des globules rouges.

L'hypérémie pure ne donne pas lieu à une exsudation plus active ; au contraire, le développement d'une hypérémie diminue plutôt qu'il n'exagère les exsudations existantes.

INFLAMMATION.

Dans tous les cas où une cause morbifique, en atteignant un point donné de notre corps, détermine en même temps une altération grave des parois vasculaires, la première conséquence, le résultat le plus habituel sera une rougeur et un gonflement douloureux des parties atteintes ; mais comme des parties superficielles ordinairement fraîches subissent sous cette même influence une augmentation notable de température, on a de tout temps désigné tout ce syndrome sous le nom d'*inflammation* (*phlogosis, inflammatio*[1]).

a) L'IRRITATION INFLAMMATOIRE.

Les causes de l'inflammation sont nombreuses et variées, mais elles ont cela de commun que l'économie joue toujours vis-à-vis d'elles un rôle complètement passif. Que la cause inflammatoire vienne du dehors ou qu'elle tienne à un poison circulant dans le sang, elle altère, dans le point où elle porte, les propriétés physiques et chimiques des tissus. La nature de cette altération dépend en partie de la qualité de la cause morbide. Il faut bien qu'il y ait une différence entre l'action de l'acide nitrique qui cautérise les tissus et celle des micro-orga-

---

1. [A la définition symptomatique des anciens : *calor, rubor, dolor, tumor,* M Rindfleisch ajoute la notion causale, l'altération vasculaire que Cohnheim a si parfaitement mise en évidence. Ajoutons que pour être d'accord avec la majorité *des auteurs il faudrait y faire rentrer* encore les troubles élémentaires de la nutrition des tissus.]

nismes qui les irritent, entre un écrasement et une brûlure;
mais comme le terrain sur lequel elles portent est constant, il
s'ensuit que la diversité des causes ne se retrouve pas dans les
effets qu'elles produisent. Si nous laissons de côté les lésions
les plus grossières, celles qui amènent directement la mortification des parties atteintes, il semble que les altérations
des cellules et des tissus soient à peu près les mêmes dans
tous les cas.

Nous nous occuperons plus loin de la manière dont se
comportent les grandes cellules parenchymateuses des organes importants du corps (Voy. *Inflammation parenchymateuse*).
Restent les vaisseaux sanguins, les nerfs et le tissu connectif.
Le rôle des *cellules fixes du tissu conjonctif* dans l'inflammation
a été étudié dans la kératite et la dermatite artificielles. Ces
cellules (corpuscules conjonctifs, cellules des membranes,
cellules du suc) sont d'ordinaire réunies les unes aux autres
par des prolongements. Dans ce cas, le degré le plus léger
de l'irritation inflammatoire se traduira par une rétraction
passagère des prolongements de ces cellules étoilées, d'une
façon plus générale par une contraction de tout le corps
cellulaire en une masse arrondie.

Un retrait persistant est ou bien le présage de la mort de
la cellule, qui se traduit ensuite par la disparition du noyau
et la dégénérescence granuleuse du protoplasma, ou bien le
prélude de la division du noyau et de la cellule, division qui
peut du reste se produire aussi sans rétraction des prolongements cellulaires et qui, dans les cas légers, contribue à la régénération ultérieure des parties mortifiées [1].

Quant aux vaisseaux sanguins, c'est avec raison que dans

1. [On sait que le rôle des cellules fixes du tissu conjonctif dans l'inflammation est encore une question très controversée. On ne leur attribue plus,
comme autrefois Virchow (*Pathologie cellulaire*), le rôle essentiel dans l'inflammation; mais si quelques partisans déclarés de Cohnheim leur refusent toute
participation au processus inflammatoire, la plupart des auteurs avec Cornil

ces derniers temps on a surtout insisté sur l'*altération des parois vasculaires*, car elle constitue le commencement de l'acte le plus important de l'inflammation : l'exsudation. Malheureusement il n'est pas possible jusqu'ici de donner des indications bien satisfaisantes sur la constitution intime de la paroi vasculaire enflammée. Comme on a considéré, avec quelque raison, les endothéliums des vaisseaux sanguins comme des cellules fixes du tissu conjonctif, on peut se demander jusqu'à quel point l'altération des parois vasculaires se rapproche de celle que nous avons étudiée plus haut pour les corpuscules conjonctifs fixes. En fait, il semble se produire un certain relâchement des éléments de ces parois, qui peut être comparé à la rétraction des prolongements dans le réseau des cellules du suc.

Arnold et Thoma ont à peu près démontré dans toutes les inflammations aiguës une formation de lacunes dans les interstices intercellulaires des capillaires. On a observé une multiplication des noyaux et des accumulations du protoplasma dans les inflammations de cause chimique. Ces faits ne suffisent pas sans doute pour résoudre cette importante question ; il reste toujours un *non liquet* inaccessible.

Cela est d'autant plus fâcheux que c'est précisément l'altération des parois vasculaires qui explique la marche ultérieure de l'inflammation. Elle détermine tout d'abord la dilatation et la réplétion des vaisseaux sanguins, c'est-à-dire l'*hypérémie inflammatoire*. A celle-ci succède la sortie de certains éléments du sang : c'est l'*exsudation inflammatoire*, qui constitue la manifestation la plus durable, et en tant que produit anatomique, la plus importante du processus inflammatoire.

---

et Ranvier (*Histologie pathologique*), Renaut (de Lyon), Recklinghausen, Hoffmann, Stricker (*Encyclopédie internationale de chirurgie*, t. I, Paris, 1883), etc., tout en accordant la première place au trouble de la vascularisation, admettent cependant que les cellules fixes du tissu conjonctif contribuent à la formation des cellules de l'exsudat.]

b) L'HYPÉRÉMIE INFLAMMATOIRE.

Pour bien comprendre l'hypérémie inflammatoire, il nous faut laisser de côté tout ce que nous savons de l'hypérémie artérielle et veineuse et de ses causes. Ce n'est pas comme éléments de l'appareil circulatoire, mais comme *éléments du parenchyme enflammé* que nous avons à considérer ici les vaisseaux sanguins ; et s'il est vrai, ce dont personne ne peut plus douter, que c'est essentiellement par leur altération que se manifeste l'hypérémie inflammatoire, on peut à bon droit appeler celle-ci une hypérémie parenchymateuse. Il semble qu'avant toutes ses autres conséquences, l'inflammation diminue la cohésion des divers éléments de la paroi vasculaire. C'est du moins en raison d'une diminution de cohésion que la paroi des vaisseaux cède sous l'action de la pression sanguine, que les vaisseaux eux-mêmes se dilatent et se remplissent de sang.

On peut facilement suivre ce processus sous le microscope, en examinant le mésentère d'une grenouille vivante et curarisée, tiré hors de la cavité abdominale et tendu sur le porte-objet. Dix à quinze minutes après cette opération, il se fait une dilatation de tous les vaisseaux qui atteint son maximum après une heure ou deux et persiste à ce degré pendant toute la durée ultérieure du processus.

A cette dilatation succède au bout de deux nouvelles heures un *ralentissement remarquable du mouvement du sang*. Si l'on songe qu'il n'existe du côté des veines aucun obstacle à l'écoulement du sang, ni du côté des artères aucune raison pour que le sang ne circule pas plus vite que d'ordinaire à travers les capillaires dilatés, accélération qui se rencontre dans l'hypérémie artérielle, on est forcé de considérer ce ralentissement de la circulation comme un phénomène caractéristique de l'hypérémie inflammatoire.

Ce ralentissement du courant sanguin peut aller jusqu'à un arrêt passager ou même persistant (stase). Pour l'expliquer, il ne suffit pas d'invoquer simplement une dilatation locale des vaisseaux. Cette dilatation, en effet, s'observe aussi dans l'hypérémie artérielle; elle ne suffit pas pour ralentir le cours du sang dans un petit territoire vasculaire. Il faut encore en revenir à l'altération des parois. Par elle, les phénomènes de diffusion entre le sang et les parenchymes sont modifiés dans le sens d'une exosmose plus facile. Tous les éléments du sang sont attirés vers les parois des vaisseaux avec une force qui n'existe pas dans l'état normal de la nutrition; ce qui, entre autres résultats, diminue la vitesse avec laquelle ils traversent les vaisseaux. Je dis « entre autres résultats », car nous allons trouver dans l'exsudation inflammatoire, une manifestation plus importante encore de l'exosmose anormale.

c) L'EXSUDATION INFLAMMATOIRE.

Sous le nom « d'exsudation inflammatoire », nous entendons la sortie de certains éléments du sang hors des vaisseaux, des membranes et des parenchymes enflammés, suivie de l'infiltration de ces éléments dans les parenchymes ou de leur élimination au niveau des surfaces libres.

Tous les exsudats contiennent à la fois les divers éléments du sang : sels, eau, albumine, substance fibrinogène, globules ; mais selon que l'un ou l'autre prédomine, on distingue les exsudats en séreux, fibrineux, cellulaires ou hémorrhagiques.

L'exsudat *séreux* se rapproche par sa composition du suc nourricier normal. Avec cette différence cependant que, dans les cas de nutrition normale, le suc traverse rapidement le parenchyme qu'il doit nourrir, tandis que l'exsudat séreux stagne, puisque les voies de déversement ne sont pas capables de recevoir aussi vite la grande quantité de sérosité produite. Toutefois l'écoulement par les voies normales reste possible. Il se produit dès que l'irritant inflammatoire cesse d'agir ; aussi l'exsudat séreux a-t-il, en général, un caractère éphémère et passager.

L'exsudation séreuse ne marque que rarement l'acmé d'un processus inflammatoire. Elle ne représente d'ordinaire que le premier stade d'une inflammation qui se développera encore, ou bien une zone d'inflammation moindre autour d'un foyer dans lequel l'exsudation arrive à un degré supérieur, à la purulence. Dans ces cas, nous la désignons sous le nom d'œdème inflammatoire.

Enfin, l'exsudation séreuse est encore un élément important dans l'inflammation de la peau, des muqueuses, des membranes séreuses ou autres. Comme la structure de ces organes ne permet guère une infiltration interstitielle, l'exsudat séreux se dirige vers la surface libre et apparaît sous forme d'une sécrétion albumineuse, qui peut jouer le rôle de véhicule pour les cellules migratrices qu'elle rencontre dans le parenchyme même de ces membranes.

L'exsudat *fibrineux* se caractérise par la présence d'une substance albuminoïde spontanément coagulable, qui présente une telle analogie avec la fibrine du sang qu'on admet en général l'identité de ces deux substances. On suppose que dans l'exsudation fibrineuse, la substance fibrinogène du sang sort des vaisseaux en même temps que le sérum et se coagule ensuite.

Cette coagulation exige, comme on le sait, l'intervention d'une deuxième substance qui, dans la coagulation du sang, serait, d'après A. Schmidt, fournie par les globules blancs. Dans l'exsudat fibrineux, les globules blancs exsudés en même temps fourniraient ce ferment de la fibrine. C'est ce que semble démontrer l'étude histologique des membranes croupales à la surface du larynx et de la trachée. La fibrine y forme un réseau dont les mailles sont occupées par des cellules rondes, comme si ces cellules avaient été les centres de coagulation [1].

L'exsudat lui-même acquiert par la présence d'un albuminoïde solide une certaine indépendance anatomique. La fibrine se présente à l'œil nu, quand on la trouve en grande quantité et sans mélange, comme dans l'exsudation séro-fibrineuse de la plèvre ou du péricarde, sous forme d'une substance jaunâtre, molle, spongieuse que l'on peut, par expression de la sérosité qu'elle contient, réduire en un corps compact, dense, peu élastique et d'un volume vingt fois moindre que précédemment. Elle forme des lambeaux, des flocons, par places aussi des filaments tendus dans les mailles infiltrées du tissu connectif lâche ou entre les feuillets des sacs séreux.

Le microscope nous y montre tantôt des filaments ténus, disposés en mailles très fines, tantôt des fibres plus épaisses, aplaties, formant des réseaux ou se réunissant en membranes fenêtrées. Ce sont ces formes qui ont fait donner son nom à la substance fibrineuse.

Mais la fibrine coagulée peut se présenter aussi sous forme granuleuse. Dans le sang, cette forme a de tout temps donné lieu à des erreurs d'interprétation [2], parce que là ces granulations se trouvent plus isolées ; dans les exsudats fibrineux, elles se réunissent en agglomérations volumineuses, dont les formes très diverses échappent à toute description.

Il est évident que la disparition de l'exsudat fibrineux est plus difficile que celle de l'exsudat séreux. Même quand il se montre sur des surfaces libres, comme dans les inflamma-

---

1. [Pour cette question de la coagulation de la fibrine, voir l'article *Sang*, par M. Danlos, in *Nouv. Dictionnaire de médecine et de chirurgie pratiques*, t. XXXII. Nous aurons l'occasion d'y revenir plus loin.

D'après les recherches de M. Hayem (*Compt. rend. Acad. Sciences*, 1883), les hématoblastes joueraient un rôle capital dans la coagulation de la fibrine; ce seraient eux les centres d'irradiation du réticulum fibrineux.]

2. Corpuscules élémentaires de Zimmermann, corpuscules syphilitiques de Leidesdorf, etc.

tions croupales des muqueuses et du parenchyme pulmonaire,
il adhère solidement aux parties sous-jacentes et il faut un certain temps pour que l'élimination se fasse. Mais s'il s'agit
d'un dépôt de fibrine dans les cavités closes du corps ou dans
les mailles du tissu conjonctif aréolaire, une métamorphose
chimique est indispensable pour liquéfier la fibrine et la rendre susceptible de résorption. Dans la plupart de ces cas, la
fibrine, après élimination de gouttelettes graisseuses, se transforme en un albuminate de soude soluble et capable d'être
résorbé par osmose à travers les parois vasculaires.

Il est absolument faux que la fibrine puisse s'organiser,
c'est-à-dire se transformer en véritables fibres connectives.
Partout où à la place d'un exsudat fibrineux nous trouvons
plus tard du tissu conjonctif, ce tissu s'est développé aux dépens de certains éléments cellulaires de l'exsudat (voir le
paragraphe suivant).

L'exsudat *cellulaire* est formé entièrement de cellules ou
du moins l'élément cellulaire y prédomine tellement que
la sérosité ou la fibrine n'y jouent qu'un rôle très secondaire.

Ces cellules dans les cas récents sont constituées par de
petites masses de protoplasma, dépourvues de membrane,
mais présentant un noyau et douées de mouvements amœboïdes. Elles ne se distinguent en rien des autres cellules
mobiles de l'appareil connectif des vaisseaux sanguins : globules blancs, corpuscules lymphatiques, cellules embryonnaires, etc. L'étude expérimentale de l'exsudat cellulaire a montré qu'elles ne sont en grande partie que des *globules blancs
sortis des vaisseaux,* ou du moins qu'elles sont issues de la
multiplication de ces globules blancs.

Le phénomène de la diapédèse s'observe le mieux [1] sur le
mésentère d'une grenouille vivante, étalé sur une plaque de
liège et porté directement sous le champ du microscope. Dix

---

1. D'après Cohnheim, Virchow's *Archiv für pathologische Anatomie,* Band XL.

à quinze minutes après cette opération commence une dilatation des artères et des veines, qui atteint son maximum au bout d'une heure ou deux et y persiste pendant toute la durée du processus. A la dilatation succède, après deux nouvelles heures, un ralentissement notable du courant sanguin. Dans les veines on peut suivre séparément les globules sanguins, dans les veines aussi se produit sous l'œil de l'observateur un phénomène essentiellement caractéristique. La zone périphérique du courant sanguin, la couche primitive du plasma se remplit d'une quantité considérable de globules blancs qui restent adhérents à la paroi et forment une couche simple, mais non interrompue de cellules sphériques sur toute la surface interne du vaisseau. Alors commence la diapédèse. A la surface externe de la paroi veineuse, se produisent de petites saillies incolores, comme si la paroi émettait de petits bourgeons mamelonnés. Ces bourgeons augmentent peu à peu de volume ; après quelque temps, on voit sur le vaisseau une petite éminence hémisphérique du volume de la moitié d'un globule blanc ; cette saillie devient piriforme, la grosse extrémité dirigée en dehors, la pointe fixée dans la paroi du vaisseau. Puis sur le pourtour du corpuscule piriforme se développent de fins prolongements, des dentelures, et le contour, primitivement arrondi, prend les formes les plus diverses. Mais avant tout, la masse principale du corpuscule s'éloigne de plus en plus de la paroi vasculaire, on a alors sous les yeux une petite masse incolore, un peu brillante, contractile, une cellule migratrice qui n'est autre chose qu'un globule blanc diapédésé. Il peut falloir plus de deux heures pour qu'une cellule fasse sa diapédèse, et comme le même phénomène se produit en même temps sur une foule de points voisins, il n'est pas toujours facile de suivre une même cellule pendant toutes les phases du processus.

Les mouvements amœboïdes si actifs, la progression incessante des globules blancs après leur migration contraste singulièrement avec le rôle passif qu'ils jouent dans la circulation sanguine. Leur tendance à adhérer les uns aux autres et à toutes les parties solides, ce qu'on appelait autrefois leur viscosité et que l'on considère actuellement comme une manifestation de leurs mouvements amœboïdes, est neutralisée par la force qui dans le cœur mélange les divers éléments du sang et les chasse dans mille et mille voies diverses. A la suite de cette irritation mécanique, les leucocytes se contractent en une masse sphérique et gardent cette forme jusqu'à ce qu'un ralentissement de la circulation ou un arrêt partiel du sang leur permette d'exercer de nouveau leur activité latente. C'est encore comme une manifestation de leur activité propre qu'il faut considérer la division des cellules après la diapédèse. Pendant leur segmentation, les mouvements amœboïdes cessent ; sur un des diamètres de la cellule, on voit apparaître une traînée claire qui bientôt se creuse en un sillon annulaire ; ce sillon, après s'être montré, peut se combler de nouveau, jusqu'à ce que tout d'un coup la division se fasse et que les deux moitiés, se séparant en sens contraire, forment deux cellules indépendantes.

L'exsudation cellulaire peut présenter divers degrés d'intensité. Quand il n'existe pas d'obstacle à la migration et à la segmentation des cellules, on observe la *suppuration*[1]. On appelle *pus* un liquide qui doit sa coloration jaunâtre et sa consistance épaisse à la suspension de nombreuses cellules dans une sérosité claire et albumineuse. Les cellules d'un

---

1. [D'après les récentes expériences de M. Straus (*Du Rôle des micro-organismes dans la production de la suppuration*, Société biologie, 1884) il faut, pour que la suppuration se produise, l'intervention de micro-organismes, les substances irritantes ne suffisent pas à produire la purulence. Rosenbach a étudié également et cultivé les micro-organismes de la suppuration ; il en admet cinq espèces différentes, parmi lesquelles deux surtout, le streptococcus et le staphylococcus, auraient une action pathogène bien caractéristique. Ces résultats n'ont cependant pas été contrôlés et ne peuvent être considérés comme définitifs. (Voir Cornil et Babès, *les Bactéries*, Paris, 1885).]

pus tout récent sont d'égales dimensions, de forme sphérique, d'un aspect blanchâtre et de contours bien nets. Les noyaux ne sont pas visibles, mais le deviennent après l'addition d'acide acétique. Le pus se rencontre sous forme : 1° d'infiltration diffuse ; 2° de sécrétion superficielle ; 3° d'abcès.

L'infiltration purulente diffuse nous présente les globules blancs et les éléments qui en dérivent au premier stade de leur évolution, dans le tissu conjonctif qui entoure les vaisseaux et les accompagne dans l'intérieur des organes. Ce tissu conjonctif paraît infiltré de sérosité, tuméfié et d'une coloration jaune pâle qui modifie et masque même complètement la coloration normale de l'organe enflammé. Les globules de pus sont contenus en partie dans les lacunes préexistantes du tissu connectif, dans les fentes et les réseaux de canaux du suc qui renferment normalement les cellules fixes du tissu conjonctif ; en partie infiltrés dans la substance fondamentale, dans les fibrilles et les lamelles. La cavité qu'ils y occupent, ne peut se former qu'après disparition de la texture fibrillaire du tissu ; si l'infiltrat est épais et riche en cellules, le foyer inflammatoire sera formé uniquement de cellules qui, par l'adjonction d'un peu de liquide séreux, finiront par constituer un foyer purulent, un abcès.

Si l'organe enflammé est membraneux, s'il s'agit d'une muqueuse, d'une séreuse ou d'une synoviale, les globules purulents migrateurs arrivent, en suivant la voie de la moindre résistance, à la surface libre où ils donnent lieu à une *sécrétion purulente* [1]. Il est rare que cette sécrétion soit constituée par du pus pur et sans mélange, cela s'observe dans les inflammations purulentes des séreuses ; mais à la surface des syno-

---

1. Il est facile de comprendre qu'à côté de la sécrétion purulente à la surface de la membrane, il se produise aussi un certain degré d'infiltration entre ses éléments, car les vaisseaux sanguins sont partout séparés de la surface par une couche plus ou moins épaisse de tissu conjonctif, et cette couche doit être traversée, c'est-à-dire infiltrée, avant que les globules de pus soient éliminés à la surface.

viales les globules purulents rencontrent une grande quantité de synovie et le pus articulaire prend ainsi les caractères de la synovie; sur les muqueuses, les globules purulents se mêlent à la sécrétion muqueuse habituellement exagérée et la rendent muco-purulente. Mais partout la présence du pus, même en petites quantités, se traduit par la coloration jaunâtre, diffuse ou en traînées qu'il donne à la sérosité normalement incolore qui le contient.

Sous le nom d'*abcès* (apostème), nous désignons d'abord tous les amas de pus circonscrits qui interrompent la continuité normale des parenchymes, ainsi que les foyers purulents situés dans l'intérieur ou autour des muscles, dans la peau, le cerveau, les glandes, etc. Mais au point de vue pathologique, il faut aussi considérer comme abcès, les amas de pus qui se produisent dans des cavités préformées, telles que les cavités articulaires, les bourses muqueuses, les sacs séreux, etc. Le pus des abcès consiste en cellules qui se sont détachées de l'organisme et lui sont devenues étrangères, tout en y restant incluses. C'est dans ce fait qu'il faut jusqu'à nouvel ordre rechercher l'explication de la réaction de l'organisme vis-à-vis de l'abcès, et surtout de cette tendance dès la formation de l'abcès, à éliminer le pus et à l'évacuer par un point quelconque du tégument externe ou muqueux. Pour arriver à cette évacuation, le pus formé dans la profondeur fait une série de détours, suivant les lois de la pesanteur ou le sens de la moindre résistance. Cette moindre résistance, il la trouve dans les couches du tissu connectif lâche, aréolaire; là, en général, il tendra à se porter vers les parties basses, en choisissant cependant de préférence la direction de dedans en dehors, et ainsi, finalement, il arrivera sous la peau ou une muqueuse qu'il traversera tôt ou tard[1].

---

1. [On observe quelquefois dans les cavités séreuses un épanchement d'apparence laiteuse, contenant une grande quantité de granulations graisseuses

d) RÉPARATION.

α) *Hypérémie artérielle.*

Avec la constitution de l'exsudat inflammatoire, nous som·mes arrivés jusqu'au point où la cause inflammatoire agit d'une façon directe et immédiate. De la nature de cette cause dépendent en première ligne la qualité et la quantité de l'exsudat. Sans doute, le médecin a fait son possible pour limiter la quantité de l'exsudat. Il a cherché, par l'application de moyens réfrigérants, à obtenir la contraction des muscles vasculaires et à diminuer ainsi l'hypérémie ; par de la quinine ou d'autres médicaments « dysplastiques », il a tenté d'agir sur les globules blancs et d'en arrêter la migration : il n'a obtenu qu'un résultat imparfait. Il est en présence d'un exsudat inflammatoire d'une composition plus ou moins déterminée, d'une étendue plus ou moins grande ; il peut espérer, dans la plupart des cas, que l'activité de la cause morbifique s'est épuisée dans la production de l'exsudat ; reste à savoir si, pour la suite, la nature et les ressources de l'art arriveront à faire disparaître de nouveau cet exsudat et à ramener l'état normal.

Pour ce qui est de la guérison par les seules forces de la nature, l'organisme ne néglige rien pour arriver à ce but. Quand sur un point de l'organisme l'échange nutritif est troublé, qu'il s'y fait une accumulation de matériaux qui en altèrent la fonction et y rendent impossible une nutrition normale, il se produit par l'intermédiaire des nerfs centripètes, dans ce cas comme chaque fois qu'un besoin physiologique se fait sentir, une hypérémie artérielle. Cette hypérémie

---

et de cristaux de cholestérine, mais jamais de leucocytes. M. Debove qui a réuni un certain nombre de faits de ce genre. lui a donné le nom d'*épanchement chyliforme.* tout en avouant ignorer la provenance de cette graisse émulsionnée (Debove, *Remarques sur les épanchements chyliformes des cavités séreuses (Soc. méd. hôp.*, 1881 ; *Union médicale*, juin 1881), Perréc (*Thèse de Paris 1881.)*]

artérielle confond sans doute ses manifestations avec les manifestations de l'hypérémie inflammatoire ; et cependant dans son essence comme dans son action, on ne saurait assez distinguer cette congestion active secondaire de l'hypérémie uniquement inflammatoire.

Il va de soi que le foyer d'inflammation constitue aussi le centre de cette hypérémie. Mais, en dehors, les limites en sont reculées autant que le permet l'étendue des territoires vasculaires compris dans le processus morbide. Dans toute cette zone apparaissent les manifestations caractéristiques de l'hypérémie artérielle, c'est-à-dire la dilatation des vaisseaux sanguins et l'accélération du courant circulatoire. Tandis que l'hypérémie inflammatoire déterminait un ralentissement, presque une stase du cours du sang, et favorisait ainsi l'accumulation le long des parois et la migration des globules blancs, maintenant un courant rapide chasse le sang à travers les vaisseaux, empêche l'adhésion de nouveaux leucocytes, entraîne même ceux qui sont déjà fixés et balaie pour ainsi dire la paroi vasculaire. Dès lors, la source la plus importante de l'exsudation est tarie, et l'échange sanguin normal rendu au territoire enflammé. C'est sur cette base que se fait ensuite la réparation qui : 1° débarrasse le parenchyme de l'exsudat qu'il contient, et 2° le ramène à l'état d'intégrité qu'il présentait avant l'inflammation.

Deux choses toutes différentes. La restitution complète et parfaite de l'état d'intégrité première n'est possible que lorsque la structure du parenchyme enflammé n'a subi de par l'exsudat aucune atteinte notable. Mais que, par exemple, une accumulation de pus ait détruit la cohésion des parties, la restitution ne pourra être qu'indirecte et incomplète. Il faut tenir compte alors du dommage qu'a produit la cause inflammatoire. S'il s'est fait des lésions directes, même des mortifications de tissus, il reste à savoir si et jusqu'à quel point ces tissus peuvent être conservés ou s'ils doivent être abandonnés et éliminés.

3) *Bourgeonnement et cicatrisation.*

Le remède souverain qu'emploie l'organisme pour arriver à une restitution sinon complète du moins passable, c'est la formation d'un *tissu de granulations* ou *de cicatrice.* Celle-ci dépend de l'hypérémie artérielle, en ce sens que la nutrition plus parfaite qui en résulte profite aux cellules de la paroi vasculaire et du pourtour des vaisseaux. Les capillaires dilatés s'entourent ainsi d'un revêtement de cellules jeunes, réunies par une petite quantité de substance fondamentale et présentant dans leur disposition les caractères d'un tissu cellulaire jeune, embryonnaire. Une fois que ce tissu, par suite d'un développement continuel, est devenu trop abondant pour que le vaisseau primitif suffise à le nourrir, il se forme d'une façon très simple de nouvelles anses vasculaires qui traversent les parties les plus épaisses du tissu de nouvelle formation et vont s'ouvrir de part et d'autre dans des vaisseaux anciens. Les cellules du tissu embryonnaire s'écartent un peu les unes des autres, se disposant parallèlement dans le sens du vaisseau qui doit se produire, en même temps les cellules des parois vasculaires s'écartent légèrement aux points où doit se faire l'abouchement du vaisseau nouveau avec l'ancien, la pression du sang suffit ensuite à élargir et à rendre perméable la nouvelle voie sanguine [1].

Cette néoformation est surtout active aux points où les

---

1. |Cette production des vaisseaux nouveaux par simple écartement des cellules embryonnaires est également admise par Billroth, Kœlliker, etc. Sans rejeter ce mode d'origine, d'autres observateurs admettent que la plupart de ces vaisseaux se forment aux dépens de cellules spéciales (cellules vasoformatrices de Ranvier), angioblastes de Rouget, cellules épithéloïdes de Ziegler, etc.), qui se creusent en canaux anostomosés et deviennent perméables au courant sanguin. Voir Cornil et Ranvier, *Manuel d'histologie pathologique.* Paris. 1884.]

plus petites terminaisons artérielles pénètrent dans le parenchyme qu'elles doivent nourrir ; il en résulte que, lorsqu'elle se fait sur une surface libre, comme une plaie superficielle, il y pousse ces petits bourgeons mous, d'un rouge vif, que de tout temps on a désignés sous le nom de *bourgeons charnus*, de *granulations*.

Par suite de ses rapports avec la partie artérielle du système circulatoire, ce tissu de granulations a une grande tendance à se développer. Il comble toutes les lacunes, remplit tous les sillons et arrive très rapidement à remplacer les pertes de substance qui ont pu se produire. De plus sa richesse en vaisseaux larges et nombreux le met en rapport intime de nutrition avec le reste de l'organisme ; on peut même dire que la nutrition y est particulièrement assurée.

Tout cela change cependant quand, par suite de la diminution du processus inflammatoire, diminue aussi l'hypérémie artérielle et que le tissu connectif jeune devient tissu fibreux. Le protoplasma cellulaire se transforme en une substance fibreuse qui se distingue du tissu connectif normal en ce que la distinction des fibrilles y est moins nette et qu'elle a une tendance continuelle à se rétracter de plus en plus. Nous l'appelons *tissu de cicatrice* et nous devons nous occuper de cette rétraction cicatricielle du tissu primitif. Quant aux vaisseaux de ce tissu de granulations, ils disparaissent en partie ; la plupart sont oblitérés, et comme le tissu diminue constamment de volume, ceux qui restent suffisent pour en assurer la nutrition.

Formes spéciales de l'inflammation.

Le tableau que nous venons de tracer du processus inflammatoire peut s'appliquer jusqu'à un certain point à toutes les formes de l'inflammation ; mais il n'est absolument exact que

pour les inflammations localisées du tissu connectif interstitiel, ce qu'on appelle inflammations du tissu cellulaire ou
phlegmons. Du reste, la marche de l'inflammation subit, suivant le siège qu'elle occupe et les causes qui lui ont donné
naissance, tant de modifications diverses qu'il faudrait, pour
être complet, passer en revue ici la plus grande partie de
l'anatomie pathologique. Sans doute les caractères anatomo-
pathologiques n'ont qu'une valeur relative et ils ne suffisent
pas plus pour établir une classification naturelle de nos sujets
d'étude que la numération des étamines et des pistils ne
suffit pour établir un système naturel en botanique. Cependant, de même que pour déterminer une plante inconnue
nous faisons toujours cette numération, de même aussi la
connaissance exacte de toutes les modifications survenues en
un point donné du corps est pour le diagnostic un adjuvant
que nous ne devons pas négliger. Ici cependant je me laisse-
rais entraîner trop loin, si je voulais ne décrire même que la
moitié des formes de l'inflammation. Je me contenterai d'en
indiquer les principales variétés qui toutes comportent une
série de formes secondaires. Pour le reste, je renvoie le lecteur à la 6ᵉ édition remaniée de mon *Traité d'histologie pathologique*[1].

a) L'INFLAMMATION PARENCHYMATEUSE.

Certains organes constitués en majeure partie par de
grandes cellules parenchymateuses, tels que le foie, les
reins, les muscles, présentent assez fréquemment des manifestations inflammatoires toutes spéciales, qui permettent de
décrire une inflammation parenchymateuse. Un gonflement
de tout l'organe, une coloration blanchâtre, opaque et une

---

1. [Une traduction nouvelle du *Traité d'histologie pathologique* paraitra prochainement à la librairie J. B. Baillière et fils]

modification dans la consistance qui devient molle, pâteuse, cela sans hypérémie ni exsudation interstitielle, tels en sont les caractères principaux. Le microscope nous montre que ces altérations sont dues à une *tuméfaction trouble, granuleuse* des cellules du parenchyme, tandis que l'appareil connectif du système sanguin peut rester complètement intact.

Sous le nom de « tuméfaction trouble », on désigne une modification du protoplasma cellulaire, qui le fait paraître plus foncé à la lumière transmise, opaque à la lumière réfléchie, et tend à lui donner une forme plus ou moins sphérique. La cause de la tuméfaction trouble réside dans la précipitation, sous forme granuleuse, d'une substance albuminoïde normalement dissoute dans le suc du protoplasma, et celle-ci résulte d'une violence physico-chimique, d'un traumatisme qui a atteint la cellule. Dans la plupart des cas, la tuméfaction trouble est comparable à une brûlure plus ou moins profonde suivant la quantité du caustique, et qui peut présenter tous les degrés, depuis une altération légère facilement réparable jusqu'à l'escharrification complète, la mortification irrévocable.

Dans l'inflammation parenchymateuse, c'est un poison venu du sang qui a atteint les cellules du foie, des reins, etc., particulièrement sensibles à ce poison. La tuméfaction trouble est la première manifestation tangible de l'irritation inflammatoire et, du moins dans certains cas, elle n'est que le premier stade d'une affection de tout l'organe qui s'accompagnera d'hypérémie et d'exsudation. C'est ce qu'on voit dans la néphrite aiguë et probablement aussi dans l'hépatite suppurée idiopathique des tropiques.

Il arrive bien plus souvent que la tuméfaction trouble reste à un degré moyen d'intensité; puis, par suite d'une nouvelle liquéfaction des éléments granuleux, l'altération cellulaire prend une marche régressive et l'organe revient à l'état normal. Ce qui le prouve, ce sont les degrés légers de gonflement parenchymateux et de coloration blanchâtre du foie et des reins que l'on rencontre habituellement dans toutes les affections toxiques ou infectieuses.

Ailleurs, la lésion peut être si profonde, que les cellules se transforment rapidement en un détritus granulo-graisseux; il peut se faire alors que le trouble soit si promptement mortel que le processus inflammatoire n'ait même pas le temps d'évoluer. C'est ce qui se passe dans l'atrophie jaune aiguë du foie, dont nous aurons à reparler plus tard [1].

b) L'INFLAMMATION DIPHTHÉRITIQUE.

Si déjà l'inflammation parenchymateuse doit son cachet spécial à certaines particularités de la cause inflammatoire, cela est vrai plus encore pour l'inflammation diphthéritique.

Nous appelons aujourd'hui inflammations diphthéritiques toutes celles dans lesquelles une *pullulation de schizomycètes* a amené le tissu, sur une étendue plus ou moins grande, à l'état de *nécrose de coagulation*.

La nécrose de coagulation se distingue de la mortification simple en ce que le passage de l'état vivant à l'état mort est accompagné, dans les cellules et les tissus, de la coagulation d'une substance albuminoïde soluble, qui a tant de ressemblance avec la coagulation de la fibrine, que l'on a essayé, sans aller plus loin, de les identifier. Mais le fait que la coagulation se fait surtout dans l'intérieur des cellules et des autres

---

1. [C'est Virchow qui, en 1850, décrivit le premier la tuméfaction trouble et en fit la caractéristique de l'inflammation parenchymateuse qu'il opposait à l'inflammation interstitielle. Cette distinction, acceptée par un grand nombre d'auteurs, est rejetée par d'autres qui se refusent à admettre une inflammation sans l'intervention de troubles vasculaires et d'une exsudation interstitielle. Pour M. Hallopeau (*Traité élémentaire de pathologie générale*, Paris, 1883), il n'existe pas d'inflammation purement parenchymateuse; l'inflammation est toujours ou interstitielle ou mixte.]

parties constituantes des tissus, entraîne des effets microscopiques et macroscopiques spéciaux.

Au microscope, on trouve que le protoplasma des cellules
est devenu homogène et que *le nogau a totalement disparu*. Pour
cela, les noyaux perdent d'abord leur contour et se transforment en une série de petites masses qui ont une tendance à
s'accoler les unes aux autres pour former des traînées irrégulières ou même des sortes de plaques membraniformes. Il est
à remarquer que ces petites masses présentent souvent un
éclat cireux, ce qui fait supposer qu'elles sont pénétrées d'une
substance albuminoïde solide et très réfringente.

A l'œil nu, on constate que les parties frappées de nécrose
de coagulation sont devenues opaques et sèches. Comme
les tissus normaux, y compris même le tissu osseux, présentent tous une certaine transparence, et que la nécrose de coagulation n'atteint que certains points limités d'un tissu, il se
forme de petits foyers circonscrits bien délimités, tranchant
sur le tissu ambiant, qui présentent une certaine analogie
avec les escharres résultant de brûlures, d'où le nom d'escharres qu'on leur donne souvent (escharres diphthéritiques,
typhiques, etc.).

La nécrose de coagulation, comme l'escharre d'une cautérisation, détermine une irritation qui entraîne infailliblement
un processus inflammatoire avec exsudation cellulaire. L'intensité de ce processus oscille dans de grandes limites.

Dans la diphthérite, au sens le plus étroit du mot, il se développe un processus très actif d'inflammation et de suppuration qui aboutit dans les cas les plus favorables à l'élimination
de l'escharre et à la formation d'une ulcération profonde
suivie de cicatrisation. Mais l'ulcération diphthéritique peut
elle-même subir dans son fond et sur ses bords, de nouvelles
poussées de coagulation ; elle augmente ainsi d'étendue
et de profondeur et peut prendre un caractère gangréneux

(phagédénique) avant d'arriver à la guérison et à la cicatrisation.

Dans un sens plus large, on donne le nom d'inflammations diphthéritiques à une série de manifestations inflammatoires que l'on rencontre dans les affections infectieuses, telles que les escharres typhiques, tuberculeuses, syphilitiques et les processus inflammatoires et suppuratifs qui les accompagnent.

c) L'INFLAMMATION CATARRHALE.

La notion de l'inflammation catarrhale devait être réservée pour les formes les plus simples de l'inflammation des membranes pourvues d'un épithélium de recouvrement (ectoderme ou entoderme). L'assimilation, basée sur une analogie très éloignée et purement extérieure, du catarrhe inoffensif de la peau et des muqueuses avec les inflammations suppuratives graves des séreuses et des synoviales, n'est certes pas justifiée.

L'inflammation catarrhale suppose un état irritatif du tissu connectif sous-épithélial vasculaire. Cet état peut être provoqué aussi bien par des irritants extérieurs que par des excitations intérieures venant du sang ou du système nerveux. Il en résulte une hypérémie de ce substratum conjonctif et une transsudation plus active à travers les vaisseaux.

On distingue des *catarrhes desquammatifs* dans lesquels se fait un relâchement du revêtement épithélial, suivi d'une formation plus active et d'une élimination plus rapide des cellules épithéliales jeunes.

Les catarrhes *muqueux* sur les muqueuses (blennorrhée); les catarrhes *graisseux* de la peau (séborrhée) sont caractérisés par une augmentation de la sécrétion glandulaire liée à un apport plus riche de matériaux de sécrétion par les vaisseaux des glandes.

Toutefois, dans le catarrhe desquammatif comme dans le catarrhe muqueux ou sébacé, le microscope décèle une certaine quantité de globules purulents et indique ainsi leur parenté avec le catarrhe par excellence, le catarrhe purulent.

Dans le *catarrhe purulent*, de nombreux globules blancs sortent des vaisseaux dilatés dans le territoire enflammé. Une partie de ces globules passent dans les origines des vaisseaux lymphatiques et dans les ganglions de la région qui se tuméfient (*v.* Métastase); la plupart s'avancent vers la surface libre, et traversent la couche inférieure des cellules épithéliales, sans les détacher. Si la membrane enflammée est recouverte d'un épithélium cylindrique, les globules blancs arrivent facilement à la superficie, se mêlent aux autres éléments de sécrétion et s'écoulent avec eux (καταῤῥεῖν).

Pour les membranes recouvertes d'un épithélium pavimenteux stratifié, les choses ne se passent pas tout à fait ainsi. Il faut d'abord que les couches les plus anciennes et les moins cohérentes soient dissociées et éliminées. Pour quelques muqueuses, ainsi la muqueuse génito-urinaire, la conjonctive, etc., ces phénomènes se produisent à la fois sur toute l'étendue, et la muqueuse enflammée arrive à présenter un aspect tout à fait étrange ; nous trouvons une surface rouge, facilement saignante, lâche, boursouflée, recouverte d'un pus clair, là où nous sommes habitués à voir une membrane fine, pâle, très adhérente aux parties sous-jacentes.

Quand le soulèvement des couches épithéliales anciennes ne se fait que par places, nous voyons apparaître des bulles jaunâtres, remplies de pus (pustules), qui crèvent, se vident de leur contenu, et laissent une *érosion catarrhale.* Celle-ci, par suite d'une production abondante de pus par le tissu connectif, mis à nu, rouge et bourgeonnant, et de la macération, de la décoloration du bord épithélial, prend l'aspect caractéristique de ce que l'on a appelé à tort l'*ulcération catarrhale*.

Plusieurs points érodés et suppurants peuvent se réunir, occuper une étendue de plus en plus grande, et prendre finalement un aspect aussi étrange que les muqueuses atteintes de catarrhe purulent dont nous avons parlé plus haut. Cependant il n'y pas là de véritable ulcération et la *restitutio in integrum* peut se faire sans perte de substance et sans formation de cicatrice.

d) L'INFLAMMATION CROUPALE.

Sous le nom d'inflammation croupale, on désigne une variété d'inflammation avec exsudat fibrineux qui se produit non pas dans le tissu connectif ni sur les séreuses, mais sur les membranes de revêtement du corps, particulièrement sur la muqueuse de l'appareil respiratoire. L'inflammation croupale a donc le même siège que l'inflammation catarrhale.

Mais si l'inflammation catarrhale a ce caractère essentiel que la muqueuse dont la sécrétion est exagérée reste intacte dans tous ses éléments, et qu'avant tout son épithélium persiste du moins dans ses couches profondes, cylindriques, c'est un caractère tout aussi essentiel de l'inflammation croupale que la membrane qui en est atteinte a précisément perdu son épithélium protecteur ; on pourrait admettre même cette proposition générale que partout où vient de se faire une chute épithéliale, on peut trouver une exsudation fibrineuse sur la partie dénudée.

La dénudation épithéliale peut sans doute être produite par les actions physico-chimiques les plus variées. Il est rare que la chute de l'épithélium soit due à un traumatisme mécanique ; les destructions chimiques ou les décollements par transsudation en sont des causes déjà plus fréquentes.

Mais la plus fréquente de toutes est sans contredit l'influence de schizomycètes, qui se sont établis à sa surface.

C'est ce qui se produit dans l'inflammation croupale du larynx et de la trachée, désignée sous le nom de croup. C'est elle que l'on tend à considérer comme le type de cette forme d'inflammation. La fibrine sortie des vaisseaux et immédiatement coagulée forme avec les cellules de l'exsudat une membrane assez dense, élastique, blanc jaunâtre qui représente le moule de la trachée et des bronches. Ces pseudo-membranes se détachent facilement de la muqueuse et peuvent être expulsées par la toux. Ce n'est qu'à la surface des cordes vocales que leur détachement est plus difficile et c'est ce qui fait le grand danger de cette affection. Dans l'inflammation croupale du poumon, la lenteur dans le détachement et l'élimination de l'exsudat est aussi une circonstance aggravante pour le pronostic.

Et cependant le plus grand danger des inflammations croupales réside moins dans les obstacles mécaniques dont nous venons de parler que dans leur cause la plus habituelle, c'est-à-dire dans l'élément parasitaire qui, pénétrant dans le sang, y développe un état fébrile grave.

L'action de ces microorganismes nous explique les rapports intimes qui existent entre l'inflammation diphthéritique et l'inflammation croupale. Le même champignon qui sur la trachée détruit l'épithélium et produit l'inflammation croupale, se développe aussi à la surface des tonsilles et y engendre l'amygdalite gangréneuse. Dans cette affection, on ne trouve aussi tout d'abord qu'une chute de l'épithélium et une exsudation pseudo-membraneuse; mais comme sur l'amygdale et sur la muqueuse des organes de la déglutition, il n'existe pas, comme pour la trachée, de membrane basilaire qui empêche la pénétration des schizomycètes, on comprend qu'une inflammation d'abord superficielle, pseudo-membraneuse, devienne facilement inflammation profonde, membraneuse, diphthéritique. Depuis surtout que l'on sait qu'à la surface de l'amygdale, il existe même à l'état normal des points où les follicules lymphatiques font saillie, pour ainsi dire, au-dessus de l'épithélium, il ne faut pas s'étonner si c'est précisément à ces endroits que les organismes pathogènes s'amassent de préférence pour y déterminer directement une inflammation diphthéritique et une intoxication du sang [1].

e) L'ULCÉRATION, L'ULCÈRE.

Nous avons vu plus haut comment la formation d'un abcès se fait aux seuls dépens du tissu connectif qui sert de lieu de réunion pour le pus. Une fois l'abcès ouvert, le pus évacué, il reste dans le tissu connectif une perte de substance qui prend le nom d'ulcère, tant qu'elle est découverte, à l'air libre et dépourvue de revêtement épithélial. La forme de la perte de substance dépend de la façon dont elle s'est produite. C'est ainsi qu'on distingue des ulcères complètement découverts ou en partie couverts (sinueux), des ulcères à bords proéminents, des ulcères cratériformes, des ulcères en

---

1. [Il faut se rappeler que pour les auteurs allemands les désignations « croupal » et « diphthéritique » n'ont qu'une signification anatomo-pathologique ; que le même exsudat est pour eux croupal tant qu'il ne siége qu'à la surface et devient diphthéritique quand il envahit le tissu sous-épithélial. En France, l'expression « diphthéritique » est réservée aux lésions appartenant spécialement à la diphthérie, maladie infectieuse, contagieuse et dont la spécificité a été parfaitement établie par Bretonneau et Trousseau. La fausse membrane diphthéritique est constituée par de la fibrine formant un réseau plus ou moins dense et englobant des globules qui sont soit des cellules rouges, soit des cellules migratrices, soit des cellules épithéliales modifiées et généralement mortifiées. On y trouve également de nombreux microorganismes dont certains (les bacilles de Klebs et de Lœffler) paraissent véritablement pathogènes. (Voir Cornil et Babès, *les Bactéries*, Paris, 1885). M. le professeur Jaccoud (*Traité de pathologie interne*), avec la plupart des auteurs allemands et anglais, admet cependant deux espèces de croup, l'un fibrineux non toxique, local, l'autre diphthéritique, infectieux, général ; ce dernier même étant une affection primitivement locale, se généralisant secondairement par la pénétration de produits nuisibles dans le système circulatoire, lymphatique ou sanguin.]

forme de fissures ou rhagades, et d'autres encore. Dans les descriptions, on s'occupe spécialement du fond et des bords de l'ulcère.

Tant qu'évolue le processus qui a déterminé l'ulcération, le fond reste recouvert d'une couche de tissu ramolli, mortifié et subissant la fonte purulente ; les bords sont épaissis et infiltrés.

Une fois que la suppuration a éliminé ces détritus, des granulations recouvrent le fond de l'ulcère et finissent par l'amener au niveau des bords. Quelquefois même le développement des bourgeons charnus s'exagère (*ulcus elevatum,* ulcère fongueux) et l'on trouve une végétation proéminente là où existait auparavant une dépression.

Aussi longtemps que le tissu conjonctif est à nu, la sécrétion purulente continue. C'est pour cela que l'ulcération et la suppuration sont deux processus si intimement liés. Mais ce qui maintient et fait persister l'ulcération, c'est en première ligne la présence, au fond de l'ulcère, de détritus, éléments morts que la suppuration seule peut éliminer, mais si adhérents à l'organisme qu'il faut un temps assez long pour en déterminer la séquestration.

C'est ainsi que des ulcères du système osseux deviennent facilement chroniques, puisque les trabécules et les lamelles du fond de l'ulcère, bien que morts, sont cependant adhérents à d'autres portions osseuses plus profondes et encore vivantes. Les ulcérations tuberculeuses, syphilitiques, lépreuses, lupeuses, exigent aussi pour l'élimination des produits inflammatoires spécifiques qui en recouvrent le fond, un temps bien long ; et ce qui pis est, dans la plupart de ces cas, à mesure que la suppuration arrive à en détacher une partie, de nouveaux *capita mortua* remplacent ceux qui viennent de disparaître.

Il est encore d'autres causes qui peuvent faire durer une

ulcération, ainsi un état télangiectasique de la partie malade
(phlébectasies, varices); nous serions entraînés trop loin si
nous voulions les étudier toutes[1].

f) L'HYPERPLASIE INFLAMMATOIRE DU TISSU CONNECTIF.

(Inflammation interstitielle chronique.)

Nous désignons ainsi une inflammation produite par une
irritation de moyenne intensité, mais persistante ou souvent
répétée. Parmi les irritations mécaniques, ce sont les pressions, les tiraillements; parmi les irritations chimiques, certaines substances excitantes de l'alimentation, telles que
l'alcool et d'autres encore, qui sont les causes les plus habituelles de l'inflammation chronique. L'action de ces excitations sur les tissus ne met pas immédiatement leur existence
en péril, mais elle détermine un état de souffrance auquel
l'organisme répond suivant le mécanisme que nous avons
déjà étudié, par une hypérémie intense et durable. Celle-ci
a dès l'abord le caractère de l'hypérémie artérielle ; mais lorsque sur un point quelconque une hypérémie artérielle persiste ou se renouvelle souvent, il se produit une altération
durable des parois vasculaires qui se manifeste non seulement
sur les vaisseaux artériels, mais encore et surtout sur le système veineux. Les artères se dilatent et s'allongent (deviennent flexueuses), et en même temps leur paroi s'épaissit par
suite d'hypertrophie de la tunique musculaire et d'hyperplasie de la tunique connective adventice. Les veines, au contraire, sont et restent dilatées, elles ont perdu l'élasticité de

---

1. [Pour expliquer la production et la persistance de cette nécrose moléculaire qui constitue le fond de l'ulcère, il faut tenir compte de plusieurs
facteurs. A côté de l'influence des troubles circulatoires, centraux ou périphériques, artériels ou veineux, interviennent les modifications du système
nerveux central ou périphérique et plus encore peut-être, l'état constitutionnel des malades. (Voir l'excellent article de M. Gilson, *Ulcération, ulcère*, in
Nouveau Dictionnaire de médecine et de chirurgie pratiques, t. XXXVII.)]

leurs parois et elles ne peuvent plus revenir à leur calibre normal.

Je me demande si l'on peut encore considérer cet état comme de l'hypérémie artérielle.

Plus tard, on trouve en général du tissu conjonctif de nouvelle formation autour des vaisseaux. Ce tissu peut être analogue au tissu de granulations et subir la transformation en tissu cicatriciel. D'importantes modifications en sont la conséquence, et avant tout la rétraction des organes atteints (cirrhose du foie, des reins, etc.). Ailleurs, ce tissu nouveau se rapproche davantage du tissu connectif normal et il en résulte des épaississements, des indurations, etc. Ailleurs encore, le microscope ne décèle qu'une infiltration cellulaire du tissu connectif normal, sans modifications ultérieures; c'est ce que l'on observe dans les gaînes vasculaires.

Disons enfin que de simples épaississements locaux sans hypérémie appréciable peuvent être le résultat ultime d'irritations mécaniques peu intenses (taches laiteuses du péricarde).

g) L'HYPERTROPHIE INFLAMMATOIRE.

L'hypertrophie constitue une variété remarquable du processus inflammatoire. Elle nous montre comment l'inflammation, en suivant les voies de l'accroissement physiologique, peut amener le développement persistant de certains organes.

Une hypérémie liée à une irritation pathologique et une multiplication locale des cellules migratrices constituent aussi les éléments du processus. Mais comme toutes deux se réunissent sur des points où se fait précisément l'accroissement normal de l'organe, comme aussi l'hypérémie et la multiplication cellulaire sont les éléments du développement normal de cet organe, les effets de l'inflammation s'ajoutent à ceux du développement et nous avons comme résultat un accroissement excessif hâté ou augmenté par l'inflammation. La peau et les os sont les organes où s'observent le plus habituellement l'hypertrophie inflammatoire. La périostite ossifiante qui joue un si grand rôle dans la guérison des fractures et dans d'autres cas encore, est une hypertrophie inflammatoire des os ; nombre d'excroissances du corps papillaire, l'éléphantiasis des Arabes, nous fournissent d'autres exemples de cette forme d'hypertrophie.

L'hypertrophie inflammatoire rappelle sans doute l'hypertrophie de fonctionnement dont nous avons parlé plus haut (page 16), mais elle s'en distingue par son essence même, elle constitue un état morbide qui ne saurait être confondu avec cette autre forme d'hypertrophie toute physiologique.

h) L'INFLAMMATION SPÉCIFIQUE.

La dénomination d'inflammation spécifique doit être réservée aux processus inflammatoires déterminés par le développement d'organismes parasitaires ; par là, ils présentent des modifications très marquées de la marche et des symptômes de l'inflammation et appartiennent à l'espèce morbide dans le sens le plus propre du mot. L'étude des inflammations spécifiques, tuberculeuses, syphilitiques, lépreuses, morveuses, charbonneuses, etc., ne doit donc pas être faite ici; elle appartient au chapitre spécial des maladies parasitaires, qui constitue une des parties les plus importantes de la pathologie spéciale. Je dirai seulement que, dans l'inflammation spécifique, nous rencontrons les variétés les plus diverses et les plus intéressantes de l'inflammation. Comme exemple, nous pouvons citer l'inflammation diphthéritique dont nous nous sommes occupés plus haut. Dans cette forme d'inflammation, il s'agit d'une atteinte portée par des microorganismes venus du dehors et de ses conséquences. Toutefois l'attaque peut venir aussi de l'intérieur, du sang. Le poison microscopique est entraîné avec le courant sanguin à travers tout l'organisme. Mais comme dans son passage des artères dans les capillaires, il subit un frottement énergique contre les parois vasculaires, c'est là aussi que se fera le plus facilement la greffe, l'inoculation du poison ; d'où il résulte que les inflammations spécifiques se traduiront surtout sous forme d'endo- ou de périvascularite. L'infiltration cellulaire qu'elles déterminent toujours présente souvent certaines particularités qui sont liées directement à l'action des schizomycètes. Telles une augmentation de volume des cellules, une transformation vésiculeuse du noyau, la dégénérescence épithéloïde et surtout la production de cellules géantes. Telles encore certaines formes caractéristiques de mort des cellules : la dégénérescence graisseuse, la tuméfaction trouble, la nécrose de coagulation et d'autres qui, elles aussi, influent sur la marche ultérieure de l'inflammation et lui donnent un cachet tout spécial.

Les parasites épiphytaires engendrent aussi des inflammations spéciales dépendant du mode de développement et de pullulation de chaque parasite. Mais arrêtons-nous là ; nous aurons à nous occuper de toutes ces questions dans la partie spéciale de notre étude.

TUMEURS.

a) GÉNÉRALITÉS.

La réponse à la question : qu'est-ce qu'une tumeur ? peut nous donner en quelque sorte la valeur d'une théorie et d'un système de pathologie. C'est pour n'y avoir répondu que d'une façon incomplète, que bien des doctrines médicales sont tombées dans un irrévocable oubli.

Qu'est-ce qu'une tumeur?

Cherchons la solution du problème là où il se montre sans détour, au lit du malade. La question qui se pose au médecin et qu'il lui est souvent très difficile de résoudre, est la suivante : Ce quelque chose de tuméfié qu'il aperçoit à la surface du corps ou qu'il sent dans la profondeur, est-ce un *exsudat inflammatoire* qui disparaîtra d'une façon ou d'une autre, en rendant au corps son intégrité relative, ou bien est-ce un *gonflement non inflammatoire* qui, abandonné à lui-même, va augmenter et entraîner l'organisme vers une mort certaine ?

La réponse à cette question a une importance telle que nous devons concentrer tous nos moyens sur ce diagnostic différentiel entre une tuméfaction inflammatoire ou non inflammatoire. Rappelons-nous que l'inflammation a le plus souvent son origine dans quelque cause extérieure ; le gonflement en question, nous l'appellerons donc tumeur dans le sens propre du mot, quand il nous semblera être né d'une façon spontanée. Les tuméfactions inflammatoires se développent d'ordinaire rapidement, elles s'accompagnent d'hypérémie, de chaleur, de sensations douloureuses de toutes sortes ; au contraire, la tumeur non inflammatoire, insignifiante à son début, s'accroît lentement, sans hypérémie, sans douleur, ne déterminant qu'une gène mécanique, mais inquiétant de bonne heure le malade par son développement sans cesse croissant. Dans les cas douteux, ces signes servent à asseoir provisoirement le diagnostic : ils ont leur valeur pour déterminer la nature du processus.

Nous avons vu plus haut comment, dans l'inflammation, l'organe malade est envahi par un exsudat. Du sérum sanguin, de la fibrine, des globules blancs occupent rapidement un certain terrain et y restent quelque temps stationnaires, puis l'abandonnent de nouveau et disparaissent en ne laissant que peu ou pas de traces. Dans tout cela, l'organe malade est complètement passif ; il peut bien diminuer de volume, être modifié dans sa forme et sortir plus ou moins maltraité de l'assaut inflammatoire, mais il n'a pas par lui-même contribué à sa ruine, *il a été détruit*.

Il en est tout autrement pour les tumeurs. Les vaisseaux sanguins et le sang lui-même n'y prennent qu'une faible part. Ce n'est pas du dehors que vient l'augmentation de volume qui constitue la tumeur. Celle-ci est directement produite par les cellules du lieu où elle se développe. Ces cellules se sont multipliées, transformées, et une fois que l'organe atteint a perdu sa forme, sa coloration, son volume et sa structure normale, quand finalement il est détruit, on peut dire au sens strict du mot que *c'est lui-même qui s'est détruit*.

Si nous allons plus loin et si nous cherchons à pénétrer l'essence même des altérations locales, nous nous trouvons partout en face de *manifestations qui ont leurs analogues dans les processus du développement normal*.

Cela est vrai déjà pour les processus histologiques élémentaires. La division des noyaux et des cellules se fait exactement suivant le type physiologique. Dans certains cas, cette division des noyaux est très compliquée : il se fait d'abord une division du noyau en deux substances : l'une plus réfringente, l'autre moins réfringente ; puis la première de ces deux substances s'allonge sous forme de filaments parallèles qui se disposent en réseau ; ensuite, ces filaments s'épaississent par le milieu et forment dans la zone équatoriale du noyau un disque qui se divise et finit par constituer l'amphiaster. Cette forme même se rencontre dans la plupart des tumeurs. Çà et là les cellules de nouvelle formation sont plus grandes que les cellules normales, elles peuvent prendre même un développement énorme (cellules géantes) ; mais quels que soient les excès de croissance auxquels elles se livrent, on ne saurait méconnaître cette tendance générale à maintenir le *type de la cellule-mère.*

Cette tendance à maintenir le type local est plus frappante encore si nous considérons la façon dont les cellules se réunissent pour constituer des tissus et les tissus pour former l'ensemble de la tumeur. Bref, l'impression générale qui ressort de toutes les étapes de cette étude est que nous avons affaire à une reproduction des processus qui règlent l'évolution normale. Nous pouvons donc définir la tumeur en général : un acte de développement local qui dépasse les limites du plan normal, c'est-à-dire *un excès de développement local, dégénératif*[1].

b) ÉTIOLOGIE GÉNÉRALE DES TUMEURS.

Quand je disais tout à l'heure que les tumeurs, au contraire des néoplasies inflammatoires, sont produites par un effort spontané de l'organisme, je ne voulais nullement déguiser l'insuffisance de nos connaissances sur les causes des tumeurs, ni m'épargner la peine de pénétrer autant que possible dans ce domaine obscur.

La substance vivante possède essentiellement une tendance à un accroissement continuel par assimilation. Dans le développement embryonnaire et dans la croissance ultérieure jusqu'à la formation complète de tous les organes, cette tendance est subordonnée à un plan initial que nous sommes forcés de reconnaître déjà dans l'œuf fécondé et dans la disposition régulière des diverses parties qui le constituent. Ce plan de développement détermine l'époque à laquelle doit se

----

1. [L'honneur d'avoir démontré cette analogie des éléments néoplasiques avec les éléments normaux, revient à J. Müller, qui, par ses remarquables travaux (*Ueber den feineren Bau und die Formen der krankhaften Geschwulste,* 1838), est arrivé à établir cette loi : le tissu d'une tumeur quelconque a son type dans un tissu de l'organisme normal envisagé soit à l'état embryonnaire, soit à l'état de complet développement.]

produire, sur un point donné, une multiplication cellulaire plus intense et l'étendue que doit prendre cette prolifération. Puis les forces mécaniques que dans leur développement les diverses parties exercent les unes sur les autres, en déterminent la forme extérieure. Plus une partie devient volumineuse et lourde, plus seront grandes les pressions, les tiraillements qu'elle exercera sur les parties voisines, plus seront grandes aussi la contre-pression et l'extension qu'elle subira de la part de ces parties. Mais on sait que les tiraillements et l'extension activent le développement, que la pression, par contre, le modère ; de nombreuses observations l'ont prouvé pour le système osseux. Une fois seulement que le développement est complet, il finit par se faire un certain équilibre entre les diverses parties, équilibre analogue à celui qui existait dans l'œuf non fécondé et que la fécondation est venue rompre d'une façon si persistante.

Pour comprendre la formation des tumeurs, qui ne sont qu'un trouble local par excès dans le plan initial, il faut remarquer qu'outre le *plan général* qui détermine la formation de l'espèce *homo,* il existe un *plan individuel* qui modifie plus ou moins le plan général. Mais les modifications qu'il y apporte ne sont pas abandonnées aux hasards d'une multiplication cellulaire plus active à certains points et des forces mécaniques qui en résultent, elles sont une *fonction du système nerveux* de l'individu lui-même. Sans système nerveux, pas d'individualité ; c'est ce qui ressort des cas nombreux d'hémicéphalie et d'anencéphalie que nous offre l'étude des monstruosités. Dans tous ces cas, le système nerveux central fait défaut, aussi un visage est semblable à l'autre, partout la même face qu'on a pu comparer à une face de grenouille, les mêmes yeux immenses, la même conformation du cou ; bref des hommes, pas d'individu ! Par quel moyen le système nerveux arrive-t-il à influencer le plan général du développement de l'espèce? on ne peut sur ce point établir que des hypothèses. Nous pouvons supposer que la pression et l'extension déterminées par un organe en voie de développement sur les parties voisines sont perçues par le système nerveux qui réagit de son côté par voie centrifuge, en déterminant dans chaque cas le degré d'activité ou d'arrêt que devra subir la poussée de croissance.

Ce caractère individuel s'accentue de plus en plus à mesure qu'approche le moment du développement complet. Les plus grandes différences individuelles se manifestent surtout une fois que, par suite d'un arrêt général dans la croissance, le corps a pris son volume et sa forme définitifs, et qu'au lieu de croître encore, il se contente de remplacer les éléments usés, de se nourrir. C'est dans ces deux points que se résume, à mon avis, l'influence si importante du système nerveux : veiller à maintenir les limites normales et à donner la mesure exacte de la nutrition individuelle : telle est, ce me semble, la fonction de ce système.

Si donc, chez certains individus, les limites du développement normal sont dépassées par places, nous pouvons admettre qu'en ces points le système nerveux n'a pas suffisamment dominé la poussée cellulaire. Au lieu de voir la cause de la production des tumeurs dans ce que l'on appelait une faiblesse locale des tissus, il faudrait la chercher plutôt dans un *affaiblissement local du système nerveux*.

Dans bien des cas, cette faiblesse locale est *héréditaire*. Quand nous voyons un cancer se développer successivement au même point (estomac ou utérus) chez l'aïeule, la mère et la fille, ou des fibromes du tronc se montrer sur tous ou presque tous les membres d'une même famille, nous ne pouvons nous l'expliquer que par une faiblesse locale du plan de développement individuel qui des ascendants s'est transmise à leur descendance.

Ailleurs, une tumeur se développe sur un point où, dès la naissance, une verrue, un nævus, etc., a montré déjà que l'évolution normale est maintenue dans de moins étroites limites. Ailleurs encore, l'organe qui devient le siège de la tumeur n'a pas atteint, au moment de la disposition définitive des diverses parties du corps, sa place normale et se trouve dans un rapport exceptionnel avec le reste de l'organisme (testicule retenu dans le canal inguinal). Il faudrait aussi ajouter à ces cas ceux où des amas de tissu embryonnaire, des parties de l'ectoderme, par exemple, ont été séparés et inclus, et sont devenus le point de départ d'une tumeur.

Mais en dehors de ces faits où la tumeur reconnaît comme cause un état local de faiblesse innée, il en est certainement d'autres où cette faiblesse locale est *acquise*. Dans le système osseux, d'anciens foyers de fractures depuis longtemps consolidées sont volontiers le point de départ de sarcomes. Des cicatrices du tégument externe dégénèrent souvent en sarcomes ou en carcinomes. Un catarrhe chronique ou une hyperplasie du col utérin se transforment en cancers de l'utérus, l'ulcère simple de l'estomac peut faire place à un squirre de cet organe ; bref, partout où un ancien processus inflammatoire a laissé à sa suite un tissu de moindre vitalité, un tissu de cicatrice, partout où un processus inflammatoire ou ulcératif de longue durée a diminué la cohésion des tissus, là aussi menace de se manifester cet accroissement exagéré, cette exubérance irrégulière des phénomènes d'assimilation qui aboutit à la production d'une tumeur [1].

---

1. [Tout en admettant l'influence du traumatisme sur le développement des tumeurs, il faut reconnaître cependant, qu'à elle seule, elle est insuffisante pour expliquer l'apparition du néoplasme, et qu'il faut de plus une prédisposition héréditaire, diathésique ou autre pour que le traumatisme soit suivi d'effet. Pour toute cette question de l'étiologie des tumeurs, voir l'article *Tumeurs*, par Heurtaux, in *Nouveau Dictionnaire de médecine et de chirurgie pratiques*, t. XXXVI.]

c) ANATOMIE GÉNÉRALE ET DÉNOMINATION DES TUMEURS.

Toute végétation locale excessive aboutit à une accumulation circonscrite de tissus de nouvelle formation qui, au toucher et à la vue, se présente sous forme de tumeur.

L'étendue et la forme d'une tumeur dépendent des obstacles que les parenchymes voisins opposent à son développement, de sa consistance et du mode suivant lequel elle s'accroît. Si la résistance des parties voisines est égale de tous les côtés, comme, par exemple, pour une tumeur qui se développe au milieu du lobe droit du foie, c'est la forme sphérique qui exigera le moins d'espace, et la tumeur devra prendre cette forme (*nodus*). Quand la résistance est très forte d'un côté, comme lorsqu'une tumeur hépatique se développe immédiatement sous la capsule, en face d'une surface dure comme celle que présentent les couches musculaires des parois abdominales ou du diaphragme, la tumeur s'aplatira de ce côté, tandis qu'elle gardera de l'autre sa forme sphérique, elle sera hémisphérique. Si, au contraire, la résistance est très faible d'un côté, la tumeur débordera de bonne heure les contours de l'organe malade ; et plus l'obstacle sera faible, plus la tumeur prendra un développement exubérant. Une tumeur qui part du corps papillaire de la peau pourra pousser librement les ramifications les plus gracieuses (*vegetatio dendritica*), tandis qu'une autre, qui naît dans la couche réticulaire, devra d'abord franchir ce premier obstacle sous la forme sphérique ; quand ensuite, dans son développement ultérieur, elle sera arrivée à la limite de cette couche, elle se développera dans le sens de la moindre résistance. Elle apparaîtra d'abord sous forme d'une tubérosité plate (*tuber*), qui prendra plus tard la forme d'un champignon à pédicule large (*fongus*) ou d'une nodosité à pédicule étroit (*polype*).

Des tumeurs profondes arrivent souvent dans leur déve-

loppement ultérieur vers la surface et soulèvent la peau qui
les recouvre. En même temps, ou bien elles se détachent de
l'organe qui leur a donné naissance, ou bien elles l'entraînent à leur suite. Quand une tumeur profonde ne présente
pas cette tendance à gagner la surface, c'est là d'ordinaire un
signe qu'elle est fortement et de plus en plus adhérente aux
organes voisins.

Toutes les formes macroscopiques que peuvent présenter
les tumeurs résultent des causes que nous venons d'indiquer.
Quant à la qualité d'une tumeur, sa forme extérieure ne nous
la fait reconnaître qu'autant que le plan de développement
se manifeste plus ou moins sur les tumeurs qui se montrent
à la surface, et donne ainsi quelques criteriums pour en
déterminer la nature.

Mais pour reconnaître une tumeur, les autres signes macroscopiques ont une importance bien plus grande, et surtout la consistance, la couleur, la cohésion. Celles-ci sont
liées d'ailleurs à la structure intime de la tumeur, structure
dont nous allons nous occuper maintenant.

Les tumeurs, comme les organes normaux, sont formées
de vaisseaux et d'un parenchyme, d'un élément nourricier et
d'un élément nourri.

Les *voies sanguines* sont disposées en réseaux et tapissées
d'un endothélium. Ce qui y frappe, c'est la diversité de ces
vaisseaux. On trouve des capillaires étroits, larges ou même
variqueux ; des réseaux à mailles serrées et d'autres dont
les ramifications forment des mailles si larges que, même à
un petit grossissement, il est parfois à peine possible de
suivre les anastomoses des diverses branches.

Le revêtement conjonctif qui entoure d'ordinaire les vaisseaux et les relie aux îlots parenchymateux, manque parfois
d'une façon complète, de telle sorte que les parenchymes sont
directement en contact avec la paroi endothéliale et n'en

sont séparés que par les lacunes intercellulaires. Ailleurs, on trouve autour des capillaires une gaîne conjonctive si épaisse, qu'il est parfois difficile d'apercevoir dans ces travées volumineuses la lumière du vaisseau.

Il en résulte que l'irrigation sanguine et les conditions de nutrition et d'accroissement qui en dépendent sont très variées. A l'origine, les vaisseaux se trouvent partout en nombre suffisant ; mais tout accroissement du parenchyme seul, toute végétation anormale des tissus entre les vaisseaux sanguins, sans que ceux-ci subissent un développement correspondant, entraîne nécessairement un défaut d'équilibre entre les matériaux de nutrition et la quantité de tissus à nourrir. Dans bien des tumeurs, sans doute, une formation de nouveaux vaisseaux marche de pair avec la végétation du parenchyme ; mais dans d'autres, cette dernière l'emporte et finit même par comprimer et détruire les voies sanguines. Alors des métamorphoses régressives : la dégénérescence graisseuse ou caséeuse, le ramollissement muqueux, la transformation colloïde, tendent à se produire dans l'intérieur du parenchyme et peuvent aboutir à une régression spontanée, quoique partielle de la tumeur. Le détritus ou les sucs nourriciers peuvent être résorbés en tout ou en partie, mais il est plus fréquent qu'ils restent stationnaires. La tumeur se ramollit par places jusqu'à former de véritables kystes de ramollissement. Si elle est superficielle, elle tend à se vider au dehors, et à évacuer les parties mortes et macérées qu'elle contient ; la tumeur présente alors le caractère d'une ulcération sanieuse.

L'influence de ces divers processus sur l'appareil vasculaire de la tumeur peut être très variée. Nous avons déjà signalé l'oblitération des vaisseaux par la compression qu'exerce le parenchyme en voie de prolifération. S'il survient un ramollissement de la tumeur et l'évacuation de son contenu, la partie oblitérée des vaisseaux peut être éliminée et des hémorrhagies se produire au niveau des capillaires encore libres. Du reste, l'évacuation de la tumeur et l'élimination des masses parenchymateuses ramollies constituent un véritable débarras pour les vaisseaux du néoplasme. Les capillaires se dilatent. Il peut se faire une véritable hypérémie qui, de statique qu'elle était, se transforme d'autant plus facilement en hypérémie active et inflammatoire qu'il existe au fond de l'ulcère des détritus sanieux qui agissent comme causes d'inflammation. Du pus, des bourgeons charnus, des vaisseaux, du tissu conjonctif jeune se produisent souvent en grande quantité ; le fond de l'ulcère se recouvre d'une couche épaisse, bien qu'incomplète de produits inflammatoires plus inoffensifs. Mais tout cela n'est que superficiel. Dans les parties profondes de la tumeur, la circulation est plus facile aussi, mais elle n'aboutit pas à l'inflammation, elle ne produit qu'une nutrition plus parfaite et un accroissement plus rapide de la tumeur. Ainsi s'explique ce fait connu depuis longtemps, que l'ouverture d'une tumeur est d'ordinaire le signal d'une extension plus rapide du mal à la périphérie.

Comment se fait la *circulation lymphatique* dans une tumeur ? C'est là une question qui n'est pas encore complètement élucidée. Pour certaines tumeurs, par exemple, le carcinome de l'estomac, du poumon, du sein, de la peau, pour l'enchondrome du testicule et le cylindrome, il est démontré, pour toutes les autres, à l'exception de l'angiome, il est très probable que la tumeur pénètre dans les vaisseaux lymphatiques locaux et y progresse. Nous nous expliquons qu'ainsi des éléments nuisibles provenant de tumeurs malignes puissent se mélanger au sang ; nous y reviendrons quand nous nous occuperons de la malignité des tumeurs.

A propos de cet envahissement précoce du système

lymphatique, il ne faut pas oublier : 1° que les parenchymes normaux : fibres musculaires, cellules ganglionnaires, acini glandulaires, sont aussi logés dans des fentes lymphatiques ; 2° que les capillaires lymphatiques que l'on trouve dans le tissu conjonctif, ne sont que la surface extérieure des vaisseaux sanguins dont le tissu connectif s'est accolé pour former un véritable canal. (Voy. le paragraphe relatif à la destructivité et à la malignité des tumeurs.)

Quant à la nutrition et au développement d'une tumeur, il faut tenir compte de la présence des sucs nourriciers accumulés dans son intérieur par suite de l'obstruction des voies lymphatiques, et de l'influence favorable qu'exerce sur la croissance de la tumeur l'existence de voies largement ouvertes qui se trouvent tout autour d'elle. L'endothélium des vaisseaux lymphatiques joue-t-il un rôle important dans le développement des tumeurs ? Ce fait est encore discuté. J'en suis convaincu pour ma part, et je considère avec Virchow l'endothélium des vaisseaux sanguins et lymphatiques, ainsi que les cellules fixes du tissu connectif comme les oncoplastes les plus importants de l'appareil intermédiaire de la nutrition. Les chondroblastes et les ostéoplastes ne sont pour moi qu'une variété de ces grosses cellules.

Si nous étudions enfin le *parenchyme* des tumeurs, nous y trouvons les variétés suivantes : tissu fibreux, tissu muqueux, tissu graisseux, tissu lymphatique, tissu cartilagineux et osseux, tissu embryonnaire à cellules rondes, tissu à cellules fusiformes, tissu nerveux, tissu musculaire, épithélium.

Il est des tumeurs qui, en dehors des éléments de l'appareil nourricier, ne sont formées que d'un seul de ces tissus ; le plus souvent une de ces espèces prédomine tellement qu'il ne saurait y avoir de doute sur la désignation à donner à la tumeur. *Toute tumeur tire son nom principal du tissu qui y domine,* le qualificatif rappelle les tissus secondaires qu'elle contient.

Pour les noms principaux : sarcome, myxome, fibrome, cystome, endothéliome, lymphome, lipome, ostéome, chondrome, névrome, myome, épithéliome, on ajoute au nom du tissu principal la terminaison grecque *oma,* pour le qualificatif, on emploie, outre la terminaison grecque *oïde,* quelques noms tirés du latin : fibreux, cartilagineux, etc. Dans un petit nombre de tumeurs, deux variétés de tissus se mélangent à parties égales, on peut hésiter alors sur le nom principal à leur donner. Ainsi, dans certains épithéliomes, dans lesquels l'appareil intermédiaire de la nutrition a pris un développement extraordinaire et dans lesquels la substance connective qui entoure les vaisseaux s'est produite en telle abondance, qu'elle masque pour ainsi dire la prolifération épithéliale. Dans ces cas, on a pris l'habitude de choisir l'épithélium qui est le point de départ du développement, comme point de départ pour la désignation de la tumeur.

Enfin, il existe un groupe spécial de tumeurs dans lesquelles plus de deux tissus sont réunis à la façon des diverses parties du corps ; dans ces cas on est tenté de songer à la présence anormale et à l'évolution d'un fœtus ; il y a là quelque point de contact avec les monstres doubles que Virchow a désignés du nom de tératomes. Je propose de diviser les tératomes en dermocystes et en monstres vrais, de considérer les dermocystes comme des épithéliomes kystiques et de rapporter les tumeurs congénitales du palais et du coccyx à cette variété de monstruosités que l'on appelle *fœtus in fœtu.*

d) DIVISION PATHOLOGIQUE DES TUMEURS.

Quand dans un produit morbide, dans une tumeur, l'examen anatomique nous montre que la plus grande partie du parenchyme est constituée par une même espèce de tissu, il est naturel que l'on désigne cette tumeur d'après le tissu qui y prédomine. Mais il est évident aussi que cela ne suffit pas pour une division naturelle. Celle-ci doit être basée sur l'essence même des produits pathologiques. Or, nous avons vu que le caractère essentiel d'une tumeur est dans le développement dégénératif. Nous devons donc rechercher tous les autres caractères dans le *degré même de la dégénérescence,* c'est-à-dire dans les degrés suivant lesquels la tumeur a dévié du plan de développement physiologique de l'organe malade.

A cet égard, nous trouvons d'abord un certain nombre de tumeurs qui ne sont en somme qu'une simple exagération quantitative du développement normal. Nous avons rencontré ce fait à plusieurs reprises déjà. A la suite d'irritations locale des organes, nous voyons survenir des hypérémies actives et des inflammations relativement légères et cependant si durables que, sous leur influence, le processus d'exsudation s'est transformé en un processus de formation ; l'hypertrophie inflammatoire peut être considérée comme la forme la plus légère de l'inflammation. D'autre part, nous avons vu l'hypertrophie de fonctionnement survenir dans les organes musculaires, chaque fois que l'on demande à l'un de ces organes un travail plus considérable. Mais dans les *tumeurs hyperplastiques,* c'est ainsi que nous désignons notre premier groupe, il n'existe aucune excitation extérieure, aucune cause spéciale pour déterminer l'excès de développement. A un point donné de la surface du squelette, par exemple, où jusque-là on n'eût pu découvrir aucun état morbide, le périoste ou le périchondre produisent sans cesse de nouvelles couches de leur produit spécifique. Ces couches se mettent en rapport nutritif avec l'os sur lequel elles s'accumulent et s'y comportent comme s'il s'agissait d'une excroissance, d'une tubérosité normalement formée sur le squelette. C'est de ce fait que nous tenons compte dans la dénomination de cette tumeur, nous la considérons comme une excroissance de l'organe et dans l'exemple que nous avons choisi, nous l'appelons exostose, ecchondrose, etc.

En regard des tumeurs hyperplastiques, je place les *tumeurs hétéroplastiques*. Ici la loi normale du développement se cache de plus en plus. Un tissu qui se rencontre normalement dans un organe, mais en quantité, à l'époque et suivant un ordre réglés par la fonction physiologique de cet organe, se trouve en proportions et suivant une disposition si peu correspondantes avec les fonctions de l'organe qu'il ne paraît plus une simple excroissance, mais un élément étranger qui est implanté sur le point qui le produit, y adhère, y pénètre et en altère le fonctionnement. Les qualités histologiques de la néoplasie, parmi lesquelles nous retrouvons certains caractères du terrain-mère, rappellent seules la structure normale. Mais la ténacité avec laquelle ces caractères sont ensuite gardés pendant toute la durée du processus morbide, est souvent étonnante. Il faut se rappeler aussi que, malgré la diversité des tumeurs hétéroplastiques, le même terrain-mère n'en produit guère qu'un certain nombre d'entre elles, et que chaque partie du corps a pour ainsi dire une oncologie spéciale, ce qui nous donne un point de départ naturel pour l'étude spéciale des tumeurs des diverses parties. De tout cela ressort bien que nous avons affaire à une forme de développement qui, pour être défectueuse, est cependant une image du développement normal.

Les tumeurs hétéroplastiques sont nombreuses et très diverses ; cependant nous pouvons les diviser en deux groupes si nous prenons pour base de notre division le point de départ embryonnaire de la néoformation.

Pour qui est au courant des recherches récentes sur l'histoire du développement, il est certain que la théorie de His sur la duplicité des éléments embryonnaires gagne toujours plus de terrain. His distingue : 1° les tissus *archiplastiques*, qui, outre le revêtement épithélial de l'ectoderme et de l'entoderme, comprennent aussi les éléments musculaires et nerveux, que l'on rapporte d'ordinaire au mésoderme; 2° les tissus *parablastiques*, c'est-à-dire les produits de la matrice vaso-formatrice périphérique, de l'*area opaca* de l'embryon, qui de l'extérieur poussent dans les couches archiblastiques et servent à les relier entre elles et à les nourrir. Tous les tissus connectifs lâches et formés appartiennent à ce groupe, ainsi que les vaisseaux et les parenchymes servant à la formation du sang.

Si nous acceptons cette théorie, nous arrivons à une division naturelle et féconde des tumeurs en deux grands groupes.

Le *premier groupe* comprend les tumeurs qui sont exclusivement les produits de l'appareil intermédiaire de la nutrition, c'est-à-dire des *parablastes primitifs*. Dès leur origine, elles se rapprochent de l'appareil vasculaire et débutent par la formation autour d'un vaisseau d'un petit foyer de tissu embryonnaire riche en cellules. Celui-ci peut ensuite, d'après les lois du développement physiologique, produire les types les plus élevés des tissus de la série parablastique; le lieu où ces tumeurs se développent a également une influence plus ou moins grande. Ainsi se produisent le *lipome*, le *fibrome*, le *myome*, l'*enchondrome*, l'*endothéliome*, l'*angiome*, etc.

Mais dans un grand nombre de cas, le tissu de nouvelle formation n'arrive pas à son complet développement, la tumeur reste formée d'un tissu connectif imparfait que nous avons trouvé déjà dans la néoplasie inflammatoire, le tissu conjonctif à cellules rondes ou à cellules fusiformes; c'est le *sarcome*.

Cette maturation imparfaite du tissu nous fournit un nouveau criterium du degré de la dégénérescence et du trouble du développement. En effet, l'abondance de la production est en raison inverse de la maturation du tissu. L'activité formatrice excessive semble n'avoir qu'un but, celui de produire et d'accumuler une masse énorme de cellules ; c'est ainsi qu'elle détruit l'organe malade, envahit le corps tout entier et défie les ressources de la médecine. Dans cette lutte, le développement individuel de la cellule a bien de la peine à se faire. Et cependant il est étonnant de voir, ainsi que nous l'avons déjà signalé plus haut, combien les sarcomes, même les plus exubérants, ont de tendance à reproduire certains caractères du lieu où ils se développent, tels que l'ossification, la pigmentation, etc.

Le *second groupe* comprend les tumeurs *épithéliales*. Ici ce sont l'ectoderme et l'entoderme qui, soit seuls, soit mêlés aux parablastes, déterminent l'essence même de la tumeur. Ici aussi se produisent en masse de jeunes cellules épithéliales qui n'arrivent que rarement à un complet développement, mais rappellent les cellules épithéliales qui se développent normalement en ce point. Ainsi se forme la subdivision des *adénomes*.

Bien plus fréquents sont les vrais *carcinomes*, dans lesquels la prolifération épithéliale est complètement atypique et qui semblent ne poursuivre qu'un seul but, celui de produire dans le plus court espace de temps, le plus possible de cellules jeunes et de les accumuler sur le terrain qu'ils ont choisi. Les carcinomes et les sarcomes ont par cette végétation luxuriante une propriété commune qui permet de les réunir dans un même groupe clinique, celui des *tumeurs médullaires* [1].

____

1. [À l'ancienne classification de Lebert, qui divisait les tumeurs en homœomorphes et hétéromorphes (*Physiologie pathologique*, Paris, 1845 ; *Traité d'anatomie pathologique générale et spéciale, ou Description et iconographie pathologique des affections morbides, tant liquides que solides, observées dans le corps humain*, Paris, 1855-1861), suivant qu'elles étaient formées ou non de tissus ayant leurs analogues dans l'organisme normal, les anatomo-pathologistes ont cherché à substituer une classification mieux en rapport avec les découvertes récentes sur l'histogenèse des néoplasmes.

Virchow, dans son livre remarquable : *Pathologie des tumeurs,* divise les néoplasmes en quatre classes : 1° tumeurs par exsudation et extravasation:

Nous arrivons ainsi à la classification suivante des tumeurs.

I. Tumeurs hyperplastiques. — Se rencontrent surtout dans le système osseux, sur la peau et les glandes.

Ecchondrose. — Les principales sont les hyperplasies des

2° tumeurs par dilatation ou par rétention ; 3° tumeurs par prolifération. Cette classe qui renferme presque toutes les tumeurs est divisée en trois groupes : tumeurs histioïdes, formées par un seul tissu ; tumeurs organoïdes, reproduisant la configuration d'un organe ; tumeurs tératoïdes ou systématoïdes, ressemblant par la réunion d'organes différents, à un être incomplet ; 4° tumeurs mixtes, formées par la réunion de plusieurs des tumeurs précédentes. Ainsi que le font remarquer MM. Cornil et Ranvier, Virchow a voulu dans son ouvrage faire rentrer toute la pathologie générale et est arrivé ainsi à ranger parmi les tumeurs, les bosses sanguines, les hygromas, les kystes glandulaires que la plupart des auteurs font à juste titre rentrer dans les hémorrhagies et les inflammations.

M. Rindfleisch et M. Lancereaux basent leur classification sur la nature du tissu où la tumeur a pris naissance, et divisent les tumeurs en deux grands groupes suivant qu'elles proviennent du feuillet moyen ou des feuillets externe et interne du blastoderme (les tumeurs hyperplastiques de M. Rindfleisch n'étant qu'une exagération quantitative du développement normal).

La classification de M. Rindfleisch, peut-être un peu trop absolue, a cet avantage qu'elle a une importance clinique, et permet, ainsi que nous le verrons plus loin, de déterminer par la place qu'occupe une tumeur, le degré de gravité qu'elle présente.

C'est le seul desideratum qu'offre, à notre sens, la classification de MM. Cornil et Ranvier, dont la base anatomique est plus exacte.

MM. Cornil et Ranvier classent les tumeurs selon leur analogie avec les tissus normaux, et les divisent en dix groupes, selon qu'elles sont formées : 1° par un tissu analogue au tissu embryonnaire (sarcome) ; 2° par un tissu dont le type se retrouve dans le tissu conjonctif (myxome, fibrome, lipome, carcinome, tubercules, granulations morveuses et gommes syphilitiques) ; 3° par du tissu cartilagineux (chondrome) ; 4° par un tissu osseux (ostéome) ; 5° par un tissu musculaire (myome) ; 6° par un tissu nerveux (névrome) ; 7° par des vaisseaux sanguins (angiome) ; 8° par des vaisseaux lymphatiques (lymphangiomes et lymphadénomes) ; 9° par de l'épithélium de nouvelle formation (épithéliome, papillome, adénome et kystes) ; 10° par un grand nombre de tissus (tumeurs mixtes).

Dans un remarquable travail, paru dans les *Archives de physiologie*, 1885, et sur lequel nous aurons à revenir, M. Bard (de Lyon) part pour la classification des tumeurs, de ce principe que les tumeurs sont toujours constituées par un tissu normal, mais arrêté à un point quelconque de son évolution, ou arrivé à son complet développement. La notion de spécificité des éléments anatomiques et des tumeurs qui en dérivent lui permet de distinguer des familles, des espèces et des variétés ; la notion de l'état jeune ou embryonnaire opposé à l'état adulte de chaque type cellulaire lui permet de diviser chaque espèce et le plus souvent chaque variété en deux formes : embryonnaire et adulte. Dans chacune de ces classes, les formes embryonnaires sont à des degrés divers celles que les cliniciens reconnaissent pour malignes, les formes adultes, au contraire, constituent toutes des tumeurs bénignes. (Voir Heurtaux, article *Tumeurs*, in *N. Dictionnaire de médecine et de chirurgie pratiques*, t. XXXVI ; Lancereaux, *Traité d'anatomie pathologique*, Paris, 1875 ; Cornil et Ranvier, *Manuel d'histologie pathologique*, Paris, 1884 ; Bard, *Archives de physiologie*, avril 1885.)]

synchondroses, des trois symphyses du bassin et de la synchondrose du clivus de Blumenbach.

Exostose. — Outre l'exostose inoffensive, en forme de bouton de la surface du crâne, les exostoses dures et étendues des os de la face et de la base du crâne méritent surtout d'attirer l'attention.

Verrue. — La verrue ordinaire due à un allongement d'un groupe de papilles cutanées ; la verrue molle : verrue du tissu connectif à base large et recouverte d'un épithélium mince.

Papillome, tumeur en chou-fleur. Papilles ramifiées, arborescentes, à revêtement épithélial épais. Dégénère facilement en cancer.

Hypertrophies glandulaires avec développement égal de tous leurs éléments ; se rencontrent surtout dans les ganglions lympathiques (lymphome) et la rate. Puis dans la glande thyroïde (*Struma hyperplastica*), dans le thymus, dans la prostate. Dans les glandes à orifice ouvert, il se produit souvent une rétention générale ou partielle de la sécrétion, *kystes par rétention,* et ceux-ci donnent lieu aussi à une certaine hypertrophie des divers éléments de la glande ectasiée. La plus habituelle est l'*athérome* (loupe) du cuir chevelu, ectasie de l'appareil folliculaire d'un cheveu ; puis les polypes muqueux de l'intestin et de l'utérus. On trouve souvent de petites excroissances à la surface des ventricules cérébraux.

II. Tumeurs hétéroplastiques. — (Tumeurs au sens propre du mot.)

A. Tumeurs issues de l'appareil vasculo-connectif (hétéroplasmes *parablastiques;* tumeurs histioïdes de Virchow.)

1. *Dont les tissus sont arrivés à complète maturation.*

a) Le *fibrome.* — Est formé de fibres conjonctives denses, étroitement entrelacées, et contient des vaisseaux nombreux et parfois abondants. Se développe le plus habituellement sur des tissus formés de couches stratifiées de tissu conjonctif, sur les aponévroses, les membranes, la couche externe du périoste, la gaîne des nerfs, plus rarement dans le tissu connectif interstitiel. Une variété importante est constituée par le *fibro-myome*, le néoplasme le plus commun de l'utérus, où il forme des tumeurs périphériques, faisant saillie dans la cavité abdominale, des tumeurs interstitielles ou des tumeurs sous-épithéliales, qu'on appelle encore polypes fibreux.

En s'étendant le long de ramifications vasculaires ou nerveuses, il donne le *fibrome plexiforme*.

b) Le *lipome* est formé de petits amas graisseux, réunis par des vaisseaux sanguins en une tumeur globuleuse souvent très volumineuse. Se développe surtout dans le tissu cellulaire sous-cutané, le plus volontiers entre les omoplates.

c) L'*enchondrome*. — Consiste le plus habituellement en de petites masses cartilagineuses du volume d'un grain de chènevis, réunies par du tissu conjonctif et formant une tumeur lobulée.

Dans la moelle des os des phalanges et les têtes articulaires, on en rencontre souvent plusieurs, formant des nodosités arrondies et soulevant l'écorce des os. Sur l'humérus, le fémur, les os du bassin et les côtes, il se développe sur le périoste et s'étend à la fois vers l'intérieur et l'extérieur.

d) Le *myxome*. — N'est le plus souvent qu'un lipome, un enchondrome ou un fibrome ayant subi le ramollissement muqueux. Il y a cependant des myxomes primitifs, qui se développent dans le tissu cellulaire sous-cutané et dans le tissu connectif du système nerveux.

e) L'*angiome*. — Nous y distinguons : la *téléangiectasie* ; le nævus congénital, dû à une élongation, une dilatation et un épaississement local des capillaires cutanés ; la *tumeur caverneuse*, qui est liée à une dilatation des capillaires avec transformation fibreuse de leur paroi et du parenchyme ambiant, comme pour les corps caverneux ; le *lymphangiome*, dilatation locale des vaisseaux lymphatiques qui donne lieu à la macroglossie ; est rare ailleurs.

f) L'*ostéome*. — Résulte de l'ossification de tumeurs connectives.

g) L'*endothéliome*. — Sur un substratum mince de tissu connectif se déposent des couches d'endothéliums qui forment des tumeurs dures, sphériques, surtout sur la surface interne de la dure mère.

Nota. — Certaines tumeurs, d'ailleurs très rares, formées en majeure partie de fibres musculaires ou d'éléments nerveux méritent le nom de myomes ou de névromes. Ce que l'on appelle d'ordinaire myome ou névrome, n'est en général qu'un fibrome ou un sarcome qui contient éparses quelques fibres musculaires ou nerveuses.

2. *Dont les tissus ne sont pas arrivés à complète maturation.* Sarcomes.

a) Le *sarcome fusocellulaire à petites cellules*. — Consiste en cellules fusiformes d'égale grandeur et qui, en longueur et en largeur, ne dépassent pas les cellules fusiformes du tissu cicatriciel. Réunies en faisceaux, elles forment une tumeur dense, élastique, assez volumineuse, qui, de même que le fibrome, se développe sur les tissus conjonctifs (aponévroses, membranes, périoste).

b) Le *sarcome fusocellulaire à grosses cellules*. — Se distingue par l'apparition de cellules fusiformes, plus longues, plus épaisses et contenant un plus grand nombre de noyaux. Celles-ci se réunissent en faisceaux lâches qui s'irradient autour d'un ou de plusieurs centres. Les expansions qui en partent, forment un réseau dans les mailles duquel se trouvent de grosses cellules rondes à plusieurs noyaux. Il se développe sur les organes formés de tissu conjonctif et sur le tissu connectif interstitiel de certaines glandes.

c) Le *sarcome globocellulaire simple,* à cellules analogues aux cellules des granulations, se développe sur le tissu connectif lâche sous-séreux, sous-muqueux, rétropéritonéal, médiastinal, intermusculaire, interstitiel en un mot, et présente de nombreuses variétés déterminées par le lieu où elles se développent. Le *sarcome myxomatode* forme dans le tissu connectif rétropéritonéal des tumeurs du volume d'une tête d'adulte. Le *sarcome lipomatode* donne lieu à des tumeurs volumineuses dans le tissu cellulaire sous-cutané, surtout à la cuisse. Le *sarcome mélanode* se développe sur la choroïde et le tégument externe. Le *sarcome giganto-cellulaire*, remarquable par les cellules géantes à noyaux nombreux qu'il contient, se développe dans la moelle osseuse. Le *sarcome ostéoïde* renferme du tissu osseux imparfait qui traverse la tumeur sous forme de masses étoilées ou spongieuses ; il se développe sur le périoste interne. Le *gliome* procède des cellules rondes de la névroglie du cerveau et de la rétine, et garde les caractères du tissu générateur. Le *sarcome cartilagineux* est un enchondrome ayant subi la transformation sarcomateuse et s'observe dans le testicule.

Nota. — Quand la tumeur est formée en majeure partie de cellules, il n'est pas rare que les cellules rondes se réunissent en amas plus ou moins grands qui, une fois vidés, rappellent l'aspect d'un tissu alvéolaire, *sarcome alvéolaire.* Mais même sans production d'alvéoles, cette tumeur peut devenir si molle qu'elle semble infiltrée de pus, *sarcome médullaire.*

d) Le *sarcome globocellulaire lymphadénoïde*, ou lymphome malin, part toujours d'un paquet ganglionnaire, mais en dépasse bientôt les limites et se propage de plus en plus. On en rencontre souvent une variété à grandes cellules.

B. Tumeurs ayant leur point de départ dans l'épithélium tégumentaire ou glandulaire. (Épithéliome, hétéroplasmes *archiplastiques.***)**

1. *L'épithéliome pavimenteux.* — S'observe sur les parties superficielles recouvertes d'un épithélium pavimenteux. *Le cancer épithélial de la peau* (cancroïde) consiste, outre un stroma souvent très vasculaire, en lobules cancéreux cylindriques qui sont uniquement formés de couches d'épithélium pavimenteux et renferment dans leur axe des globes épidermiques formés de cellules cornées agglomérées en couches concentriques. On l'observe surtout sur les points qui sont particulièrement exposés aux irritations extérieures, aux mains, à la face antérieure de la jambe, aux bourses, aux lèvres, aux oreilles, à la face, au pénis et à la vulve. A côté de lui, se rangent le carcinome de la langue et de l'œsophage ; le premier remarquable par sa propagation rapide dans le tissu lingual, riche en lacunes lymphatiques, le second connu surtout par le rétrécissement qu'il détermine dans l'œsophage. Le carcinome de la partie inférieure du rectum est également un épithéliome pavimenteux, ainsi que le carcinome de la vessie.

2. *L'épithéliome cylindrique.* — Se rencontre dans toute la longueur du canal intestinal, ainsi qu'à l'orifice externe de l'utérus. Le carcinome fongueux de l'estomac, le plus fréquent des cancers de cet organe, qui donne lieu à une sténose et à une dilatation stomacale, et se traduit plus tard par des hématémèses de couleur marc de café et des métastases hépatiques, appartient à cette variété. Il en est de même du cancer de l'intestin et du cancer de la partie supérieure du rectum, qui déterminent une sténose mortelle du canal intestinal.

3. *L'épithéliome glandulaire.* — Nous trouvons là les formes de transition les plus diverses entre l'hypertrophie glandulaire simple ou kystique (v. plus haut) et le carcinome à prolifération active, en passant par tous les degrés de l'irrégularité, de la maturation imparfaite, de l'envahissement.

Aussi n'est-il pas facile de préciser les limites d'une catégorie moyenne que l'on désigne sous les noms d'adénome, de cystadénome, de cystosarcome, de cystoïde. Ainsi que nous allons le voir rapidement, les caractères varient suivant les glandes où la tumeur se développe.

A la *mamelle*, on peut rencontrer une hypertrophie vraie, le plus souvent bilatérale de tout l'organe. Sous le nom d'*adénome du sein*, on désigne un nodule isolé dans lequel une formation abondante de tissu conjonctif s'accompagne d'un certain degré de développement du revêtement épithélial. Quand cette néoplasie est étendue à toute la glande, que la prolifération cellulaire donne lieu à de véritables papilles qui remplissent les canaux excréteurs dilatés et kystiques, la tumeur prend le nom de *cystosarcome prolifère* ou *phyllode*. Par contre, toutes les tumeurs liées à une prolifération atypique de l'épithélium prennent rang parmi les cancers. Dans le *squirre* du sein, la prolifération épithéliale ne fait que remplir petit à petit toutes les fentes du tissu conjonctif et les vaisseaux lymphatiques; dans le *cancer mou*, le tissu connectif est détruit tout entier par les masses épithéliales qui le pénètrent.

Dans le *foie*, on désigne sous le nom d'*adénome* une prolifération du réseau des cellules hépatiques sous forme de tubes épithéliaux creux ou pleins, qui prend l'aspect d'une tumeur sphérique entourée d'une coque de tissu connectif[1].

---

1. [Rokitansky a le premier attiré l'attention sur cette forme rare de néoplasie du foie qui a été surtout étudiée depuis par Griesinger et par Rindfleisch. Plusieurs auteurs français, Kelsch, Kiener, Sabourin (*Th. Paris*, 1881), Merklen (*Revue de médecine*, 1883) ont décrit sous le nom d'adénome du foie, des nodules formés par un développement exagéré des pseudo-canalicules biliaires dissociés par la cirrhose; cette altération coïnciderait en effet toujours avec une cirrhose annulaire et une thrombose de la veine porte. Ce serait, d'après Sabourin, un processus vulgaire d'inflammation, mais qui pourrait devenir infectieux et hétérotypique quand les éléments de l'adénome pénètrent dans les vaisseaux. Kelsch et Kiener publieront prochainement un *Traité des maladies des pays chauds* contenant l'exposé complet de leurs recherches sur les affections du foie. Voir aussi l'article *Adénome* par Broca, in *.Dictionnaire encyclopédique des sciences médicales*.]

Le *carcinome du foie* consiste en une transformation directe des cellules hépatiques en cellules cancéreuses, ou bien (dans le cas de cancer métastatique) en une prolifération cellulaire dans l'intérieur des vaisseaux sanguins, prolifération débutant sur une foule de points à la fois et donnant lieu à autant de nodules arrondis.

Les *glandes de l'estomac* présentent trois formes différentes de carcinome : une forme molle, se ramollissant rapidement ; une forme dure (squirre), avec stroma épais, dense ; une forme colloïde, avec dégénérescence colloïde des cellules cancéreuses.

Pour les *glandes utérines*, nous trouvons le cancer très fréquent du col de l'utérus et le cancer plus rare du corps utérin. On n'y connaît pas d'adénome. Dans la *prostate,* les *glandes salivaires,* le *poumon,* nous rencontrons également des carcinomes ; dans la *parotide,* on observe aussi un adénome.

Dans l'*ovaire,* la tumeur la plus importante est sans contredit le cystoïde de l'ovaire, qui n'est en réalité qu'un adénome de cette glande. A l'état normal, les éléments de cet organe forment déjà de petits kystes, il n'y a donc rien d'étonnant à ce que le caractère kystique se retrouve dans l'état pathologique. Le vrai carcinome, qui y est beaucoup plus rare, y devient aussi facilement kystique, mais surtout par suite du ramollissement de gros nodules cancéreux.

Le cystosarcome du *testicule* se rapproche plus du sarcome que du carcinome. La prolifération sarcomateuse du tissu connectif interstitiel détermine des compressions partielles et des ectasies de rétention dans les canaux testiculaires. Mais les carcinomes y sont d'ordinaire aussi pourvus d'un stroma mou, sarcomateux, d'où résulte une tumeur mixte qu'on peut aussi bien appeler sarcome carcinomatode que carcinome sarcomatode.

Dans les *reins,* nous ne trouvons que de vrais cancers qui

prolifèrent dans les calices et les bassinets ou bien dans les veines rénales et la veine cave inférieure et donnent lieu ici à des thromboses cancéreuses, là à des hémorrhagies rénales.

Il faut laisser une place à part parmi les épithéliomes aux *kystes dermoïdes*. Dans ces kystes qui peuvent atteindre le volume d'une tête d'adulte, qui sont entourés d'une capsule épaisse et s'observent dans l'ovaire, le testicule, le tissu connectif, se traduit, de la façon la plus bizarre, la parenté originelle de tous les épithéliomes tégumentaires ou glandulaires. A la face interne de ces tumeurs, on voit des épithéliums disposés sous forme de tubes glandulaires passer à l'épithélium cylindrique, pavimenteux avec toutes ses variétés (cheveux).

Je dois me contenter de cet aperçu, renvoyant le lecteur à mon *Traité d'histologie pathologique*, pour l'étude plus complète des tumeurs ou des processus inflammatoires.

c) BÉNIGNITÉ ET MALIGNITÉ DES TUMEURS.

Si ma conception des tumeurs comme un excès de développement local, dégénératif est exacte, nous devons en attendre plus qu'une simple division motivée par l'anatomie, comme celle que nous avons donnée dans le paragraphe précédent. Elle doit aussi nous expliquer les rapports importants d'une tumeur avec l'organisme tout entier.

Nous distinguons des tumeurs bénignes et des tumeurs malignes et nous entendons par tumeurs *bénignes* celles qui, sans être une parure, sans ajouter aucun agrément à l'organisme, ne lui causent cependant aucun dommage ; tandis que nous appelons *malignes*, celles qui, par leur essence, exercent sur la nutrition générale une influence fâcheuse qui ne fait que s'accroître et finit par entraîner la mort.

Au sens propre du mot, il ne saurait jamais être question d'une bénignité complète. Une tumeur même bénigne peut être dangereuse par le siège qu'elle occupe, et dans les cas les plus favorables, les tumeurs les plus bénignes dépensent inutilement les forces et les matériaux de nutrition dont le reste de l'organisme est obligé de faire les frais. Cela pour toutes les tumeurs euplastiques (hyperplastiques), et pour les hétéroplasmes parablastiques qui arrivent à la maturation parfaite des tissus qui les composent : fibrome, lipome, enchondrome, myxome.

Par contre, les tumeurs parablastiques dont les tissus sont dans un état de maturation imparfaite, et la plupart des tumeurs épithéliales sont des néoplasmes malins. Nous voyons ainsi que dans notre classification nous pourrions tirer un trait au-dessus duquel se trouveraient les tumeurs bénignes, au-dessous, les tumeurs malignes. Il ne s'agit pas là d'une coïncidence toute fortuite, mais d'une division véritable qui découle de l'essence même de notre classification.

En effet, comme nous l'avons vu plus haut, la production et l'accumulation d'une quantité énorme de cellules semblent être le seul but de ce degré le plus élevé de croissance dégénérative que nous rencontrons dans le sarcome et le carcinome. Mais cette production excessive de cellules jeunes et de nouvelle formation est aussi la cause prochaine de la tendance que présentent ces cellules à remplir toutes les lacunes des points où elles se développent ou qu'elles arrivent à atteindre. Les cellules jeunes pénètrent dans toutes les fentes, tous les pores que leur offre la structure des organes; les cellules des parenchymes, les fibres du tissu connectif sont dissociées, isolées les unes des autres et disparaissent enfin sous la pression du néoplasme qui veut rester seul maître du terrain. C'est donc avec raison que les sarcomes et les carcinomes sont regardés comme des tumeurs altérant la structure des tissus et plus destructives que toutes les autres. Or la *malignité n'est qu'un élément particulier de la destructivité.*

Parmi les lacunes dans lesquelles les tumeurs destructives tendent à faire pénétrer les éléments de leur prolifération, les origines lymphatiques et les vaisseaux lymphatiques eux-mêmes jouent un rôle prédominant. Ceux-ci sont assez larges pour permettre aux cellules qui leur arrivent de la périphérie de passer librement et d'arriver jusqu'au ganglion le plus proche. Là elles restent sans doute adhérentes au fin réticulum du tissu lymphadénoïde, mais elles y trouvent aussi un terrain nourricier comme on n'en saurait espérer de meilleur pour des graines de cette espèce. Un tissu, richement pourvu de sang, mou, poreux les entoure. Elles s'adossent aux vaisseaux sanguins et se mettent à végéter si activement qu'en peu de temps tout le ganglion est transformé en une masse analogue à la tumeur-mère.

Cela fait, aucun obstacle ne s'oppose plus au passage direct des éléments de la tumeur dans les vaisseaux lymphatiques afférents, dans le système veineux et dans la masse entière du sang. Les colonies de jeunes cellules et les tumeurs métastatiques vont se déposer dans le poumon d'abord, puis dans les autres organes, surtout la rate, le foie, les os, le tissu cellulaire.

Ce que je viens de décrire, c'est la voie que suivent les tumeurs malignes pour envahir l'économie d'une façon grossière et tangible. La lésion des ganglions lymphatiques et l'apparition de tumeurs métastatiques sont au point de vue du diagnostic, des signes importants et manifestes de la malignité d'une tumeur.

Plus important encore et plus dangereux est un autre mode d'invasion, qui est également plus précoce, plus constant et plus puissant que l'invasion cellulaire. C'est le mélange avec le sang des produits solubles de l'échange nutritif, formés

dans l'intérieur de la tumeur et résorbés par les lymphatiques. Si peu que nous sachions sur la nature chimique et les
autres propriétés de ces produits diffusibles, il n'en est pas
moins certain que c'est par eux que s'affaiblit et se mine la
nutrition générale du malade.

Il s'agit là sans doute de ferments qui, analogues au suc
gastrique, agissent sur les albuminoïdes du sang, les détruisent et empêchent qu'il ne s'en forme de nouveaux. L'appauvrissement continuel en albuminoïdes figurés ou non figurés
constitue, en effet, le caractère principal de l'altération ca-
chectique du sang et finit par entraîner la mort des malades.

Dans cet exposé des voies et moyens par lesquels une tumeur maligne pénètre dans l'organisme et s'y propage, j'ai
été infidèle au plan que je m'étais proposé. Les métastases et
la cachexie sont des syndromes deutéropathiques. J'ai tenu
cependant à en parler ici. Je ne traite l'évolution générale
des maladies que comme un cadre mobile qui se laisse écarter à volonté. Il ne peut être question d'un système bien
serré que dans notre deuxième partie[1].

---

1. [Nous ne saurions mieux faire que de rapprocher de cette étude des
tumeurs, l'intéressant travail que notre excellent collègue, M. Bard, de Lyon, a
fait récemment paraître sous le titre : *Anatomie pathologique générale des tumeurs, leur nature et leur classification physiologique*. (*Arch. de physiologie*,
1er avril 1885), et qu'il résume dans la formule synthétique suivante : Toute
tumeur est une masse de nouvelle formation, plus ou moins bien circonscrite,
née sous l'influence d'une anomalie spéciale du développement embryogé-
nique des tissus, constituée par l'hyperplasie, ordinairement durable, des éléments anatomiques normaux qui évoluent d'ailleurs dans leur direction ata-
vique primitive, mais peuvent s'arrêter à des étapes diverses de leur évolution
physiologique.
En considérant ainsi la tumeur, comme un produit spécifique qui tire son
origine d'éléments anatomiques semblables à elle et qui peut parvenir à
l'état adulte ou rester aux formes embryonnaires, l'auteur arrive à son essai
de classification à la fois anatomique, physiologique et clinique dont nous
avons déjà parlé plus haut.]

II. — L'EXTENSION DE LA MALADIE PAR LES VOIES ANATOMIQUES

(Syndromes deutéropathiques.)

GÉNÉRALITÉS.

L'apparition locale d'une maladie peut entraîner à sa suite une série d'*altérations anatomiques* dans d'autres organes ou dans le corps tout entier ; il en résulte un second groupe de syndromes typiques, que nous désignons sous le nom de *syndromes deutéropathiques*. Dans ce cas, l'extension de la maladie est directe et matérielle (anatomique), et elle peut se faire de diverses façons. La plus importante est celle dans laquelle des éléments créés et déposés dans le foyer morbide primitif sont ensuite entraînés à travers les vaisseaux sanguins et lymphatiques et distribués dans tout l'organisme. Ces éléments peuvent être relativement volumineux, que ce soient des amas cellulaires, ou des cellules isolées, ou des parcelles de sang détachées d'un caillot ; dans leur parcours, ils arrivent à des points du système vasculaire trop étroits pour leur laisser libre passage, ils y sont retenus et donnent naissance à ce que l'on appelle une *affection métastatique*.

S'agit-il, au contraire, de produits morbides très ténus, liquides ou même volatils, ils seront disséminés dans toute la masse sanguine et lymphatique, c'est-à-dire dans toute l'économie.

L'absorption et la dissémination de cette *materia peccans*, produite dans un foyer morbide primitif, ressemblent jusqu'à un certain point à l'absorption et à la dissémination d'un poison organique ou minéral, d'un élément infectieux, etc., et peuvent leur être assimilées dans leurs effets. En tête

de ces effets, il faut placer la production de la *fièvre*. Puis
le système nerveux central, particulièrement impressionné
par cette intoxication du sang, réagit par csrtains états généraux d'*excitation* ou d'*épuisement*, qui forment encore un groupe
de manifestations typiques. Enfin la constitution anatomique
du sang finit par s'altérer sous l'influence de ce mélange continuel d'éléments étrangers, et cette altération du sang, ajou-
tée aux pertes qu'il subit dans le foyer morbide lui-même,
entraîne un état de consomption générale, de *cachexie*.

Un autre mode de propagation anatomique d'une affection
locale résulte de l'atteinte subie par les *nerfs du foyer morbide*.
Tout processus d'inflammation et de néoformation a besoin
d'un certain espace pour ses produits solides ou liquides.
Dans un organe parenchymateux, les lacunes existantes sont
bien vite comblées, et tout dépôt nouveau constitue une
surcharge mécanique pour les nerfs de l'organe. C'est ce qui
arrive le plus rapidement dans les membranes riches en filets
nerveux, mais peu extensibles, dans les séreuses, le périoste,
la peau, etc. L'*excitation nerveuse locale* qui en résulte, se traduit avant tout par la *douleur*, qui en est le symptôme cardinal. Mais outre la douleur, elle peut déterminer encore une
série d'autres symptômes nerveux qui, des manifestations
sensitives et motrices les plus légères, peuvent aller jusqu'aux
névralgies et aux convulsions les plus intenses.

MÉTASTASE.

Lorsqu'à une affection locale, qui a duré un certain temps
avec tous les caractères d'une maladie primitive, s'ajoute sur
un point plus ou moins éloigné une seconde affection analogue, on dit qu'il y a eu *métastase*. Une même affection peut
présenter plusieurs métastases, les métastases elles-mêmes

peuvent en produire de nouvelles, etc. Une certaine analogie dans la marche des affections métastatiques nous prouve qu'il s'agit de manifestations liées à des dispositions anatomiques préétablies, et pour le dire immédiatement, au transport, à travers le système sanguin et lymphatique, de matériaux morbifiques d'un point dans un autre.

Nous pouvons distinguer les métastases qui se font par le système vasculaire sanguin, de celles qui se font par le système lymphatique. Les vaisseaux lymphatiques sont préposés à l'absorption de particules même solides, de cellules migratrices, par exemple. Il suffit donc d'une division assez fine des produits morbides solides pour qu'ils puissent passer directement et en substance du foyer primitif dans le système lymphatique et de là plus loin. Les vaisseaux sanguins, au contraire, ont des parois closes et les éléments qui, venant d'un foyer morbide, circulent dans leur intérieur, doivent nécessairement avoir été produits dans le sang lui-même ou avoir poussé de l'extérieur dans la lumière même du vaisseau ou y avoir pénétré par force en détruisant la paroi. Aussi les éléments métastatiques emportés par la voie sanguine sont-ils presque toujours les mêmes : des caillots sanguins qui, formés dans les veines du foyer primitif, se sont détachés ; de l'air ou de la graisse qui, dans certaines conditions, pénètre dans les veines ouvertes au milieu d'une plaie ; enfin, des vers intestinaux ou de grosses parcelles d'une tumeur qui exceptionnellement se sont introduites dans les veines (cancer veineux) [1].

---

1 [Les métastases qui jouaient autrefois un si grand rôle dans les doctrines médicales ont perdu de nos jours beaucoup de leur importance ; certains auteurs ont été jusqu'à les nier d'une façon absolue, et dans son *Traité de pathologie générale*, M. Hallopeau n'en fait même pas mention.

C'est qu'en effet, la plupart des manifestations dites *métastatiques* expliquées autrefois par le transport, le déplacement plus ou moins hypothétique et mystérieux d'une humeur ou d'un acte morbide d'un point de l'organisme dans un autre, ont trouvé une interprétation plus scientifique et plus satisfaisante.

M. Rindfleisch et la plupart des pathologistes allemands décrivent cepen-

a) LA MÉTASTASE PAR LA VOIE LYMPHATIQUE.

Les races rouges n'ont pas seules le monopole du tatouage. Chez nous aussi on rencontre fréquemment des jeunes gens, des soldats surtout, qui présentent à la face interne de l'avant-bras des figures rouges ou bleues très variées, en l'honneur de la patrie ou en souvenir de leurs amours[1]. Pour cela, ils se font à l'aide d'aiguilles une série de piqûres, et dans les petites plaies ainsi produites, ils font pénétrer par des frictions énergiques des substances colorantes très fines mais insolubles (cinabre ou bleu de Prusse). Ces matières colorantes restent en partie dans le tissu connectif du point où elles ont été déposées, en partie arrivent dans les vaisseaux lymphatiques, y sont résorbées et entraînées plus loin. Elles arrivent ainsi jusqu'au ganglion le plus proche, en traversent encore la capsule, mais s'arrêtent ensuite. On peut après des années retrouver encore ces corpuscules colorés. Ils sont déposés dans les masses terminales du tissu lymphadénoïde, en partie entourés de protoplasma cellulaire et de tissu fibreux. Sans doute ils étaient trop lourds et trop rugueux, pour pouvoir, sans y être retenus, traverser les voies étroites et sinueuses de la lymphe dans l'intérieur du ganglion.

Ce qui se passe pour ces éléments colorés, se produit aussi pour tous les corpuscules fins qui, sur un point quelconque

---

dant, sous le nom de métastases, les accidents résultant du transport par les voies circulatoires de produits anormaux formés dans d'autres parties du même appareil. C'est évidemment garder le mot sans garder l'idée. Les phénomènes déterminés par l'embolie ne constituent pas en effet des métastases dans le sens ancien du terme; la maladie ne disparaît pas de son premier siège pour se montrer dans un nouveau foyer ; ce sont des produits de la maladie qui se détachent et entraînent secondairement dans les points où ils s'arrêtent des altérations semblables à celles du foyer primitif; ce sont en un mot des manifestations secondaires, des épiphénomènes et non pas des métastases véritables. Voir Fernet, art. *Métastase*, in *Nouveau Dictionnaire de médecine et de chirurgie pratiques*, t. XXII.]

1. [A. Lacassagne. *Recherches sur les tatouages, principalement chez les criminels*, in *Annales d'hygiène*, 1881, avec planches.]

de la périphérie, ont pénétré dans les origines des vaisseaux lymphatiques ; mais les conséquences de ce dépôt dans les ganglions peuvent être très différentes de cette tolérance que présente la substance ganglionnaire pour tous les corpuscules inaltérables et chimiquement inoffensifs : poussières de charbon, de fer, de silice, etc.

Une partie des globules blancs diapédésés sont toujours amenés du foyer inflammatoire jusqu'aux ganglions. Aussi les ganglions de la région gonflent-ils de bonne heure et souvent au point que l'affection deutéropathique devient plus gênante que l'affection primitive. La capsule riche en nerfs est fortement tendue et par conséquent douloureuse. Elle le devient plus encore sous l'influence d'un léger contact ou d'un déplacement par un organe voisin.

Avec la cessation de l'inflammation, le gonflement des ganglions tend à céder aussi. Les cellules qui s'y sont déposées, ont trouvé une issue ou ont subi la dégénérescence graisseuse dans l'intérieur du ganglion. Mais les choses ne se passent pas toujours aussi simplement. Le ganglion irrité s'enflamme et finit inévitablement par suppurer et s'abcéder. Nous n'avons plus à veiller alors qu'à une évacuation régulière du pus, afin que ce foyer métastatique ne produise pas de nouvelles métastases dans d'autres organes.

Nous avons montré plus haut (p. 74) que pour les tumeurs malignes, la métastase par voie lymphatique joue le rôle principal ; nous n'avons plus qu'à le rappeler ici.

b) LA MÉTASTASE PAR VOIE SANGUINE.

Nous avons déjà signalé rapidement plus haut, la condition indispensable d'une métastase par voie sanguine. Depuis que l'immortelle découverte de Harvey a prouvé que les voies de la circulation sanguine sont closes de toutes parts et

ne sauraient absorber dans les parenchymes des particules
solides, il est démontré que des éléments solides ne peuvent
être transportés par ces voies d'un point dans un autre que
s'ils sont créés dans l'intérieur même des vaisseaux ou lorsqu'il s'est produit une solution de continuité dans la paroi
vasculaire; c'est dans ce dernier cas que peuvent se faire les
métastases de substances hétérogènes. Nous arrivons ainsi
aux métastases par des caillots nés dans la lumière même des
vaisseaux et entraînés par le courant sanguin, à la théorie
de la thrombose et de l'embolie que Virchow a si parfaitement établie.

Coagulation du sang stagnant.

Le sang, chaque fois qu'il est soustrait à la circulation et
abandonné à lui-même, se coagule. Si sur un animal nous
ouvrons un vaisseau, que nous recueillions dans un verre le
sang qui s'en écoule et que nous le laissions au repos, voici ce
qui va se passer : nous voyons après quelques minutes le
sang se transformer en une masse gélatineuse d'un rouge
foncé; dans le courant de la journée, cette masse quitte les
parois du vase pour se ramasser vers le fond; elle diminue
ainsi du cinquième de son volume, tandis qu'à côté et au-
dessus du coagulum, s'accumule une sérosité claire, jaunâtre
qui, si l'on en empêche l'évaporation, remplit le vase jusqu'au
niveau primitif. La fibrine s'est coagulée, emprisonnant les
globules sanguins; en se rétractant, elle s'est réduite à un
plus petit volume et a exprimé une partie du sérum.

Le microscope nous explique ainsi le phénomène : recueil-
lons une goutte de sang par une piqûre faite à un doigt et
laissons-la pénétrer dans l'espace capillaire formé entre une
plaque et une lamelle de verre, puis portons le tout sous le
microscope; avant même que les globules sanguins soient
arrivés au repos, nous voyons déjà se produire leur accole-

ment si caractéristique en piles de monnaie. Après 10 à 15 minutes, ces chaînes de globules se rejoignent et forment une sorte de réseau dont les travées rouges laissent entre elles de petits espaces arrondis. Le tout ressemble à une éponge, et c'est aussi une éponge semblable que forme le sang d'une saignée et qui, en se rétractant, exprime le sérum qu'elle contient.

Nous savons que c'est la coagulation de la fibrine qui est la cause de cette rétraction : mais nous ne pouvons reconnaître cette substance dans la préparation précédente. Pour l'apercevoir, ajoutons une goutte d'une solution de chlorure de sodium à 3/4 p. 100 sur le bord de la lamelle, et par des pressions répétées, malaxons le caillot entre la lamelle et la plaque. Les globules sanguins passent dans le liquide et la fibrine reste sous forme d'un voile léger tendu entre la plaque et la lamelle. Sur des couches très minces, on peut voir alors que la forme et la dimension des globules coïncident complètement avec la forme et la dimension des mailles que circonscrit le réseau de la fibrine. La coagulation s'est faite autour des globules sanguins et ceux-ci ont été emprisonnés dans la trame spongieuse[1].

Thrombose veineuse.

De même que le sang d'une saignée, le sang encore contenu dans les vaisseaux peut se coaguler lorsqu'il est d'une façon durable soustrait à la circulation. Quand par une ligature on bouche la lumière d'une artère, toute la colonne sanguine située au-dessus et au-dessous de la ligature jusqu'à la première collatérale se coagule. C'est là le cas le plus

---

1. [Nous avons déjà signalé plus haut le rôle important que, suivant les recherches de M. Hayem, jouent les hématoblastes dans la coagulation du sang (Hayem, in *Union médicale*, 1881-1882). En se détruisant, ces éléments éminemment altérables fourniraient le ferment nécessaire à la coagulation, ferment qui, dans la doctrine d'A. Schmidt, proviendrait de la destruction des leucocytes.]

simple. Mais dans l'étude des métastases, il faut surtout s'occuper de la thrombose par stagnation, qui résulte du ralentissement ou de l'arrêt de la circulation dans les veines béantes. Certains organes ont des veines naturellement béantes : tels les sinus crâniens. Il suffit d'une diminution considérable de la force d'impulsion du cœur, comme celle qui se produit dans les états marastiques graves, favorisée par une position déclive, pour faire stagner le sang dans les recoins et les parties basses des sinus caverneux (thromboses marastiques). Pour les autres organes, il faut qu'un processus inflammatoire détermine d'abord l'infiltration du tissu connectif qui entoure les veines et des parois veineuses elles-mêmes. La paroi veineuse est naturellement flasque et se laisse comprimer ou plier facilement. Quand, par exemple, nous avons pratiqué l'amputation de la cuisse au-dessus du genou, les grosses veines que nous avons rencontrées à la section s'affaissent d'elles-mêmes et restent comprimées par notre pansement. Avant comme après, de nombreuses anastomoses les mettent en communication avec les veines musculaires ou cutanées du voisinage ; mais la pression qui existe dans ces vaisseaux ambiants est en général trop faible pour chasser le sang non seulement dans les voies d'écoulement normales, mais encore dans les, voies d'écoulement de la jambe. Un système de valvules empêche, d'autre part, le sang de refluer de l'iliaque interne dans la crurale et au delà.

Mais tout cela change dès qu'une inflammation intense et profonde envahit le moignon. Je fais allusion ici à l'infiltration du tissu connectif interstitiel que produit une infection diphthéritique ou érysipélateuse. Celle-ci atteint de préférence les parois veineuses et les transforme en tuyaux rigides et épais (phlébite). Les veines sont alors à la coupe difficiles à distinguer des artères voisines. Si le tube artériel est maintenu rigide et béant, grâce à la couche musculaire transversale que contient sa paroi, il en est de même des veines par suite de l'infiltration inflammatoire de leur tunique adventice. Mais à mesure que cette altération se produit, la veine d'abord affaissée redevient béante et se remplit du sang que lui fournissent les vaisseaux voisins encore ouverts à la circulation. C'est là le résultat mécanique de l'infiltration; le sang est aspiré. Mais dès que le sang ainsi aspiré est arrivé dans ces tubes largement dilatés, il stagne et se coagule[1].

Un autre mode de thrombose par stagnation nous est offert par ce qui se passe dans la métrite puerpérale. Les veines utérines, dans tout leur trajet à travers le muscle utérin, n'ont pas de parois propres; ce sont des lacunes béantes qui ne sont séparées du tissu musculaire ambiant que par une mince couche conjonctive et épithéliale. Elles sont ouvertes tant que le muscle utérin est dilaté et se ferment au moment de la contraction *intra partum*, si bien que dans un utérus bien contracté on n'aperçoit presque aucun orifice veineux, que même l'élément vasculaire y est très peu important. Mais qu'il se produise une infection et une inflammation, aussitôt l'utérus se relâche et se laisse dilater à nouveau, les orifices veineux redeviennent béants et le sang est aspiré de la veine iliaque interne. Mais à ce sang qui revient *a fronte* manque la vis *a tergo*; il est condamné à stagner et à se coaguler[2].

1. Ces vues nouvelles sur les causes de la thrombose dans les moignons d'amputation s'appliquent à la plupart des cas, mais non à tous. Quand la thrombose veineuse se produit sans inflammation préalable, c'est que des conditions défavorables pour l'écoulement du sang veineux, une situation mauvaise du moignon, une compression de l'iliaque externe par des ganglions tuméfiés, une lésion cardiaque, etc., ont suffi à remplir de sang stagnant les troncs veineux de la cuisse. La coagulation commence alors d'ordinaire dans le sinus d'une ou de plusieurs valvules et de là s'élève dans le tronc de la veine.

Il faut se rappeler aussi que pour ces grosses veines de la cuisse qui reçoivent le sang venu de la jambe, l'amputation de la jambe a supprimé la force qui pousse le sang veineux vers le cœur et que ces vaisseaux sont devenus ainsi de véritables diverticules de l'appareil circulatoire.

2. [M. Rindfleisch, à l'exemple de Virchow, semble considérer le ralentissement de la circulation comme la cause prépondérante ou même unique de la

Je me borne à ces deux formes les plus importantes, au point de vue pratique, de la thrombose par stagnation. La coagulation se fait dans ces cas comme pour le sang d'une saignée et le caillot forme une masse d'autant plus molle et plus foncée que l'arrêt de la circulation a été plus subit et plus complet. Mais cet aspect ne se rencontre que rarement dans les thromboses que nous pouvons observer et encore n'y est-il que partiel. Outre les autres altérations qu'il peut avoir subies, le thrombus est plus dur, moins coloré et d'une structure moins régulière que le caillot de la saignée. Le plus souvent, en effet, ce n'est pas la simple stagnation qui entraîne la formation du caillot ; mais, sous l'influence de la stagnation, se manifestent certaines propriétés des globules blancs et des plaquettes qui compliquent le processus de la

coagulation du sang. Sans vouloir nier l'importance de cette cause, il faut reconnaitre qu'elle n'est pas suffisante. Et, en effet, les affections cardiaques qui donnent lieu à un ralentissement considérable s'accompagnent rarement de thromboses ; le système capillaire, où le courant sanguin est si ralenti, n'est pas le siège habituel des coagulations ; enfin, les expériences de Glénard (*Th. Paris,* 1875) et surtout de Baumgarten ont montré que le sang pris entre deux ligatures ne se coagule pas quand l'expérience est faite avec toutes les précautions antiseptiques.

On a cherché l'explication de certaines thromboses (thromboses marastiques) dans un état particulier du sang, l'inopexie (Vogel). On sait de plus que l'adjonction de sulfate de soude, en augmentant la densité du sang, en retarde la coagulation, que l'addition d'eau, au contraire, abaissant la densité au-dessous du chiffre normal, favorise la coagulation. (J. Renaut, *De la* Phlegmatia alba dolens [*Revue mensuelle de médecine et de chirurgie,* 1880].) Un certain nombre d'auteurs (Recklinghausen, Panum, Köhler) ont signalé également les thromboses survenant à la suite de la transfusion, quand le sang a séjourné quelque temps hors du vaisseau ou qu'il provient d'un animal différent, et les expliquent par la pénétration dans le sang du transfusé d'éléments étrangers qui en provoquent la coagulation. Des dyscrasies semblables peuvent-elles se développer spontanément chez l'homme? Cette interprétation, en tout cas, ne s'appliquerait qu'à un petit nombre de faits.

Il est une cause qui paraît plus importante et plus efficace, c'est l'altération de la paroi vasculaire et surtout de l'endothélium des vaisseaux. L'influence de l'altération endothéliale a été démontrée par les recherches expérimentales de Zahn, qui a vu des lésions à peine appréciables de l'endoveine suffire à déterminer une agglutination des globules blancs et à devenir les agents de la thrombose, et confirmée par les études de Cohnheim et de J. Renaut qui, dans tous les cas de thrombose, ont trouvé l'endothélium desquamé et modifié. Voir *Thromboses,* par Vinay, in art. *Veines,* du *Nouveau Dictionnaire de médecine et de chirurgie pratiques.*

C'est en agissant sur les hématoblastes dont elles amènent l'altération, que toutes ces causes : ralentissement de la circulation, modification de la constitution du sang, lésion de la paroi vasculaire, produiraient la coagulation.]

coagulation. Les globules blancs sont des cellules douées d'une grande viscosité et d'une viscosité active, en ce sens qu'elle n'est qu'un mode de leurs mouvements amœboïdes. Dès qu'un corps solide les touche, ils tendent à y adhérer, à se développer à sa surface, à pénétrer dans les orifices qu'il peut présenter, ou, s'il est assez petit, à l'entourer et à l'absorber plus ou moins. Tant qu'ils sont entraînés par le courant sanguin, ils ne peuvent pas satisfaire cette propriété. Emportés avec rapidité du cœur dans les artères, les veines et ramenés au cœur où ils sont mélangés avec les autres globules, ils subissent tant de chocs mécaniques qu'ils se trouvent dans un état de contraction tonique, ramassés en petites masses sphériques sans accomplir aucun mouvement actif. Mais dès qu'à un point quelconque le sang se ralentit ou s'arrête, les globules rouges manifestent leur viscosité active. Ils adhèrent les uns aux autres, absorbent dans leur protoplasma jusqu'à 6, 7 globules rouges (cellules contenant des globules sanguins), et s'attachent solidement aux parois des vaisseaux. Une fois que la thrombose par stagnation a commencé, ils s'amassent à la surface du caillot et y forment une couche adhérente. Si le sang dépose une nouvelle couche de cruor, il se fait aussi un nouveau dépôt de globules blancs, et ainsi s'expliquent les différences qui distinguent les thromboses veineuses spontanées du caillot de la saignée et des thromboses qui succèdent à une ligature.

Les corpuscules élémentaires de Zimmermann, que Bizzozero a récemment décrits sous le nom de *plaquettes,* prennent également part à la formation du caillot[1]. Comme les globules blancs, ils s'amassent autour de tous les points saillants dans l'intérieur du courant sanguin et forment ces

---

1. [Rappelons encore, que les éléments décrits par Bizzozero, sous le nom de plaquettes, ne sont autres que les hématoblastes découverts avant lui par M. Hayem.]

traînées souvent importantes d'éléments granuleux que le microscope décèle dans tous les thrombus veineux, anciens ou récents.

Ces dépôts successifs de globules blancs et de plaquettes sanguines expliquent non seulement la structure stratifiée, mais aussi la coloration claire, rosée, presque blanche, la densité et la consistance relative du caillot[1].

Si la doctrine nouvelle de la production par les leucocytes d'un ferment fibrinogène devait se confirmer, on comprendrait que le dépôt de globules blancs et de plaquettes autour de toute partie saillante dans l'intérieur du vaisseau dût déterminer le dépôt d'une nouvelle couche de cruor et on s'expliquerait une des propriétés les plus importantes des thrombus veineux, je veux dire leur accroissement par une coagulation continue. Il est un fait bien connu, c'est que tout thrombus a une certaine tendance à s'accroître dans la direction du courant sanguin qui le baigne. L'accroissement se fait par l'apposition de nouvelles couches à la surface du caillot déjà formé. Un thrombus de la veine crurale arrive

---

1. [Il faut dans l'étude des thromboses distinguer bien nettement les caillots formés pendant la vie de ceux produits après la mort. Ces derniers ne remplissent pas tout le calibre du vaisseau, ils n'adhèrent pas à la paroi vasculaire et ils sont formés de deux couches : l'une, inférieure, cruorique, rouge-brun ; l'autre, supérieure, blanche, couenneuse.

Les thrombus formés pendant la vie ont des caractères tout autres, ils adhèrent à la paroi du vaisseau et présentent des aspects différents, sur lesquels Zahn a attiré particulièrement l'attention. Le thrombus est *rouge* et contient les éléments du sang en proportions peu différentes de celles qu'on rencontre à l'état normal, quand il se forme en un point où la circulation est complètement arrêtée. Quand, au contraire, la circulation n'est pas arrêtée tout à fait, ce qui est le cas le plus habituel, le thrombus se présente sous forme d'une petite masse blanchâtre, composée de globules blancs et d'hématoblastes avec une quantité très faible de fibrine; c'est le thrombus *blanc*. Lorsque cette dernière forme de thrombus contient un nombre plus ou moins considérable de globules rouges, elle donne lieu au thrombus *mixte*, qui n'est qu'une variété du thrombus blanc (Zahn, *Virchow's Archiv.* Bd. LXII, 1875).

Dans la thrombose survenue pendant la vie, le caillot est formé par une série de couches emboîtées dont les plus superficielles sont les plus récentes. Cette stratification est due à ce que le caillot primitif éprouve dans sa totalité un retrait qui laisse entre la veine et le caillot un espace dans lequel le sang s'infiltre, se coagule, donne lieu à un nouveau retrait et ainsi de suite. (Cornil et Ranvier, *loc. cit*].)

ainsi jusque dans l'iliaque externe et s'étend quelquefois jusqu'à sa réunion à l'iliaque interne ; un thrombus des veines utérines parvient jusque dans le tronc de la veine cave inférieure ; on peut même voir un thrombus de la veine crurale arriver jusqu'au cœur droit. Une obstruction insignifiante au début peut ainsi atteindre tout un territoire veineux. Cet accroissement du thrombus est un fait particulier parmi les manifestations que nous étudions ici. On ne saurait en faire une thrombose par stagnation, car dans son développement il est de plus en plus en conflit avec le courant sanguin dont il tend à obstruer les voies. Ce conflit explique quelques-unes des conséquences les plus importantes et jusqu'à un certain point la forme macroscopique des thrombus veineux.

La forme du thrombus primitif dépend autant de la forme de la veine dans laquelle il se développe, que la forme du caillot d'une saignée, de la forme du vase qui le contient. Admettons qu'il remplisse complètement le calibre de la veine et qu'il s'étende jusqu'à l'abouchement de celle-ci dans une veine de plus gros calibre. Il sera pour le premier vaisseau un thrombus obturant, il le fermera comme un bouchon, et il se présentera à l'orifice de la veine plus grosse par son extrémité supérieure arrondie. S'il s'accroît encore, cette extrémité prendra une forme hémisphérique, puis sphérique et tendra ainsi à obstruer rapidement la lumière du gros vaisseau. Mais la possibilité de cette obstruction dépend déjà de la pression sanguine qui existe dans la veine de gros calibre. Si cette pression est tant soit peu forte, l'extrémité du thrombus en voie d'accroissement sera repoussée contre la paroi et forcée de s'étaler sous forme de languette, dirigée du côté du cœur. On l'appelle alors *thrombus pariétal*. Il est de ces thrombus qui peuvent atteindre une grande longueur et prendre une forme rubanée. J'ai trouvé une fois un thrombus pariétal de 7 millimètres de largeur qui, parti de l'iliaque interne, traversait toute la longueur de la veine cave inférieure et arrivait jusqu'au cœur droit. Cette bande présentait par places une transformation conjonctive des globules blancs qui la composaient presque exclusivement. Mais d'habitude le thrombus primitivement pariétal s'épaissit dans la suite et devient obturant pour les veines de gros calibre. Le courant sanguin est alors complètement arrêté. Il est des cas aussi où l'obstruction est incomplète, où un thrombus, d'ailleurs très épais, a dû laisser au cours du sang une voie étroite qui contourne le caillot en spirale. Après la mort, on trouve d'ordinaire cette spirale remplie de cruor, tandis que le thrombus vrai a une coloration blanche ou rosée. Tout cela prouve, et l'on pouvait s'y attendre *a priori*, qu'en diminuant le calibre des vaisseaux, la thrombose tend à augmenter la pression sanguine et la rapidité du courant sanguin dans la partie restante de la voie veineuse, deux forces que le thrombus est obligé de vaincre pour arriver à s'établir. Malheureusement dans cette lutte, le thrombus tout entier est parfois détaché mécaniquement, enroulé et pelotonné sous forme d'une masse arrondie par le courant *a tergo,* ou bien ce sont de petites parcelles trop proéminentes dans la partie restée libre qui sont entraînées. Ainsi les extrémités des thrombus pariétaux peuvent être détachées et emportées par le courant sanguin des vaisseaux obstrués dans ceux qui sont encore libres. Jusqu'où vont-elles? Cette question nous mène à l'étude des embolies.

Mais auparavant nous avons encore à considérer d'autres éventualités. Les thrombus veineux, avant d'être détachés par le courant sanguin, ont pu subir d'autres modifications qui nous expliquent le détachement de leurs fragments, ainsi que la qualité de ces particules entraînées, c'est-à-dire la qualité des processus métastatiques. On désigne ces modifications secondaires sous le nom de *ramollissement du thrombus,*

Avant les recherches de Virchow on avait déjà parlé vaguement de suppuration du thrombus, car le résultat du processus ressemble à s'y méprendre à du pus de mauvaise nature. C'est une émulsion gris-jaunâtre dans laquelle le microscope décèle, outre un détritus granuleux, de nombreuses cellules analogues à d'anciens globules de pus. Sans vouloir discuter sur les mots, le fait est que le ramollissement du thrombus se fait sans formation de nouveaux éléments figurés et constitue réellement une sorte de macération du caillot. Ce n'est que dans des cas très rares (dans la pyléphlébite, par exemple) que j'ai cru voir dans la lumière de la veine une augmentation du nombre des globules blancs due à l'inflammation de la paroi veineuse. Le plus souvent la tunique interne de la veine n'est pas lisse, mais sèche et adhérente aux couches externes du thrombus, tandis qu'au centre de celui-ci on trouve la bouillie puriforme du ramollissement. Le centre du thrombus est évidemment la partie la plus complètement soustraite aux échanges nutritifs. Il est exceptionnel de voir les thrombus veineux arriver à cette organisation qui est la règle pour les thrombus artériels succédant à une ligature[1]. Il ne s'y développe ni vaisseaux sanguins, ni tissu conjonctif; les éléments nutritifs devant venir du dehors, il est évident que même dans les conditions les plus favorables, comme dans les caillots globuleux du cœur, ces éléments ne pénètrent qu'à une petite profondeur (environ un millimètre); l'apport nutritif diminue donc de la périphérie vers le centre et cette diminution se traduit par une dissolution chimique des albuminoïdes du caillot. Il est

---

1. [Par organisation du thrombus, il faut entendre un processus de néoformation ayant son point de départ dans la paroi vasculaire, et se substituant au thrombus qui disparaît après avoir subi une série d'altérations régressives semblables à celles qu'éprouve le sang lorsqu'il est épanché dans les tissus en dehors des vaisseaux. (Cornil et Ranvier, *loc. cit.*) Le thrombus lui-même n'y prend aucune part, ou du moins n'y participe que très peu (Recklinghausen et Meyer)].

probable, surtout s'il s'agit d'une inflammation pyémique, qu'il intervient là aussi un processus de fermentation putride. Et cependant le ramollissement du thrombus ne s'accompagne jamais d'une production de gaz ni du développement d'une odeur fétide.

A l'œil nu, les choses diffèrent selon que, même pendant le ramollissement, les couches de globules blancs qui, ainsi que nous l'avons vu, constituent l'élément principal du thrombus, conservent plus ou moins leur cohésion. Le caillot se sépare en feuillets, puis en grumeaux, avant sa transformation en une bouillie homogène. Sa coloration dépend de la quantité de globules rouges qu'il contient et des métamorphoses qu'ils ont subies. Les traînées rouges que l'on observait sur le thrombus récent font place, une fois que les globules rouges commencent à laisser transsuder leur matière colorante, à une coloration rouge diffuse, puis rosée et finalement jaunâtre. La surface du thrombus est toujours consistante, elle est blanche et lisse, quand une nouvelle couche de leucocytes vient de s'y déposer, ou bien elle est recouverte d'un caillot rouge récent. Il en est de même du thrombus d'une veine de moyen calibre, qui s'avance jusque dans les gros troncs, par exemple, d'un thrombus de la saphène qui s'étend à la veine crurale. Les extrémités arrondies de ces thrombus sont encore dures à la surface, mais elles n'ont cette consistance que jusqu'à une profondeur d'un millimètre environ. Plus loin on trouve le foyer de ramollissement central. Tout est prêt pour la production des métastases. Une pression maladroite sur la veine qui contient le thrombus ramolli fait éclater cette mince capsule. Le courant sanguin fait le reste et c'est ainsi qu'au même moment l'extrémité du thrombus, la bouillie centrale et des fragments du caillot sont entraînés le long de la veine principale jusqu'au cœur.

Thrombose cardiaque et artérielle.

Après la thrombose veineuse, il faut, dans l'étude des métastases, passer en revue les coagulations qui peuvent se faire dans le cœur et les artères. L'endocardite et l'endartérite produisent des rugosités sur l'appareil valvulaire du cœur, la tunique interne de l'aorte et des petites artères. Au niveau des saillies et des anfractuosités qui se développent, de petites masses de sang stagnent, se coagulent; des globules blancs s'y déposent : c'est le point de départ d'un thrombus. Mais le développement ultérieur y est plus difficile que dans les veines. Le courant sanguin est trop puissant dans le cœur et les artères ; il ne permet pas au thrombus de s'accroître ; d'une part, il empêche le dépôt d'éléments nouveaux, d'autre part, il déchire le thrombus dès qu'il s'élève un peu au-dessus de la surface du vaisseau. L'inflammation aiguë des valvules cardiaques nous en fournit un exemple frappant. Il n'est pas d'affection qui produise *per viam sanguinis* des inflammations métastatiques aussi nombreuses et aussi ténues que l'endocardite aiguë.

Quand le cœur se vide incomplètement du sang qui y arrive, dans les cas de sténose des orifices ou de diminution de la contractilité, il peut s'y produire des thrombus, ce que l'on a appelé des polypes du cœur. Ceux-ci peuvent se détacher en entier. Ainsi un thrombus de l'oreillette droite s'avance peu à peu jusque dans le ventricule droit. La tricuspide ne l'en empêche pas, mais par suite du rapprochement de ses valves à chaque systole, elle détermine la formation d'un sillon autour du thrombus, qui s'épaissit au contraire dans le ventricule. Bientôt c'est une masse du volume d'une noix qui adhère à l'oreillette par un pédicule relativement mince. A chaque systole ultérieure elle tend à se détacher, et finalement s'en détache à l'occasion d'une exagération passagère de l'activité cardiaque.

Les thrombus des ventricules, une fois qu'ils ont atteint environ le volume d'une cerise, se ramollissent au centre et se rompent dès que la zone de ramollissement est arrivée en un point à 1/2 millimètre environ de la surface. Le contenu passe directement dans le sang du cœur et est entraîné avec lui dans le torrent circulatoire.

Embolie.

Nous venons d'étudier par une série d'exemples la production de caillots sanguins dans les organes malades du corps. Nous avons trouvé dans la stagnation du sang la raison du premier dépôt, dans la viscosité des globules blancs et le ferment qu'ils produisent, la raison de l'accroissement du thrombus ; nous sommes arrivés dans notre étude au moment où des parcelles du caillot autochtone sont détachées par le torrent sanguin et entraînées au loin. Où seront-elles portées ainsi ? Cela dépend d'une façon générale du lieu de leur production. Les thrombus du système veineux général et des veines hépatiques traversent le cœur droit et arrivent au poumon ; c'est là que parviennent aussi les thrombus directement formés dans le cœur droit. Les thrombus de la veine porte restent enclavés dans le foie. Ceux des veines pulmonaires, du cœur gauche, de l'aorte et des grosses artères vont s'arrêter en un point quelconque des rameaux du système artériel général. Le poumon, qui reçoit les thrombus de tous les organes du corps à l'exception de ceux du tube intestinal, est donc le siège d'élection des manifestations métastatiques ; puis vient le foie. Les autres organes, ainsi que le foie qui reçoit aussi du sang artériel, se partagent les métastases provenant du poumon et du cœur gauche. Nous verrons bientôt que ce partage se fait d'une façon très inégale : le cerveau, la rate et les reins en prennent la plus grande part ; dans les autres organes, les métastases sont presque exceptionnelles[1].

La migration du thrombus.

Avant de nous occuper de l'enclavement des particules du thrombus et de ses conséquences, nous devons étudier la façon dont elles progressent dans le torrent circulatoire. Quand on jette un morceau de bois assez volumineux et de forme irrégulière dans une rivière rapide, cet objet est d'abord retourné par le courant jusqu'à ce qu'il prenne enfin une direction déterminée, en même temps il est dirigé vers le milieu de la rivière où il est emporté ensuite en ligne droite. Si la rivière se divise, il suivra le bras le plus large, à moins que le plus étroit ne soit la prolongation directe de la voie qu'il a suivie jusque-là, tandis que le premier s'en écarte. Ce fait, qui s'explique facilement d'après les principes de l'hydrodynamique, se retrouve dans la migration des caillots volumineux à travers les gros troncs vasculaires. Un thrombus qui, du cœur gauche, passe dans le tronc de l'aorte, suivra de préférence la ligne droite, c'est-à-dire ira à travers la carotide primitive droite, la carotide interne, dans l'artère sylvienne où la diminution brusque du calibre vasculaire favorise son enclavement. S'il est trop volumineux pour pénétrer dans le tronc brachiocéphalique, il suivra la crosse de l'aorte, passera par l'aorte descendante, l'iliaque externe, la fémorale et arrivera dans la poplitée où il s'arrêtera au niveau de la bifurcation de cette artère en branches plus étroites, les tibiales.

Des débris de caillots qui arrivent dans le tronc de l'artère pulmonaire, choisissent de préférence les branches descendantes. Dans ce cas, ils peuvent bien obéir jusqu'à un certain

---

1. [Voir Feltz, *Traité expérimental et clinique des embolies capillaires.* Paris, 1870.]

point à la pesanteur, et cependant ce sont presque toujours les rameaux les plus longs, directement dirigés vers la périphérie que suivent les caillots migrateurs. Aussi les foyers métastatiques du poumon siègent-ils d'ordinaire à la surface et dans les lobes inférieurs et les exceptions à cette règle sont-elles très rares.

Le morcellement de l'embolus.

De gros fragments de thrombus peuvent être divisés pendant leur migration. Les thrombus anciens, à demi macérés, sont des éléments très fragiles et très aptes à se rompre. Lorsqu'un de leurs débris arrive au point de division d'une grosse artère, mais est trop volumineux pour pénétrer dans l'une ou l'autre branche, il s'arrête sur l'éperon de bifurcation, comme on voit un morceau de glace s'arrêter et se balancer sur l'éperon du brise-glace. Sous l'influence du courant le thrombus se brise et ses fragments pénètrent à droite et à gauche dans les vaisseaux béants. Quelquefois aussi le courant détache de petites parcelles du thrombus et les entraîne dans l'une des deux branches jusqu'à ce que le reste soit assez petit pour pénétrer tout entier dans l'autre. Les mêmes phénomènes se reproduisent plus loin, et par ce mécanisme il arrive, plus souvent peut-être qu'on ne pense, que des thrombus volumineux soient divisés en une multitude de petits fragments. Ainsi s'explique ce fait que souvent de nombreux foyers métastatiques se rencontrent dans le même lobe pulmonaire, dans la même pyramide rénale, dans le même lobe du foie, dans le même hémisphère cérébral.

Les fragments plus petits sont plus régulièrement et plus également répartis dans les divers rameaux du tronc principal.

L'enclavement. Prédisposition de certains organes.

Nous arrivons maintenant au point essentiel de notre étude. Toute lésion métastatique d'un organe, produite par voie sanguine, est due à l'obstruction complète d'un vaisseau afférent. Ce phénomène lui-même est appelé embolie ; le bouchon, embolus. Le volume de l'embolus détermine le point jusqu'où il peut arriver dans un vaisseau donné. Ce fait est surtout remarquable pour certains organes, comme les reins, dans lesquels les ramifications artérielles passent brusquement d'un calibre assez large à un calibre très étroit. Les embolies du tronc de l'artère rénale, d'une part, celles des anses artérielles situées aux confins des substances corticales et médullaires, ainsi que celles des artérioles ascendantes et des *vasa afferentia*, d'autre part, donnent lieu à des manifestations semblables quant à leur nature, mais éminemment différentes quant aux phénomènes qu'elles engendrent.

Une fois que le caillot migrateur est devenu si petit que son diamètre se rapproche de celui des capillaires, la question se pose de savoir si ce caillot peut traverser un organe sans s'y arrêter et être retenu dans un autre organe[1]. En fait, les capillaires des divers organes ont des calibres si différents et quelquefois le passage des artères aux capillaires et de ceux-ci aux veines est si compliqué que l'on peut s'expliquer en partie ce que l'on appelle la prédisposition de certains organes pour les affections métastatiques. On pourrait dire que cette prédisposition est en raison inverse du calibre des capillaires, si précisément pour les embolies capillaires les suites de l'obstruction vasculaire n'étaient pas plus incertaines, la compensation des troubles plus rapide, et la lésion métastatique plus fugace que dans le cas d'obstruction même des plus petites artérioles. Toutefois, il est impossible de ne pas rapprocher l'étroitesse des capillaires cérébraux et rétiniens de la fréquence des foyers emboliques dans le cerveau et la rétine.

---

1. [Voir encore les expériences de M. Feltz, in *Traité expérimental et clinique des embolies capillaires.*]

La lésion métastatique.

Les recherches classiques de Virchow sur la thrombose et l'embolie ont inauguré une série d'expériences sur les animaux qui nous ont appris ce qui se passe après qu'un vaisseau afférent a été définitivement obstrué par un embolus. Nous savons qu'une embolie complète n'a d'effet appréciable que quand le vaisseau obstrué est une artère terminale, c'est-à-dire quand, au delà du point obstrué, il n'existe aucune anastomose, ou du moins, aucune anastomose suffisante pour donner lieu à une circulation collatérale, ou bien encore quand l'embolus, de par sa composition, a des propriétés chimiques ou mécaniques capables d'exercer une irritation et une inflammation considérables. Dans bien des cas, les deux conditions sont remplies, comme dans les inflammations pulmonaires métastatiques de la pyémie.

Voyons d'abord les conséquences mécaniques que peut avoir l'obstruction d'une artère terminale. Les expériences de Cohnheim sur la langue de la grenouille nous ont fourni à ce sujet des données importantes sur des questions que l'on soupçonnait seulement autrefois, et son mérite n'est pas moindre pour n'avoir fait que confirmer les hypothèses anciennes. Le premier effet de l'oblitération d'un vaisseau afférent est évidemment une certaine anémie du territoire intéressé (ischémie). Ce qui se passe au moment de la mort, quand les artères, une fois la pression sanguine arrêtée, satisfont une dernière fois à leur contractilité et chassent le sang qu'elles contiennent dans les veines relâchées et béantes, nous le voyons survenir ici. L'artère oblitérée se contracte jusqu'à effacer complètement sa lumière. Mais, pendant la vie, une artère isolée ne peut pas persister dans cet état. La contraction cède et n'oppose plus aucun obstacle à une nouvelle dilatation du vaisseau par le sang. Et de fait, l'artère se remplit de nouveau, elle se gorge même de sang, mais non plus *a tergo,* car de ce côté les voies sont fermées, ni par l'intermédiaire de vaisseaux collatéraux qui n'existent pas, mais uniquement *a fronte* par les capillaires et les veines. Ce renversement de la circulation a, du reste, sa raison d'être d'après les simples lois de la mécanique. Quand bien même la pression sanguine n'est pas très considérable dans les capillaires voisins, elle l'est plus cependant que dans les capillaires du territoire ischémié. Ces derniers devront donc recevoir du sang des premiers et cela jusqu'à ce que la résistance des parois capillaires dilatées et celle du parenchyme qui les entoure fasse équilibre à l'excès de pression des capillaires voisins. A ce moment, les capillaires dilatés se déchirent d'ordinaire[1], mais alors déjà la résistance du parenchyme ambiant s'est accrue par suite d'une infiltration de sérum sanguin ; aussi le parenchyme ne se remplit-il pas d'ordinaire de sang pur pour produire l'infarctus hémorrhagique, et ne présente-il qu'une simple transsudation sanguinolente, un infarctus incomplet.

Il importe peu, du reste, comment dans chaque cas particulier se fait la réplétion sanguine et l'hémorrhagie ; une chose reste constante. Le sang ne circule pas dans les vaisseaux gorgés ; il stagne ; c'est pour le foyer métastatique le repos de la mort. Bientôt se manifestent les signes indubitables de la mort locale : la gangrène et la putréfaction qui peuvent se traduire par une odeur fétide.

Ce sont là les lésions mécaniques directes produites par l'embolie d'une artère terminale. Ce qui suit n'est que la réaction des tissus ambiants encore sains et pourvus de

---

1. [Il se fait peut-être plus souvent une hémorrhagie par diapédèse, qu'une hémorrhagie par rupture. Les capillaires dilatés laissent passer plus facilement les globules rouges, soit par suite d'un trouble de nutrition de la paroi vasculaire dépendant du ralentissement de la circulation, soit par suite d'un désordre dans l'innervation vaso-motrice.]

circulation sur le tissu mort qu'ils entourent. Celui-ci envoie tout autour de lui des produits de décomposition dont la nature fortement irritante engendre une inflammation suppurative aiguë. Ainsi se produit l'inflammation métastatique, l'abcès métastatique.

Nous devons laisser à l'anatomie pathologique la description des formes particulières de cette inflammation. Rappelons seulement que l'infarctus hémorrhagique avec ses conséquences n'est pas l'effet unique et constant d'une oblitération artérielle. L'obstruction de l'artère principale soit du poumon, soit du rein, entraîne dans le premier cas la mort par asphyxie ; dans le second, sans hypérémie vasculaire, une nécrose directe de tout le rein qui ne se traduit pas par des manifestations putrides, mais transforme cet organe en une masse jaunâtre, molle, exsangue, soumise à une macération lente et susceptible de résorption.

Mais que l'embolus soit constitué par des éléments en voie de décomposition putride, que par ses propriétés chimiques il provoque une inflammation suppurée des tissus voisins, dans ce cas il importera peu que le vaisseau oblitéré soit ou non une artère terminale ; le résultat final sera le même : un abcès métastatique[1].

FIÈVRE.

Nous appelons *fièvre* toute élévation considérable et persistante de la température du corps qui ne s'explique pas par un échauffement extérieur. La fièvre est essentiellement liée à

---

1. [Depuis une vingtaine d'années, un certain nombre de pathologistes, Zencker, Lücke, Recklinghausen, Cohnheim en Allemagne, en France, M. Déjerine surtout (*Mém. Soc. biologie,* 1879), ont décrit dans le poumon, l'encéphale, les reins, des embolies graisseuses, survenant à la suite de maladies chirurgicales des os, d'inflammations de parties riches en graisse, et entrainant quelquefois la mort subite, par asphyxie ou anémie cérébrale.]

une production anormale de chaleur sans augmentation correspondante de la déperdition de calorique ; bien qu'il soit non seulement probable *a priori,* mais mathématiquement démontré que la déperdition de chaleur augmente aussi chez le fébricitant.

L'élévation de la température est le symptôme cardinal de la fièvre. Autour de la *chaleur fébrile* se groupent les autres symptômes : tels que l'accélération du pouls et de la respiration, les troubles de la régulation thermique, des systèmes nerveux et musculaire, de la digestion, de la sécrétion urinaire, etc. Une partie de ces symptômes peuvent être produits par une augmentation artificielle de la température du corps (sur des animaux placés dans des étuves). Quelques auteurs voudraient en déduire cette conséquence que la chaleur fébrile est aussi la cause des autres symptômes de la fièvre. Cette explication cependant ne convient que pour quelques symptômes et jusqu'à un certain point seulement ; de sorte que, même pour les symptômes secondaires, nous faisons bien d'admettre l'influence concomitante de la cause générale de la fièvre.

CAUSE DE LA FIÈVRE.

La cause principale de la fièvre réside pour la plupart des auteurs dans l'arrivée dans le sang de certains éléments qui y exagèrent les processus de combustion organique et sont appelés pour cela éléments pyrogènes. Ces éléments sont en partie formés dans les foyers inflammatoires et absorbés par les lymphatiques, en partie pris directement du dehors, comme les virus des affections infectieuses qui pénètrent dans l'économie avec l'air de la respiration. Les éléments pyrogènes agissent comme des ferments sur les albuminoïdes de l'organisme. Ils en modifient la structure moléculaire et les rendent plus accessibles à l'action de l'oxygène. Les effets de cette action se manifestent par une élimination plus abondante des produits d'oxydation. L'élimination d'urée peut atteindre jusqu'à deux fois celle de l'acide carbonique, jusqu'à deux fois et demie l'élimination normale.

Suivant une autre théorie, la théorie nerveuse de la fièvre, l'augmentation fébrile des processus d'oxydation pourrait être encore produite autrement que par les phénomènes fermentatifs et zymotiques dont nous venons de parler. D'après cette théorie, le système nerveux central réagirait contre les éléments pyrogènes contenus dans le sang, en exagérant les processus d'oxydation dans le système musculaire et en augmentant ainsi la température du corps. La chaleur fébrile ne serait donc pas produite directement, mais indirectement par l'intermédiaire du système nerveux. Peut-elle encore reconnaître d'autres causes que l'augmentation des processus d'oxydation ? C'est ce que nous étudierons à l'occasion des troubles de la régulation thermique ; nous analyserons alors et réfuterons la théorie de Traube sur la production de la fièvre.

CHALEUR FÉBRILE.

Pour apprécier à sa valeur l'étude thermométrique de la température, il faut établir tout d'abord que le corps des animaux à sang chaud est, jusqu'à un certain point, comparable à tout autre corps solide, plus chaud que ce qui l'entoure. Par sa surface, il cède constamment une partie de sa chaleur et est ainsi moins chaud à la périphérie qu'au centre. Nous ne devons donc pas nous étonner si la température prise dans le creux de l'aisselle est toujours de $0°8$ à $1°1$ C. plus basse que dans le rectum ou le vagin. La circulation du sang est sans doute un moyen d'équilibration des variations de la température intérieure, comme on n'en saurait imaginer de plus ingénieux, et cependant le refroidissement par la surface se fait sentir à une telle profondeur qu'il faut introduire le thermomètre assez loin dans le rectum pour obtenir une température centrale uniforme. La température de la cavité buccale, par exemple, est une moyenne entre celles du rectum et du creux axillaire.

La température moyenne du corps est environ :

	Dans le creux axillaire.	Dans le rectum.
Chez l'adulte. . . .	36°2 — 37°5	36°8 — 38°
Chez l'enfant. . . .	36°4 — 37°7	37° — 38°2

Les oscillations indiquées ici tiennent en partie à des différences individuelles difficiles à expliquer, en partie au moment de la journée où la température a été prise. L'oscillation quotidienne chez un même sujet est en moyenne de 1° C. Le minimum est atteint pendant la nuit entre 1 et 2 heures. Vers le matin, surtout après le réveil, la température se relève et, sous l'influence des mouvements et de l'alimentation, augmente jusque vers midi; peu avant midi, se produit une petite rémission, puis la température remonte jusqu'à un maximum qu'elle atteint vers 5 heures. La chute de la température semble se faire surtout sous l'influence du repos musculaire; aussi, après le coucher, la température tombe-t-elle rapidement pour atteindre son minimum après minuit.

Dans ce qui précède, les oscillations quotidiennes de la température sont considérées comme liées exclusivement à l'activité musculaire et à l'alimentation. Il y a cependant là une petite réserve à faire. L'activité musculaire et l'alimentation sont certainement les facteurs qui, dans le cours des siècles, ont donné et continuent encore à donner à l'organisme l'habitude de ces oscillations diurnes. Mais finalement ces oscillations sont devenues des manifestations indépendantes, se produisant même en dehors de tout travail musculaire, de toute alimentation, ainsi que nous allons le voir[1].

Si la fièvre éclate, une élévation de 1° C. est bien vite atteinte ; entre les trois degrés suivants sont compris les maxima de la plupart des états fébriles. Une température de plus de 41°5 (dans le creux axillaire) ne s'observe que d'une façon toute passagère et indique d'ordinaire une affection grave. Mais même avec 42°5, la guérison peut encore survenir.

En général, la température du fébricitant est encore moins uniforme que celle de l'homme sain. Elle est soumise à une série de variations caractéristiques, qui ont leur importance pour le diagnostic et le pronostic de chaque cas particulier.

Chez le fébricitant aussi, les variations diurnes jouent un rôle important. L'ascension quotidienne de la température (*exacerbation*) commence chez lui un peu plus tard que chez l'homme sain, dans les heures avancées de la matinée (vers 9 heures) pour atteindre dans l'après-midi son maximum (*fastigium*). Pendant plusieurs heures, la température se maintient à ce niveau jusqu'à ce que, vers 8 heures, commence la descente (*rémission*) qui n'atteint le minimum que longtemps après minuit, quelquefois seulement vers le matin.

Dans les fièvres légères, comme celles qui accompagnent les catarrhes simples, l'oscillation quotidienne atteint $1 - 1\,^1/_2$ degré, avec un minimum de 38° et un maximum de 39°5. Les fièvres graves, outre un fastigium plus élevé, peuvent avoir des rémissions légères ou fortes. Une fièvre avec oscillations légères, dans laquelle la température oscille autour de 39° (*fièvres continues*), s'observe dans la fièvre typhoïde

---

1. [Ces variations diurnes ont été étudiées sur l'homme, d'abord par **Davy**, puis par divers cliniciens, **Bœrensprung**, **Frœlich**, **Lichtenfels** ; ces derniers observateurs ont reconnu que ces oscillations sont indépendantes du sommeil et de l'alimentation. Voir **Paul Bert**, art. *Chaleur*, in *Nouveau Dictionnaire de médecine et de chirurgie pratiques*, t. **VI**.]

et d'autres affections infectieuses graves. Les fièvres avec oscillations fortes atteignant jusque 3°, sont désignées sous le nom de *fièvres rémittentes* et sont caractéristiques de certaines affections graves bien définies. Enfin dans la *malaria*, on trouve des paroxysmes fébriles qui durent une demi-journée et alternent avec des périodes apyrétiques (apyrexies) de un demi-jour (*fièvre quotidienne*), de 1 jour et demi (*fièvres tierces*), de 2 jours et demi (*fièvre quarte*). Ces fièvres sont appelées *fièvres intermittentes*.

Il faut ajouter que chaque fièvre, en tant qu'affection, présente des différences d'intensité variant suivant l'époque de la maladie et se traduisant, dans les cas favorables, par une période d'ascension, une période d'acmé et une période de déclin. La rapidité avec laquelle se font l'ascension et la défervescence varie suivant la maladie et peut souvent être utilisée comme moyen de diagnostic.

Si la défervescence est rapide et complète, nous l'appelons *crise*. La crise indique que, pour cette fois, l'organisme a eu raison de la *materia peccans*, — nous pouvons bien, par respect pour nos devanciers, désigner ainsi la substance pyrogène, — qu'il a éliminée ou comburée, ou qu'il s'est garanti contre ses atteintes. La crise est donc une fonction de l'organisme et non de la cause morbide. Aussi se montre-t-elle volontiers au bout de certaines périodes (septenaires et demi-septenaires) qui se retrouvent souvent dans la vie organique. Les 4ᵉ, 7ᵉ, 11ᵉ, 14ᵉ, 17ᵉ, 20ᵉ jours ont de tout temps été considérés comme des jours critiques, et cette opinion se confirme dans bien des cas.

En regard de ce passage critique à la guérison, se place la défervescence lente que nous désignons sous le nom de *lysis*.

Enfin il existe encore des fluctuations nombreuses, mais secondaires de la chaleur fébrile ; une ascension en escalier, une descente en terrasse, que nous pouvons observer presque

toujours quand nous prenons la peine de consulter toutes les
cinq minutes un thermomètre laissé en permanence sous
l'aisselle et que nous traçons la courbe ainsi obtenue. Ces
oscillations secondaires s'expliquent par des irrégularités périodiques dans l'action de l'appareil régulateur thermique.

TROUBLES DE LA RÉGULATION THERMIQUE.

Toute augmentation anormale de la chaleur de notre corps
doit nécessairement influer tout d'abord sur l'appareil qui est
destiné à régler les pertes de calorique, par là à corriger
toutes les fluctuations de la chaleur normale et à la maintenir à une température moyenne de 37°5 C. Un grand nombre de symptômes fébriles doivent être envisagés dans ce
sens, c'est-à-dire comme une réaction de l'appareil régulateur thermique vis-à-vis de l'augmentation de température
de notre corps. Et d'abord le frisson qui marque le début
de tout état fébrile sérieux, et se reproduit à chaque exacerbation ultérieure. C'est une violente sensation subjective
de froid accompagnée des manifestations habituelles : grelot-
tement et pâleur de la face, tremblement et tressaillement de
tout le corps, vacillement des membres et claquement des
dents. Il se fait une contraction de tous les filets musculaires
de la peau et la rétraction des *arrectores pilorum* amène la
saillie des follicules pileux et constitue ce que l'on appelle
la *chair de poule*. Bien plus importante est la contraction des
éléments musculaires des vaisseaux ; elle fait que, dans la
même unité de temps, il passe moins de sang à travers la
peau et modère ainsi la déperdition de la chaleur intérieure.
Nous touchons ainsi à l'un des paradoxes les plus remarquables dans l'action de l'appareil régulateur thermique. Alors
que l'on devrait s'attendre à voir l'augmentation de température déterminer l'ouverture des ventilateurs, la dilatation

des vaisseaux cutanés, la production de sueurs, etc., on voit tout d'abord le contraire se produire et l'appareil régulateur agir d'une façon tout opposée au but à atteindre. Il est certain, en effet, que tout frisson contribue à augmenter la température du corps et l'on comprend comment un pathologiste aussi éminent que Traube, ait essayé d'expliquer par cette seule influence l'augmentation de chaleur pendant la fièvre.

Liebermeister a cherché une autre explication de ce phénomène paradoxal; pour lui, l'appareil régulateur thermique, ce mécanisme qui commande la production et la déperdition de chaleur, serait dans la fièvre réglé pour un degré supérieur. De même qu'à l'état normal, il est réglé pour 37°5, de même chez le fébricitant, il est réglé pour 39° — 40°, et il se sert pour cela des mêmes moyens que chez l'homme sain, c'est-à-dire qu'il augmente la production et diminue la déperdition de chaleur par la contraction des vaisseaux cutanés.

Cette conception de la régulation thermique comme un appareil qui *peut se régler* pour un degré donné, a quelque chose de si fascinant que j'émets, presque à regret, une opinion différente. Tout en restant aussi sur le terrain physiologique, je ne pense pas que nous puissions accepter cette explication, quelque rationnelle qu'elle paraisse. Quand, par suite d'une augmentation de la chaleur extérieure, la température de notre sang menace de s'élever, nous cherchons à la ramener de nouveau au degré normal, en ouvrant nos vêtements, en nous rafraîchissant d'une façon quelconque. Mais sommes-nous poussés à agir ainsi parce que nous percevons vraiment l'élévation de notre chaleur intérieure? N'est-ce pas plutôt la sensation d'une déperdition insuffisante de calorique, la sensation que nous ne pouvons pas nous débarrasser de ce surcroît de chaleur, l'excès de chaleur cutanée qui nous y invite? Au contraire, quand l'abaissement de la température extérieure nous pousse à fermer nos vêtements, à

revêtir des gants de fourrure, etc., nous sentons le besoin
d'en agir ainsi pour nous opposer à la déperdition trop grande
de calorique. Chaque fois donc que nous coopérons à là régulation thermique par des sensations et des actes conscients,
c'est la perception d'une déperdition trop forte ou trop faible
de chaleur par la peau qui nous pousse à agir dans un sens
ou dans l'autre.

Même les actes propres, c'est-à-dire soustraits à notre
volonté, de l'appareil régulateur dépendent de la rapidité
avec laquelle se refroidit la surface de notre corps ; ce qui
le prouve le mieux, c'est l'influence immédiate des bains
chauds ou froids, locaux ou généraux. Cette disposition présente plus d'un inconvénient. Quand un doigt ou un orteil
se gangrène sous l'influence du froid, il eût été préférable
sans doute que les vaisseaux de cette partie, au lieu de rester dans un état de contraction permanente, se fussent dilatés et eussent reçu du sang chaud. Mais l'appareil régulateur est ainsi disposé qu'à une déperdition trop forte de
chaleur, il répond par une contraction, à une déperdition
trop faible par une dilatation des vaisseaux cutanés.

Il est évident que toute élévation fébrile de la température
du corps augmente la déperdition de chaleur vers l'extérieur ; l'air ambiant paraît froid au fébricitant. Il recherche
le lit le plus chaud pour mettre fin à cette déperdition exagérée de calorique. Et de même que le malade, ainsi juge
l'appareil régulateur thermique ; il commande aux vaisseaux cutanés de se contracter, aux *arrectores pilorum* de
produire la chair de poule, aux muscles de la mâchoire de
faire claquer les dents, au malade enfin de frissonner.

Le frisson de la fièvre n'est, pour moi, que la conséquence
de la déperdition exagérée de chaleur par la peau, déperdition qui est liée directement à l'augmentation de la température du sang dans l'état fébrile. Il semble que l'appareil

régulateur thermique hésite à répondre à l'augmentation de chaleur par l'ouverture des ventilateurs, ou à la déperdition exagérée de calorique par la fermeture de ces mêmes ventilateurs, et cette hésitation persiste souvent longtemps après le début de la fièvre. Le fait qu'un fébricitant, dont la peau est rouge et brûlante, grelotte et frissonne dès que le plus léger courant d'air l'atteint, nous rappelle ces hésitations d'un appareil, d'ailleurs si remarquablement disposé, même dans ce qu'on appelle la période de chaleur où cependant la régulation est parfaite.

Quant à l'influence du frisson sur la température, il est certain qu'il épargne de la chaleur et qu'il augmente par conséquent la température existante. Mais comme la déperdition de chaleur chez le fébricitant est malgré cela plus grande que chez l'homme sain, cette épargne de chaleur pendant le frisson n'est de loin pas suffisante pour expliquer la température fébrile et ne peut être considérée que comme un facteur secondaire. Ainsi que nous l'avons déjà dit plus haut, l'ascension et la descente « en escalier » que nous observons dans la courbe fébrile de chaque jour, s'expliquent surtout par les variations de la régulation thermique.

Du reste, il faut réfléchir aussi que le frisson n'est qu'une manifestation passagère et qu'on observe, alternant avec lui, un état tout opposé de l'appareil régulateur, état dans lequel, par suite d'une dilatation des vaisseaux cutanés, la déperdition anormale de chaleur est encore augmentée. A l'excitation succède une paralysie des muscles vasculaires qui dure parfois longtemps. Celle-ci s'accompagne souvent pour le malade d'une sensation de chaleur qui finit par devenir vraiment insupportable, car les terminaisons nerveuses de la peau subissent une augmentation de température qu'elles n'éprouveraient dans les conditions habituelles que si la température extérieure dépassait de beaucoup la température du sang.

Ces fluctuations de la régulation thermique persistent pendant tout l'augment et l'acmé de l'état fébrile. Mais une fois que la crise approche, l'hypérémie cutanée, aidée quelquefois de sueurs profuses, finit par prendre le dessus ; sous cette double influence d'un rayonnement plus considérable et de l'évaporation aqueuse, la défervescence se produit et la température descend jusqu'à la normale, parfois même au-dessous [1].

1. [Il n'est pas de processus morbide qui, plus que la fièvre, ait subi les fluctuations des idées médicales. La vieille pathologie humorale, le vitalisme et l'iatrochimie s'étaient jusqu'à la fin du siècle dernier disputé avec des fortunes diverses l'honneur d'expliquer la fièvre, quand la découverte de Lavoisier vint permettre de déterminer d'une façon plus rationnelle les conditions de la chaleur normale et de cette *calor præter naturam* qui constitue le phénomène primordial, constant et caractéristique de l'état fébrile.

A l'état normal, les diverses sources de production de chaleur, les oxydations qui se font surtout dans les muscles et les glandes, entraîneraient nécessairement une élévation incessante de la température du corps, si celle-ci n'était compensée par des pertes de chaque instant (rayonnement, évaporation pulmonaire, transpiration cutanée, etc.). Cet équilibre entre la production et les pertes de calorique est lui-même sous la dépendance du système nerveux, soit qu'on admette avec Cl. Bernard des nerfs thermiques spéciaux chargés de régler les combustions et les déperditions, soit qu'avec Vulpian on attribue ce rôle aux vaso-moteurs, soit qu'on accorde à certaines parties du système nerveux central une influence modératrice thermique (Tscheschichin, Heidenhain, Ludwig, Schiff, Vulpian, Erb, Charcot, Eulenbourg et Landois, Ch. Richet, etc.).

L'augmentation de la température pendant la fièvre peut donc tenir, ou bien à une exagération des combustions, ou bien à une diminution dans la déperdition de calorique, ou encore à une modification primitive du système nerveux régulateur.

Chacune de ces opinions a trouvé d'éminents défenseurs. Les uns, en étudiant les modifications survenues dans l'urine, l'air expiré et le sang chez les fébricitants, ont voulu expliquer l'excès de la température fébrile par une augmentation des combustions intraorganiques. Suivant une autre théorie dont Traube s'est fait le principal défenseur, ce serait une diminution des pertes qui donnerait lieu à la chaleur fébrile. Ni l'une ni l'autre de ces théories ne sauraient être admises dans les termes absolus où elles ont été formulées, et un grand nombre d'auteurs en sont venus à admettre l'action combinée de ces deux ordres de causes, excès de production et insuffisance relative des pertes. D'autres enfin, remontant plus haut et cherchant à saisir le mécanisme de la fièvre dans le lien même qui unit la production et la déperdition de la chaleur, ont mis au premier plan un trouble du système nerveux régulateur de la température (Cl. Bernard, Heidenhain, Liebermeister, Finckler, etc.)

Resterait à déterminer encore le rapport intime qui unit la cause pyrétogène à son effet, la fièvre. Agit-elle directement sur la substance organisée vivante dont elle modifie la nutrition, ou indirectement par l'intermédiaire du système sanguin, ou bien son action se porte-elle d'une façon immédiate et primitive sur le système nerveux régulateur? Autant de lacunes et d'incertitudes. Voir, pour ces diverses théories de la fièvre, Hirtz, art. *Fièvre*, in *Nouveau Dictionnaire de médecine et de chirurgie pratiques*, t. XIV, Lereboullet, art. *Fièvre*, in *Dictionnaire encyclop. des sciences médicales* ; Du Castel, *Physiologie pathologique de la fièvre*, Th. agrég., 1878 ; Bernheim, *Leçons de clinique médicale*, 1877. Cl. Bernard, *Leçons sur la chaleur anima'e*, 1876. Vulpian, *Leçons sur l'appareil vaso-moteur*, 1874.]

TROUBLES FÉBRILES DE L'APPAREIL CIRCULATOIRE.

Avant que le thermomètre eût pris la place qu'il mérite au lit du malade, l'accélération et les modifications qualitatives du pouls étaient le meilleur moyen de diagnostiquer l'état fébrile; aujourd'hui encore l'accélération des battements cardiaques est considérée comme un symptôme à peu près constant de la fièvre. Pour chaque élévation thermique de 1° C., on observe une augmentation d'environ 8 pulsations par minute. Aussi n'est-il pas rare de rencontrer une augmentation de 20 pulsations par minute. On peut trouver 120 pulsations chez l'adulte, 140 et même 160 chez l'enfant.

Mais en tâtant le pouls, le médecin doit étudier, non seulement la fréquence, mais encore les *qualités* des contractions cardiaques.

Dans cet ordre d'idées, on peut s'attendre à ce que, toutes choses égales d'ailleurs, l'accélération des battements du cœur ait comme conséquence l'augmentation de tension artérielle. A cela répond le *pouls dur*. Dans ce cas, le vaisseau est gonflé, tendu et le doigt qui y est appliqué reçoit à chaque pulsation un choc bref, énergique. Le pouls dur s'observe surtout au début de l'état fébrile. Mais quand cet état a persisté quelque temps, la dureté de l'artère diminue, le pouls est encore plein, mais la pulsation donne une sensation molle, élastique (*pouls ample*). La différence entre le pouls dur et le pouls plein n'est pas liée à une différence dans les contractions cardiaques, mais tient à un état différent de la musculature artérielle. Tant que le pouls est dur, la musculature artérielle est excitée, sa tonicité est augmentée; avec le pouls mou et plein, l'excitation a cessé et a fait place à un certain degré de relâchement. Mais avec ce relâchement, cette diminution de la tonicité, la tension artérielle est devenue un peu plus faible, si bien que le gonflement systolique paraît très prononcé, en même temps que l'artère semble très pleine.

Le dicrotisme est surtout très marqué dans les cas de pouls ample, car la paroi artérielle relâchée fait mieux qu'à l'état normal ressortir cette ondée secondaire dont l'explication est encore si controversée [1].

Une condition indispensable du pouls dur et du pouls plein, c'est l'intégrité de l'action cardiaque. Réplétion parfaite du ventricule pendant la diastole, évacuation complète et énergique pendant la systole. Cette condition manque souvent dans des fièvres graves ou de longue durée.

De même qu'un cheval se fatigue, s'affaiblit et maigrit, quand, avec une alimentation médiocre, il doit fournir un travail excessif, ainsi le cœur dans une fièvre de longue durée. La digestion est altérée et avec elle l'arrivée au sang de

---

1. [On n'admet plus aujourd'hui pour expliquer le dicrotisme une réflexion de l'onde sanguine à la périphérie, soit aux capillaires, soit aux éperons de bifurcation des vaisseaux, soit aux globules entassés dans les capillaires (Onimus et Viry); ni une deuxième réflexion sur les valvules semi-lunaires d'une onde réfléchie d'abord à la périphérie (Rive). Suivant Landois, le dicrotisme serait dû à la pression exercée après la systole, par les parois élastiques des artères, sur la masse de sang qu'elles contiennent ; une partie de ce sang refluerait vers les valvules sigmoïdes, d'où partirait une onde secondaire positive ; mais le dicrotisme s'observe quand les sigmoïdes sont détruites.

Les expériences de M. Marey (*Travaux du laboratoire de M. Marey*, 1876) lui ont démontré que lorsqu'un liquide est projeté dans un tube à parois élastiques, il se produit à la suite de l'onde primitive une série d'ondes secondaires qui marchent à la suite les unes des autres ; le dicrotisme, suivant l'éminent physiologiste, est donc lié à une onde sanguine secondaire qui se porte vers la périphérie.

Dans le même ordre d'idées, Mœns a vu que toutes les fois qu'il se fait dans un tube élastique ouvert, un afflux intermittent de liquide, il se forme ce qu'on appelle des ondes secondaires de fermeture. Au moment où se fait l'occlusion des valvules aortiques, le liquide, sous l'influence de la vitesse acquise et de l'élasticité de l'aorte, continue à se mouvoir dans la direction de la périphérie, le canal aortique se rétrécit, mais il tend à reprendre bientôt sa forme naturelle et, en se dilatant, aspire une certaine quantité de liquide qui reflue et se dilate, d'où production d'une onde secondaire partant de l'origine de l'aorte.

Quelle que soit l'explication que l'on admette, le dicrotisme est d'autant plus marqué, que l'élévation primaire est plus brève et plus forte, et que la tension artérielle est plus faible (Beaunis, *Nouveaux Éléments de physiologie humaine*, Paris 1881).]

nouveaux matériaux nutritifs, tandis que les matériaux anciens sont soumis à une oxydation plus forte. Ainsi, le sang diminue de qualité, l'aliment du cœur devient moins nourrissant qu'à l'ordinaire. Si nous ajoutons à cela l'augmentation excessive du travail du cœur, nous comprendrons que l'organe doive peu à peu perdre de son excitabilité, se fatiguer et n'arriver plus à produire que des contractions incomplètes. Qu'en outre, l'élévation de température nuise elle-même à l'activité du cœur, cela est au moins probable, et il est bien possible que la cause fébrile agisse comme un poison cardiaque paralysant.

Toute diminution quantitative du travail du cœur a pour conséquence immédiate la diminution de la pression et de la vitesse avec laquelle le sang parcourt l'arbre artériel. Le pouls devient mou, dépressible ; il est difficile de trouver l'artère. A cela s'ajoute d'ordinaire une augmentation rapide de la fréquence du pouls ; il semble qu'en accélérant ses contractions, le cœur cherche à en compenser la faiblesse (*pouls fréquent*).

Enfin, cette compensation cesse à son tour. Les contractions à peine perceptibles, bien que souvent incomptables, du *pouls petit*, ne peuvent plus s'opposer à la chute imminente de la pression artérielle et à l'arrêt complet de la circulation. Dans ce cas, il n'est pas rare de rencontrer une dégénérescence graisseuse du muscle cardiaque flétri et relâché, expression tangible des troubles de nutrition qu'il a dû subir.

Il est probable que l'accélération du pouls dépend du symptôme principal de la fièvre, de la chaleur fébrile. Et, en effet, on l'observe, ainsi que l'accélération correspondante des mouvements respiratoires, dans les cas où la température du sang a été élevée de quelques degrés sous l'influence d'une augmentation de chaleur extérieure. On peut parfaitement admettre que dans tout cela, le système nerveux joue le rôle d'intermédiaire[1].

TROUBLES FÉBRILES DANS LES ORGANES DE FORMATION
ET DE DÉPURATION DU SANG.

Dans la sphère végétative, nous trouvons tout d'abord et d'une façon constante un trouble de la digestion dans les premières voies. L'inappétence, les dégoûts, les vomissements, la desquamation catarrhale de la langue (enduit saburral), décèlent un état anormal de la muqueuse gastrique que l'on considère d'ordinaire comme une légère inflammation catarrhale ou parenchymateuse. Comme conséquence, c'est la cessation à peu près complète de toute alimentation et l'arrêt, pendant des jours et des semaines, des processus de digestion et de résorption dans l'estomac et les autres parties du tube digestif. La nutrition est par là même troublée et arrêtée dans la première et la plus importante de ses sources[2]. A cela s'ajoute une consommation plus forte de substances oxydables dans le sang et les tissus qui entraîne rapidement une diminution du poids du corps et la disparition du panicule graisseux et des masses musculaires (consomption fébrile).

Cette augmentation des dépenses se traduit par l'élimination exagérée d'urée par les reins et d'acide carbonique par le poumon. Pendant la fièvre, la quantité d'urine est plus faible qu'à l'état normal, mais l'urine est très concentrée,

---

1. [Il ne faudrait cependant pas admettre comme constante, cette relation entre l'élévation de la température et l'accélération du pouls. Sans compter les cas dans lesquels une excitation du pneumogastrique détermine une lenteur du pouls, malgré l'augmentation de la chaleur (méningite tuberculeuse), il n'est pas rare de voir un pouls à 80 ou 90 correspondre à une température égale ou supérieure à 39° (fièvre typhoïde), tandis qu'à égal degré thermique, le pouls peut présenter ailleurs une fréquence excessive, 140 à 160 pulsations par minute (pneumonie, scarlatine, érysipèle, etc.).]

2. [Il faut ajouter que le suc gastrique est sécrété en moindre quantité pendant la fièvre, ainsi que toutes les autres sécrétions digestives (Schiff, Pavy, Frerichs, Manasseïn).]

fortement colorée et contient, dans le même espace de temps, un tiers d'urée en plus que chez l'homme sain[1]. L'acide urique y est également augmenté ; il se dépose par le refroidissement sous forme d'urate de soude (sédiments rouge-brique). La quantité d'acide phosphorique s'est aussi accrue ; bref, tous les produits d'oxydation des substances albuminoïdes que renferme l'urine, ont augmenté en même temps que l'oxydation elle-même.

Les fonctions du poumon sont modifiées dans le même sens. Avec l'accélération fébrile de la respiration qui suit l'augmentation de température et l'accélération du pouls et qui peut atteindre 10-20 respirations par minute, il s'établit une élimination exagérée d'acide carbonique. L'élimination carbonique augmente d'abord avec la température, puis atteint un maximum et diminue de nouveau pour se maintenir ensuite à un niveau constant peu élevé.

Quant aux fonctions de la peau, l'élimination aqueuse est augmentée. La perspiration insensible est d'autant plus forte que la peau est plus chaude. Et si la sécrétion sudorale est plutôt diminuée pendant la fièvre, elle se présente volontiers comme phénomène critique et sous forme de sueurs profuses dès qu'arrive le moment de la défervescence[2].

---

1. [Exprimée en ces termes, cette proposition n'est pas tout à fait exacte. Tout en tenant compte de la diète observée par le fébricitant, la quantité d'urée peut être, dans certaines maladies fébriles, la fièvre typhoïde, par exemple, plus faible que chez un sujet sain placé dans les mêmes conditions. Mais il faut considérer, avec M. Hirtz (loc. cit.) que « l'urée ne représente pas tous les produits d'oxydation azotée éliminés par l'urine. Il en est qui n'ont pas encore atteint la combustion ultime qui fait l'urée, et qui, par cela même, sont quelquefois d'autant plus abondants que celle-ci est plus faible ». Il faudrait tenir compte de cet excès de matières extractives qui, à l'état physiologique, seraient éliminées sous forme d'urée, et l'on trouverait alors que l'élimination de l'urée et des matières extractives augmente pendant la fièvre et que les hautes températures coïncident avec le maximum de cette élimination.]

2. [Le sang lui-même subit diverses modifications pendant la fièvre. Outre la lenteur dans la coagulation et les variations de la fibrine et de l'albumine du sang, Cl. Bernard avait admis une diminution de la quantité de l'eau contenue dans les vaisseaux; Bartels, Leyden, Botkin, admettent, au contraire, une augmentation. La capacité respiratoire du sang est diminuée ; MM. Légérot,

TROUBLES FÉBRILES DU SYSTÈME NERVEUX.

Le système nerveux central est très sensible aux diverses modifications que peut subir le sang dans sa composition normale. Presque toutes les dyscrasies, c'est-à-dire les affections dans lesquelles le sang est mélangé de produits d'excrétion ou encore de substances étrangères, virulentes ou infectieuses, donnent lieu à une excitation générale du cerveau et de la moelle, dont nous étudierons plus tard les principales manifestations. Dans l'état fébrile, cette excitation se traduit par de la céphalalgie, de l'hyperexcitabilité des sens, des hallucinations, du délire, alternant avec des signes d'abattement, de prostration, de stupeur, etc. En même temps, le fonctionnement inopportun de l'appareil régulateur thermique donne lieu à une sensation anormale, indéfinissable dans les couches superficielles de la peau.

Au premier abord, nous sommes tentés de considérer l'élévation de la température du sang comme la cause prochaine de ces troubles du système nerveux. Il ne faudrait cependant pas trop s'aventurer. Habituellement, l'élévation fébrile de la température est elle-même un effet de l'altération du sang; dans cette excitation générale du système nerveux, il est donc difficile de décider ce qui tient directement à cette altération du sang et ce qui est le résultat indirect de l'élévation thermique. Bien plus, l'apparition possible d'un état fébrile

----

(*Th. Paris*, 1874; *Bull. Soc. chirurgie*, 1876), Mathieu et Maljean ont montré que l'hémoglobine des globules ne jouit plus de la propriété de fixer l'oxygène pendant l'hématose. D'autre part, M. Brouardel (*Bull. Soc. hôpitaux*, 1870) a trouvé, dans la variole et la scarlatine, l'acide carbonique réduit de plus d'un tiers. Quant aux éléments figurés du sang, M. Hayem (*Bull. Acad. méd. 2ᵉ série*, t. VIII, nᵒ 48) a montré que le nombre des hématoblastes diminue pendant la période d'état, pour augmenter de nouveau rapidement, au moment de la défervescence; que les hématies subissent les mêmes variations, mais que leur hémoglobine diminue au moment même où leur nombre augmente, pour ne revenir au chiffre normal qu'à l'époque de la guérison complète. Les globules blancs, quelquefois augmentés de nombre, ne subissent que des modifications insignifiantes.]

sans modifications appréciables du sang, montre que l'élévation fébrile de la température peut être produite par voie nerveuse, et donne son appui à ce que l'on appelle les théories nerveuses de la fièvre (v. *Cause de la fièvre*) ; et de fait, beaucoup d'antipyrétiques sont à la fois des médicaments nervins ; mais je ne dois pas m'avancer davantage dans cette question, une des plus brûlantes de ce siècle [1].

CACHEXIE.

Il est dans le langage médical plusieurs expressions pour désigner le délabrement de l'état général d'un malade : décrépitude, marasme, cachexie, consomption, etc. Chacune d'elles tend à exprimer l'origine spéciale du mal, bien qu'il faille souvent appliquer le principe : *à potiori fit denominatio*. Nous connaissons déjà la consomption fébrile. On donne plus particulièrement le nom de cachexie aux états dans lesquels des processus suppuratifs ou néoplastiques de longue durée ont diminué et altéré la quantité et la qualité du sang au point de le rendre impropre à ses fonctions nutritives. Cette adultération du sang est causée en partie par la déperdition exagérée des matériaux qu'entraîne l'accumulation ou l'élimination de cellules pathologiques, en partie par le mélange d'agents fermentescibles provenant des foyers inflammatoires ou néoplastiques. Ainsi se produit la cachexie cancéreuse dans le cas de tumeurs malignes (v. plus haut, p. 75), ainsi les nombreux états cachectiques auxquels donnent lieu les inflammations et les suppurations spécifiques de longue durée. Mais souvent en relation causale avec ces cachexies,

---

1 [C'est cette idée que développait récemment M le professeur Bernheim, après une étude comparée de l'action thérapeutique du sulfate de quinine, du salicylate de soude et de l'antipyrine sur le rhumatisme articulaire. (Bernheim, *Comptes rendus de la Société de médecine de Nancy* et *Revue médicale de l'Est*, 1885.)]

nous trouvons encore des altérations spéciales de certains
organes, altérations qui, en raison de leur importance, méritent ici une mention particulière.

Dégénérescence amyloïde.

Nous désignons ainsi l'infiltration de certaines cellules,
de certains tissus par une substance albuminoïde solide que
les premiers observateurs ont appelée amyloïde, en raison
de sa réaction en présence de l'iode. Si on lave à grande eau,
pour en enlever le sang, une coupe faite sur un organe atteint
de dégénérescence amyloïde et qu'on y verse une solution
aqueuse faible d'iode, les points infiltrés présentent une coloration rouge brun qui rappelle le vieil acajou ; si on les traite
ensuite par de l'acide sulfurique dilué, la coloration se fonce
et passe au bleu ou au violet. Ces derniers tons sont difficiles à obtenir purs, car ils sont rapidement altérés par un
commencement de carbonisation[1].

On sait depuis longtemps que la substance amyloïde n'a
rien de commun avec l'amidon, que c'est, au contraire, un
albuminoïde dont la composition chimique se rapproche de
celle de la fibrine. Si, autant que cela est possible, on étudie au microscope, le processus de l'infiltration amyloïde, on
voit, dans l'intervalle des granulations protoplasmiques d'une
cellule ou entre les fibrilles les plus ténues d'une fibre con-

---

1. [La réaction suivante, que nous indiquons d'après MM. Cornil et Ranvier
(*Manuel d'histologie pathologique*), donnerait des résultats bien plus satisfaisants :
« Il suffit de faire une solution bien colorée de violet de méthylaniline, violet
de Lauth ou de violet de Hoffmann, et de teindre une section mince de la
pièce à l'état frais ou après durcissement dans la liqueur de Muller, l'acide
picrique et l'alcool. Au contact de la préparation, le violet se dissocie en deux
couleurs, rouge violacé et bleu violet. Toutes les parties amyloïdes sont colorées en rouge violacé, tandis que les portions normales sont colorées en bleu
violet. Cette dissociation est parfaitement nette sur les parties élémentaires
les plus fines, comme, par exemple, les fibrilles et les granulations, aussi bien
que sur les cellules. Aussi permet-elle d'étudier dans tous ses détails le siège
de la substance amyloïde. »]

jonctive, s'infiltrer une substance qui, par sa grande réfringence, fait disparaître toutes les différences optiques existantes; une fois que l'infiltration est complète, les cellules et les fibres qui en sont atteintes semblent homogènes, d'un aspect cireux, un peu grossies par suite de la substance solide qui s'y est déposée, gonflées, vitreuses, selon l'expression de C. O. Weber. On y reconnaît aussi une grande tendance à ce que ces granulations s'accolent les unes aux autres et forment de grandes masses agglomérées; ce qui rappelle la nécrose de coagulation (p. 36), mais jusqu'à un certain point seulement. S'il est, en effet, difficile d'évaluer l'énergie vitale des parties atteintes de dégénérescence amyloïde, il ne saurait y être question d'une cessation complète de l'activité vitale et il est très rare que des points complètement dégénérés de certains organes, du foie, par exemple, soient traités par l'organisme comme des parties mortes, c'est-à-dire éliminés par suppuration, ce qui, nous le savons, est la règle pour la nécrose de coagulation.

Les particularités qui caractérisent la dégénérescence amyloïde permettent de conclure, à bon droit, que certaines conditions toutes spéciales doivent préexister à son développement. Parmi celles-ci, c'est un appauvrissement considérable du sang en éléments solides, surtout cellulaires, qui joue le principal rôle. Dans tous les cas de dégénérescence amyloïde, la masse sanguine est réduite à la moitié, et à moins encore, de la moyenne normale. Le sang est plus liquide et plus clair. Au repos, la partie supérieure du liquide s'éclaircit rapidement, tandis qu'il ne se dépose au fond du vase qu'une couche très mince de globules sanguins. Cette couche inférieure atteint à peine le vingtième de la hauteur totale du liquide et n'est presque constituée que par des globules rouges. Il faut longtemps pour que la partie supérieure claire se prenne en un caillot dense, lardacé (bradyfibrine), tandis que la coagulation se fait immédiatement dès que l'on y ajoute quelques gouttes de sang frais et sain.

On le voit, le sang a subi une altération profonde. Il est pauvre en cellules et les éléments fibrinogènes n'y existent pas en proportions régulières. Des suppurations prolongées, l'élimination continuelle de globules blancs à la surface de larges ulcérations produisent cette modification. Les suppurations tuberculeuses et syphilitiques des os et du poumon sont les causes les plus fréquentes de la dégénérescence amyloïde.

La dégénérescence débute d'ordinaire sur plusieurs points à la fois, mais surtout sur ceux où le sang s'arrête plus longtemps et où se fait une transsudation plus active de ses éléments liquides : dans le foie, la rate, les reins ; puis dans les ganglions lymphatiques, la glande thyroïde, etc. L'infiltration commence par les parois des capillaires, ce qu'on reconnaît facilement dans les glomérules du rein. Puis elle atteint le tissu connectif et les cellules parenchymateuses elles-mêmes. C'est dans les cellules hépatiques et dans les cellules des follicules lymphatiques que l'on peut suivre le mieux l'infiltration amyloïde des cellules.

En résumé, il semble que les albuminoïdes des sucs nutritifs ont été fixés sur place dans les tissus qu'ils traversent, qu'ils y ont passé à la forme solide, et qu'il s'agit là d'un processus au moins analogue à la coagulation de la fibrine.

EXCITATION DU SYSTÈME NERVEUX.

On sait que tout état morbide sérieux retentit sur le système nerveux. Mais si nous y regardons de plus près, nous voyons que ce retentissement peut se faire de deux façons. D'une part, le système nerveux central peut être impressionné par suite de la composition anormale du sang et réagir contre elle par un état d'excitation suivi d'un état de relâchement et d'épuisement. D'autre part, l'irritation locale d'un faisceau nerveux peut se transmettre jusqu'à l'organe central et y produire dans certains cas des manifestations très violentes.

Nous allons, dans ce qui suit, étudier les syndromes caractéristiques de l'excitation générale et locale. Mais, auparavant, je tiens à signaler deux particularités importantes de tous les symptômes fournis par le système nerveux. C'est d'abord la périodicité de leur apparition et ensuite la disproportion fréquente entre la cause et l'effet.

La périodicité n'est, en somme, que l'expression de cette grande loi biologique qui prescrit pour toute substance vivante excitable des alternatives de repos et d'activité et qui modifie suivant ces alternatives les grands processus de l'assimilation. Pour le système nerveux, où l'excitabilité de la substance vivante est portée à la plus haute puissance, ces alternatives d'activité et de repos sont marquées au plus haut degré et la manière d'être du système dans les deux phases est absolument opposée. Comparons le même sujet à l'état de veille et pendant le sommeil, et nous aurons un exemple des différences d'excitation et d'épuisement que peut présenter le système nerveux.

Quant à la seconde particularité des symptômes nerveux, à la disproportion entre la cause et l'effet, elle résulte du pouvoir qu'a le système nerveux central d'absorber, sans trace apparente, d'énormes quantités d'excitations centripètes, et de les conserver, en réalité, à l'état de forces de tension. Une atteinte qui dépasse à peine les limites de l'excitation physiologique, peut ainsi, favorisée par une série de circonstances secondaires : faiblesse très grande, affaiblissement de la nutrition générale, empoisonnement du sang, etc., lever les freins de ces forces de tension latentes et donner lieu à une explosion de sensations et de mouvements extrêmement violents.

Passons maintenant à notre véritable thème.

EXCITATION GÉNÉRALE.

Délire. — Coma.

L'excitation générale du système nerveux est produite, le plus souvent, *en dehors de toute affection propre du cerveau et de la moelle,* par un agent nuisible mêlé au sang et aux sucs de l'organisme. Les éléments fermentatifs ou pyrogènes, résorbés dans les foyers d'inflammation, ont à cet égard la même influence ou une influence analogue à celle de toute espèce de poisons qui passent directement du dehors dans le sang. Mais comme ces matériaux nuisibles sont en même temps des producteurs de fièvre, il n'est pas toujours facile de distinguer leur influence propre de l'influence que l'élévation de température du sang exerce sur le système nerveux ; de même qu'on n'a pu encore établir si, ni jusqu'à quel point, l'excitation du système nerveux prend part à l'augmentation fébrile de la température.

Dans les manifestations de ce qu'on appelle la *sensation générale de maladie,* les éléments de l'excitation et de l'épuisement sont encore assez intimement mélangés. Une sensation qui frise la douleur, mais qui est encore presque agréable parcourt tous les membres et nous pousse à les étendre, à les allonger. A côté de cela un état de lassitude, d'abattement, d'accablement qui nous pousse à nous asseoir et finalement à rechercher le lit. L'espoir du sommeil est le plus souvent déçu, mais il se manifeste de la *céphalalgie,* symptôme dont l'explication est difficile, mais qui indique déjà une atteinte plus prononcée du système nerveux, surtout du cerveau.

Cette douleur est tantôt sourde et gravative, tantôt aiguë et lancinante, ce qui dépend et de la cause de la maladie et du siège du mal. Puis surviennent des états d'*excitation de l'intelligence,* et cela dans tous les modes de son activité. A côté d'une inquiétude générale qui pousse le malade à se jeter de côté et d'autre (jactitation), nous voyons se produire des erreurs des sens (hallucinations). Le malade entend des bruits, des sons, des paroles; il voit, goûte, sent une série d'objets qui n'existent pas. Les idées se poursuivent dans son esprit et comme il confond les images intérieures avec les images extérieures, qu'il en parle avec excitation et sans suite, il devient complètement inintelligible, et nous disons qu'il délire.

Une fois la période d'excitation passée, il se produit presque aussitôt une phase de *dépression nerveuse,* qui est proportionnelle en intensité et en durée à la phase d'excitation. Le malade est comme engourdi et ce n'est qu'avec peine qu'on arrive à le tirer de son état de profonde insensibilité (coma). Quand on y parvient, il regarde fixement ceux qui l'entourent (stupeur), comprend mal les questions qu'on lui pose et y répond plus mal encore. Le degré le plus prononcé de dépression consiste dans un état d'assoupissement analogue au sommeil avec respiration pénible, ronflante (stertoreuse), c'est ce que l'on appelle le sopor [1].

Éclampsie.

Les médecins se sont de tout temps sérieusement occupés des symptômes d'excitation générale du système nerveux dans lesquels la volonté est impuissante à maîtriser les mouvements du corps. Mais aussi rien ne fait plus l'impression de

---

1. [Nous ne pouvons que renvoyer à l'important travail de MM. Ball et Ritti, article *Délire,* in *Dictionnaire encyclopédique des sciences médicales.*]

quelque chose de morbide et d'anormal que les contractions pathologiques de certains muscles ou de certains groupes musculaires ; rien ne démontre mieux l'impuissance de l'esprit humain vis-à-vis des forces élémentaires de la nature. Les premiers symptômes de ce genre, le grincement des dents et les mouvements désordonnés des yeux, ont quelque chose d'extraordinaire. Bien plus encore ces mouvements des doigts que l'on désigne sous le nom de carphologie. Mais les plus remarquables de tous sont les attaques de convulsions généralisées et avant tout l'éclampsie.

L'attaque éclamptique débute par une contraction énergique, violente des extenseurs du tronc et des muscles expirateurs. Le malade pousse un cri aigu et strident ; son corps est renversé en arrière, la face dirigée en haut et un peu sur le côté. Les bras et les jambes se raidissent, les pouces s'infléchissent dans le creux de la main, les orteils sont relevés, la plante des pieds rétractée. Puis surviennent des contractions cloniques ; elles débutent par la face qui devient grimaçante, s'étendent aux avant-bras et aux jambes, puis aux bras et aux cuisses ; les membres sont agités, lancés en tous sens, enfin, après une demi-minute environ, ces mouvements se ralentissent et finissent par cesser d'une façon complète.

Si auparavant le malade avait encore conscience, il perd connaissance au moment de l'attaque et reste même après l'accès pendant 10 à 20 minutes dans un état d'inconscience absolue. La coloration de la face qui, au moment de l'expiration forcée, était bleuâtre, livide, revient peu à peu à la normale et quelques sugillations ponctiformes dans la peau fine des paupières rappellent seules la stase veineuse qui vient de se produire.

La grande constance de ce complexus symptomatique, qui se retrouve également dans l'épilepsie, dont nous aurons à parler plus tard, indique que nous avons affaire à une excitation anormale, ou peut-être à la cessation des phénomènes d'arrêt, dans un territoire cérébral, bien défini au point de vue anatomique et fonctionnel. Nothnagel a décrit un centre convulsif sur le plancher du quatrième ventricule près de la protubérance. Et nous savons par les belles recherches de Kussmaul et Tenner qu'une anémie cérébrale brusque suspend l'influence modératrice de ce centre convulsif, qu'une stase excessive du sang dans le cerveau produit le même effet. Dans les deux cas, l'oxygène fait défaut, et sans une provision abondante d'oxygène, il n'y a pas d'activité cérébrale [1].

Du reste, nous sommes forcés d'admettre la possibilité d'une excitation partielle ou d'un relâchement partiel du centre convulsif, car les accès éclamptiques sont quelquefois incomplets et se résument dans le cri cérébral seul ou dans les seules convulsions.

EXCITATION LOCALE.

Douleur.

L'excitation locale du système nerveux, produite par un processus local d'inflammation ou de néoformation, se traduit, à son degré le plus faible, par une sensation vague de malaise local, de pesanteur, de pression, de plénitude, puis vient la *sensation de douleur*; comme le chant d'un verre de cristal dont on frotte les bords avec le doigt humide, est d'abord doux et ne se fait entendre que par intervalles, puis devient plus durable, plus intense, jusqu'à arriver à un cri

---

1. [Les expériences de M. Brown-Séquard (*Journal de physiologie*, 1858) ont démontré que les convulsions éclamptiques peuvent encore se produire chez des animaux après l'ablation des lobes cérébraux et du cervelet, mais qu'elles deviennent impossibles après la section du bulbe. Le rapport intime de ce centre convulsif avec les centres respiratoire, vaso-moteur, dilatateur de la pupille, cardiaque (centre d'arrêt), etc , nous permet d'expliquer facilement toutes les manifestations concomitantes de l'accès éclamptique.]

prolongé et pénétrant. L'intensité de la douleur dépend à la fois de l'intensité de l'excitation et de l'impressionnabilité du malade. Les nombreuses qualités qu'on lui assigne : douleurs lancinante, térébrante, cuisante, tranchante, etc., dépendent de facteurs encore inconnus, de même que les diverses paresthésies cutanées que l'on désigne sous les noms de fourmillement, de prurit, d'engourdissement, de sensation de velours, etc. Quant au siège de la douleur ou plutôt au point du système nerveux central dont l'excitation fait naître en nous la sensation de douleur, il est encore discuté. Schiff admet que c'est la substance grise de la moelle et la plupart des auteurs se rangent à cet avis, du moins jusqu'à plus ample informé. Il y aurait cependant une exception à faire pour les nerfs crâniens sensitifs [1].

Les affections douloureuses présentent toutes une périodicité marquée. Après une phase d'excitation plus forte, survient une période de répit, qui n'est souvent que de courte durée ; mais plus l'affection persiste, plus cette différence s'accentue, jusqu'à arriver enfin à ces alternatives d'excitation violente et de rémission complète qui caractérisent les névralgies.

La douleur est un symptôme capital de l'excitation locale du système nerveux, mais elle n'en est pas le seul. En effet, l'excitation centripète peut donner naissance à une série de réflexes vaso-moteurs, sensitifs ou musculo-moteurs. Le plus

---

1. [Un grand nombre de physiologistes (Longet, Brown-Séquard, Hitzig, Nothnagel, Luys, etc.) ont tenté expérimentalement de localiser le siège de la perception douloureuse, mais aucune de ces recherches n'a encore abouti. Tout ce que nous savons, c'est que le mécanisme de la douleur rentre dans la formule générale du système sensitif dont le schéma anatomique est constitué : 1° à la périphérie par des organes récepteurs des impressions pénibles ou désagréables ; 2° par des nerfs qui transmettent ces impressions aux centres après leur trajet dans un ganglion nerveux ; 3° par l'axe gris de la moelle qui les laisse passer ou les retient ; 4° par des fibres nerveuses qui les conduisent à travers la protubérance ; 5° par les cellules cérébrales hémisphériques, organes de perfectionnement de la sensation et siège de la perception ou du sentiment de la douleur. Eloy, art. *Douleur*, in *Dictionn. encyclop. des sciences médicales.*]

souvent c'est une hypérémie active de la partie douloureuse (voy. *Hypérémie,* page 16), ou bien une hypérémie d'autres points du corps, plus rarement une contraction spasmodique de certaines ramifications artérielles et l'anémie qui en résulte. Comme manifestations sensitives, il faut citer les douleurs sympathiques qui atteignent soit des points symétriques, soit des régions éloignées. Parmi les réactions musculo-motrices, nous signalerons les mouvements conscients et volontaires qui peuvent ou adoucir ou enlever la douleur, et les réflexes involontaires qui consistent en contractions spasmodiques des muscles du corps. Parmi ces derniers, une forme spéciale mérite une description particulière.

Trismus et tétanos.

Une contraction prolongée (tonique) des muscles du corps, débutant par une raideur de la nuque, atteignant ensuite les muscles de la mâchoire et de la face et s'étendant enfin à ceux des gouttières vertébrales, tel est le symptôme principal du *tétanos.* Quand il est complet, la colonne vertébrale est arquée en arrière, la poitrine bombée, l'épigastre repoussé en dedans, le corps entier raide comme du bois. Les mâchoires sont serrées, les arcades dentaires pressées l'une contre l'autre, les traits de la face convulsés (rire sardonique). Dans bien des cas, la contraction musculaire s'exagère par moments, le tronc est alors violemment projeté en avant, la langue mordue, la tête enfoncée dans les oreillers. Après une courte durée, le tétanos se termine d'ordinaire par la mort à la suite de paralysie pulmonaire et cardiaque.

Dans l'étiologie de ce redoutable complexus symptomatique, c'est une excitation locale du système nerveux qui joue le principal rôle. Il s'agit surtout de blessures, et particulièrement de plaies par armes à feu, de plaies par déchirure ou par écrasement, et cela dans toutes leurs phases jusqu'à leur entière guérison. On a vu le tétanos survenir presque immédiatement après la blessure, pendant la période de suppuration et de bourgeonnement, mais aussi et surtout pendant et après la cicatrisation. Un traitement défectueux de la plaie, l'incarcération de corps étrangers, le tiraillement des nerfs par suite de la rétraction cicatricielle, peuvent déterminer le tétanos. En tout cas, il se produit une irritation persistante du système nerveux central, partie de la plaie, irritation qui n'est pas particulièrement douloureuse, mais qui, s'accumulant toujours, finit par produire une *exagération permanente de l'excitabilité réflexe*[1]. Alors le moindre choc, le moindre ébranlement du corps peut être le point de départ des contractions réflexes si violentes que nous avons décrites. Le froid a été surtout incriminé comme cause prochaine du tétanos, et tout médecin qui a observé le tétanos traumatique sur le champ de bataille conviendra qu'il y a du vrai dans cette opinion[2].

Shock.

Quand un grand nombre de nerfs sensitifs sont excités à la fois, comme à la suite de grandes opérations chirurgicales ou d'autres traumatismes étendus, l'excitation exagérée du système nerveux central qui en résulte peut avoir le même effet que le coup de foudre. Pour expliquer la mort par la

---

1. [À cette théorie qui considère le tétanos comme une augmentation du pouvoir réflexe de la moelle, dépendant d'une irritation nerveuse partie de la périphérie, s'en est opposée une autre d'après laquelle le tétanos résulterait d'une intoxication générale de l'économie par un poison spécial fabriqué soit dans la plaie, soit dans la sueur, et résorbé au moment du refroidissement. Mais cette théorie humorale qui a été soutenue avec talent par Roser, Panum, et à laquelle Simpson, Billroth, accordent la préférence, est contredite par les expériences de MM. Arloing et Tripier (*Société de biologie*, 1869), qui n'ont pu reproduire le tétanos en injectant à des chevaux du sang tétanique. Voir F. Poncet (de Cluny), article *Tétanos* in *Nouveau Dictionn. de médecine et de chirurgie pratiques*, t. XXXV.]

2. [Rappelons ici les faits nombreux dans lesquels on a vu une véritable névrite (*neuritis migrans*) partie d'une plaie ou d'un foyer inflammatoire se propager jusqu'aux centres médullaires pour y déterminer des myélites subaiguës ou chroniques, diffuses ou systématiques. (Hayem, *Soc. biol.* 1874). Talamon, *Sur les lésions du système nerveux central d'origine périphérique. Revue mensuelle*, 1879.]

foudre, nous admettons une altération profonde et irréparable de la structure moléculaire du système nerveux. C'est également ainsi que nous comprenons le shock qui survient dans les conditions que nous avons mentionnées plus haut. Il se traduit par une perte de connaissance, de la pâleur du visage et un affaiblissement des mouvements cardiaques et respiratoires qui se termine par la mort. Mais à côté de cette forme mortelle du shock, il existe une série de variétés de plus en plus atténuées jusqu'à cette tendance passagère à la syncope que produit un choc sur le creux épigastrique. Dans tous ces cas, il s'agit d'un ébranlement de la structure moléculaire du système nerveux central, équivalent à une hyperexcitation de ce système et plus spécialement des centres cardiaque et respiratoire [1].

---

1. [On lira avec intérêt l'analyse des nombreux travaux contemporains sur le choc traumatique dans l'étude remarquable qu'en a faite M. Piéchaud, *Thèse d'agrégation*, 1880, et l'article *Shock* de l'*Encyclopédie internationale de chirurgie*, t. I. Paris, 1883. Nous y reviendrons encore plus loin à propos du traumatisme.]

III. — L'EXTENSION DE LA MALADIE PAR LES VOIES PHYSIOLOGIQUES.

(Syndromes sympathiques.)

GÉNÉRALITÉS.

Une troisième série de syndromes typiques résulte de ce que l'état de santé ou de maladie, de fonctionnement ou de non-fonctionnement de chaque organe retentit sur l'organisme tout entier. Le travail que fournissent les différentes parties a sans doute pour l'économie une valeur très variable, aussi le péril pour l'existence sera-t-il très différent suivant les états morbides que nous aurons à étudier dans ce chapitre. Mais il n'est pas d'organe qui soit complètement privé de fonction; aussi pour chaque affection locale devrons-nous nous demander quels phénomènes morbides résultent de l'obstacle ou de l'entrave apportée à la fonction de la partie malade. Dans bien des cas, nous aurons affaire à des syndromes directs, bien caractérisés. Mais cela ne suffit pas toujours. Aux symptômes de la *functio læsa*, s'en ajoutent d'autres, qui traduisent cette tendance de l'organisme à compenser l'arrêt de fonctionnement de la partie malade par le travail d'une autre partie saine. Ces fonctions compensatrices remplissent-elles complètement leur but, ou jusqu'à quel point arrivent-elles à le remplir? Les organes appelés à fournir ce surcroît de travail en souffrent-ils ou non? Ce sont là d'autres questions dont nous n'avons pas à nous occuper actuellement. Constatons seulement que les manifestations de la *functio vicaria* jointes à celles de la *functio læsa* constituent encore, dans bien des cas, des syndromes pathognomoniques pour les affections de certaines parties du corps.

A. Troubles végétatifs.

Les organes de la vie végétative se réduisent à ceux de la formation, de la circulation et de la dépuration du sang. Ils concourent tous au même but, la *nutrition*. La condition indispensable d'une bonne nutrition est la distribution régulière à tout l'organisme d'un liquide nourricier pur et de bonne qualité, d'une composition et d'une température constantes. Que l'un de ces organes soit troublé dans son fonctionnement, il en résultera tout d'abord une altération quantitative ou qualitative du sang, ou bien une circulation insuffisante de ce liquide, selon que le siège de l'affection locale sera dans le tube digestif et la rate, ou le cœur et les vaisseaux ou enfin le poumon, les reins et le foie ; mais en même temps, il en résultera aussi un trouble dans la fonction générale de tout le système végétatif, dans la distribution convenable du sang à toutes les parties du corps, dans la nutrition en un mot. Nous aurons donc à étudier un groupe de symptômes généraux que nous désignerons sous le nom de *troubles de la nutrition* par distribution imparfaite du sang.

1. TROUBLES DE NUTRITION.

Commençons notre étude par cette série de symptômes généraux. Mais en écrivant ce mot de trouble de la nutrition, j'hésite presque à employer un terme aussi vaste. Toutes les altérations que nous avons déjà étudiées, l'inflammation et les tumeurs, les métastases et la fièvre, toutes les maladies pour ainsi dire ne constituent-elles pas aussi des perturbations de la nutrition? Nous ne devons donc parler ici que des troubles de nutrition dans le sens le plus étroit du mot, c'est-à-dire de l'insuffisance ou de l'arrêt de l'assimilation normale. Ceux-là seuls sont le produit général de la diminution de quantité ou de l'altération du sang. Ils peuvent sans doute être produits par d'autres facteurs encore, par des lésions directes, physiques, chimiques ou autres des cellules et des tissus, par des modifications de l'innervation normale. Mais nous n'avons pas à nous arrêter à ces considérations secondaires. Au contraire, le caractère typique, général de ces troubles sera d'autant plus frappant que nous les verrons se manifester sous l'influence des causes les plus diverses.

Quand nous nous trouvons en présence de sujets mal nourris, affaiblis, décrépits, nous constatons qu'ils ont la peau et les muqueuses décolorées, le corps amaigri, les yeux excavés, les lèvres flétries, qu'ils ont perdu toute énergie dans leurs mouvements, et des pesées répétées nous montrent qu'ils perdent sans cesse de leur poids. Une partie de ces symptômes se rapportent directement à la diminution et à l'altération du sang, telles la pâleur, les colorations anormales de la peau ; d'autres s'y rapportent d'une façon indirecte, ainsi les modifications de l'excitabilité nerveuse, la consomption de toute l'économie. Et nous prévoyons que si la cause morbide continue à agir, ce corps ainsi affaibli est destiné à succomber et à se flétrir, comme une feuille détachée par le vent.

Mais si nous pénétrons plus avant et qu'à l'aide du microscope nous étudiions cet organisme déchu, nous verrons bientôt que la consomption n'est pas seulement peinte à grands traits sur tout l'individu, mais qu'elle est inscrite encore dans chacune de ses parties. Nous trouvons dans les cellules et les tissus les altérations caractéristiques d'une nutrition imparfaite, altérations analogues à celles qui se rencontrent sur des points isolés de l'organisme sain, quand les processus normaux de l'assimilation sont accidentellement troublés.

A la tête de ces états pathologiques se place la mort des cellules et des tissus. La mort est l'arrêt de fonctionnement de la substance vivante à la suite d'une violente altération chimico-physique de sa constitution intime. La mort est toujours une manifestation subite, car ou bien le protoplasma vit, si péniblement que ce soit, ou bien il ne vit plus. Mais il se peut que la mort soit préparée de près ou de loin par une altération de la substance vivante, de sorte que la cessation rapide ou lente des fonctions vitales est comme l'intermédiaire entre la vie et la mort. Cet état intermédiaire est désigné sous le nom de nécrobiose, et rangé à côté de la mort rapide, la nécrose. Il est difficile cependant d'établir une limite bien nette entre ces deux états, car, malgré le dilemme que nous avons énoncé tout à l'heure, il est rare qu'on puisse saisir le moment précis à partir duquel la mort est devenue un fait irrévocable.

a) NÉCROSE.

Si l'on traite la cellule vivante à l'aide de divers agents physiques ou chimiques, sans cependant dépasser une certaine mesure, l'activité vitale, autant du moins qu'elle est perceptible sur l'objet en question, est excitée ou renforcée sous l'influence de ces agents. Les globules blancs présentent des mouvements amœboïdes plus étendus, les cils vibratiles de l'épithélium cylindrique se meuvent plus vite. Mais si, à l'aide des mêmes agents, on attaque plus fortement les cellules, si on échauffe un globule blanc de quelques degrés seulement au-dessus de sa température habituelle, si on le place dans de l'eau distillée, dans un acide ou une base diluée, si on le soumet à un courant électrique un peu énergique, il se rétracte d'abord, devient granuleux, trouble et sphérique, puis il se désagrège et se dissout.

Cette série de manifestations nous présente le schéma anatomique général de la mort des cellules, c'est-à-dire la *rigidité* et la *dissolution* du protoplasma.

La rigidité résulte de la coagulation d'une substance albuminoïde normalement dissoute dans le protoplasma vivant. Si nous nous représentons la rigidité comme une dernière contraction tonique, nous sommes obligés d'admettre jusqu'à un certain point que la contraction vitale est liée aussi à la solidification passagère d'une substance liquide. Ce qui semble le prouver, c'est que, dans certaines conditions favorables, la rigidité cadavérique peut n'être que transitoire et que des cellules déjà atteintes de cette rigidité peuvent de nouveau revenir à la vie. C'est ainsi qu'on peut faire cesser la rigidité des globules blancs produite par l'addition d'eau en y ajoutant une solution faible de sel marin, la rigidité produite par la chaleur, en abaissant la température. La quinine et l'acide phénique mettent les globules blancs de la grenouille dans un état de rigidité qui peut cesser après plusieurs heures. Si, au contraire, la rigidité est devenue irréparable, la dissolution se produira à une époque plus ou moins éloignée. (Voy. *Tuméfaction trouble*, p. 35.)

La nécrose simple se manifeste pour les autres éléments protoplasmiques de la même façon que pour les globules blancs. S'il survient des modifications dans le processus, elles sont dues soit à des circonstances extérieures, soit à la transformation du protoplasma en un autre tissu.

Les globules rouges semblent se dissoudre sans contraction antécédente. Mais la coagulation du sang n'est-elle pas elle-même une sorte de mort de ce tissu? Personne n'a encore dit que le liquor du sang soit vivant; mais s'il est établi que ce qui empêche la coagulation, c'est l'influence qu'exerce sur le sang la paroi vasculaire vivante, est-il possible de comprendre cette influence autrement que par une sorte de vie communiquée aux substances albuminoïdes qui, à l'état coagulé, représentent la fibrine? Nous reviendrons sur cette question.

Pour ce qui est des muscles, c'est avec raison que l'on a désigné sous le nom de rigidité cadavérique la raideur et le raccourcissement de la musculature du corps que l'on observe d'ordinaire sur le cadavre au moment du refroidissement. On peut étudier aussi l'apparition de la rigidité cadavérique sur une fibre musculaire isolée. En même temps, la substance contractile devient trouble et granuleuse. Le trouble augmente encore avant la dissolution.

Les fibres nerveuses elles-mêmes présentent une sorte de rigidité. C'est probablement ainsi qu'il faut entendre ce qu'on appelle la coagulation de la myéline.

C'est la substance intercellulaire qui se modifie le moins avant la dissolution. C'est à peine si l'on peut y constater un certain trouble; à plus forte raison n'y voit-on pas de rigidité. Le tissu calcaire des os résiste énergiquement à la dissolution et peut durer des siècles.

Toutes les modifications que nous venons d'esquisser ne se produisent évidemment que quand il existe une humidité suffisante pour la dissolution des parties mortes et qu'il n'y a aucun obstacle aux transformations chimiques liées à cette dissolution.

Par la perte d'eau, la gangrène humide se transforme en gangrène sèche. Mais une fois sèche, une partie morte peut, comme les momies égyptiennes, rester intacte pendant des milliers d'années[1].

---

1. [« Dans ce cas, la conservation des tissus, même de ceux qui s'altèrent facilement, est due à ce que leur eau de constitution s'évapore, et qu'elle est remplacée par la graisse échappée des cellules adipeuses. La graisse imprègne alors les tissus à mesure qu'ils se dessèchent, et les conserve parce qu'elle empêche l'apport de l'oxygène et de l'eau, condition nécessaire à la putréfaction. La graisse infiltrée donne aux parties sèches et gangrenées leur translucidité qui apparaît sur les sections, tandis que leur coloration brune est liée à la présence des granulations colorées qui proviennent de la matière colorante du sang. » (Cornil et Ranvier, *Manuel d'histologie pathologique*, 1884.)]

D'autre part, des cadavres ensevelis dans un terrain argileux
que l'eau traverse continuellement, se transforment en une
substance analogue au savon et que l'on appelle gras de
cadavre ou adipocire. Cette substance est très stable et s'oppose à la dissolution du cadavre.

b) ATROPHIE SIMPLE.

Sous le nom d'*atrophie simple,* nous entendons une diminution de volume d'une partie qui ne se révèle à l'examen
microscopique que par une réduction des éléments parenchymateux. La fibre musculaire atrophique est plus mince,
la cellule hépatique atrophique est plus petite, la cellule
graisseuse atrophique renferme des gouttelettes graisseuses
plus fines que les mêmes éléments normaux ; mais au reste
l'aspect extérieur ne diffère pas ou diffère à peine de l'aspect
normal. D'ordinaire on observe une pigmentation brune des
cellules atrophiées sans que, dans aucun cas, on puisse dire
d'où vient ce pigment ni comment il se forme. Les cellules
du muscle cardiaque présentent de petites granulations brunâtres disposées dans la petite quantité de protoplasma qui
reste au-dessous et au-dessus du noyau, et cependant la striation transversale de la substance contractile est intacte. Dans
les cellules hépatiques atrophiées, on trouve d'ordinaire
aussi un pigment granuleux brunâtre, noirâtre même, que
l'on voudrait faire dériver de la matière colorante biliaire,
sans cependant y être autorisé par aucune réaction microscopique. La graisse des cellules graisseuses atrophiées est
uniformément colorée en jaune brun. On peut déjà le constater à l'œil nu ; mais c'est dans ce cas surtout que l'on se
demande d'où peut provenir cette matière colorante.

L'atrophie simple est avant tout l'expression tangible de la
participation de tous les organes à un affaiblissement général

du processus nutritif. La diminution de la masse sanguine et de la pression artérielle en est la cause prochaine. En second lieu, l'atrophie simple se rencontre encore dans certaines affections locales, quand les échanges nutritifs sont de plus en plus entravés dans des parties plus ou moins étendues d'un parenchyme (ligature, compression des vaisseaux, etc.)[1].

c) RAMOLLISSEMENTS GRAISSEUX, MUQUEUX, COLLOÏDE.

Nous distinguons de l'atrophie simple, je dirais volontiers quantitative, une série de troubles de nutrition des tissus qui ont leur analogue dans les altérations physiologiques que subissent les cellules épithéliales âgées. Plus les cellules épithéliales sont âgées, plus elles sont séparées de leur terrain nourricier par les nouvelles couches qui se développent, plus aussi devient grande la distance que doit traverser le liquide nourricier pour arriver des vaisseaux jusqu'à ces cellules Ce fait, et sans doute aussi les lois préétablies de la vie cellulaire, déterminent dans les cellules épithéliales anciennes des altérations qui les font mourir lentement, qui sont de véritables nécrobioses. Mais l'organisme, très économe, ne laisse rien périr. Il sait parfaitement profiter de cette mort et de la chute des épithéliums. Il modifie les anciennes cellules épidermiques desséchées pour en faire une croûte plus ou moins épaisse et imperméable, la couche cornée de l'épiderme (production de kératine). Le mucus qui recouvre la surface des muqueuses, doit son origine à un gonflement muqueux des épithéliums des muqueuses et des glandes mucipares (production de mucine). Les épithéliums qui tapissent les follicules clos de la glande thyroïde fournissent la substance colloïde qui

---

1. [MM. Cornil et Ranvier (*loc. cit.*) font remarquer que l'atrophie par nutrition insuffisante porte plutôt sur les organes que sur les éléments et les tissus. L'atrophie des éléments est rarement simple, mais le plus souvent liée à l'une des variétés de dégénérescences.]

remplit et distend la cavité des follicules, ce qui pourrait bien
être en rapport avec les fonctions encore inconnues de cette
glande. Le follicule de Graaf se rompt au moment de la
menstruation sous l'influence d'une distension analogue. La
métamorphose graisseuse de l'épithélium de la glande mammaire fournit le lait, celle des épithéliums des glandes séba-
cées produit l'enduit qui recouvre le corps, sans parler des
métamorphoses remarquables de certains épithéliums glandulaires qui aboutissent à la formation de la salive, du suc
gastrique et d'autres sécrétions.

Parmi ces métamorphoses, ce sont surtout les transformations graisseuse, muqueuse et colloïde que nous rencontrons
dans les nécrobioses pathologiques. Elles donnent lieu toutes
trois à des produits chimiques solubles dans l'eau ou du
moins fortement gonflés par l'eau ; ce qui fait que macroscopiquement elles se présentent surtout sous forme de *ramollissements* pathologiques. La diminution de consistance peut
aller depuis le relâchement à peine appréciable d'un tissu
naturellement dense et élastique, en passant par tous les
degrés de la macération, jusqu'à la formation de foyers de
ramollissements complètement fluctuants. Si cet état persiste
sans tendre à une autre terminaison (évacuation à l'extérieur),
la liquéfaction peut se poursuivre dans l'intérieur du foyer ; il
se fait une délimitation bien nette du foyer de ramollissement
d'avec le parenchyme ambiant et il en résulte un kyste, que
nous distinguons, sous le nom de kyste de ramollissement,
des kystes de rétention qui sont limités par une membrane.

Dégénérescence graisseuse.

Sous le nom de dégénérescence graisseuse, on entend une
destruction progressive, mais complète, du protoplasma
et d'autres éléments albumineux ou albuminoïdes des cellules, qui débute par l'apparition de gouttelettes graisseuses

dans leur intérieur. Ces gouttelettes de graisse apparaissent au microscope sous forme de petits points et de granulations foncées, augmentent de nombre, se réunissent en gouttes plus volumineuses, sans jamais cependant ne former qu'une seule goutte et finissent par envahir si complètement toute la cellule qu'elle ne semble plus formée que par une masse de granulations foncées.

Si la dégénérescence atteint des cellules isolées, ce stade de la métamorphose se traduit par la formation des *corps granuleux* des auteurs[1]. Dans ce cas, les anciens contours de la cellule ne sont plus reconnaissables, car les gouttelettes graisseuses arrivent jusqu'à la surface de la cellule et y forment de petites saillies ; les irrégularités et les arêtes que présentait la cellule normale sont effacées, le tout est transformé en une masse sphérique. Le noyau et les nucléoles ne sont plus visibles, mais peuvent être décelés encore à l'aide du carmin.

La forme sphérique des corps granuleux n'est cependant pas une forme pathognomonique. Si la dégénérescence graisseuse atteint une substance conjonctive à cellules étoilées et que la transformation des cellules précède la liquéfaction de la substance intercellulaire, les amas de granulations graisseuses offrent une forme étoilée comme les cellules dont ils dérivent.

Dans la dégénérescence des muscles striés, on voit les gouttelettes de graisse former d'élégantes traînées le long des fibrilles. Mais une fois qu'elles deviennent plus abondantes et qu'elles se répartissent plus également dans la fibre musculaire, ces gouttelettes plus réfringentes masquent les propriétés optiques des éléments musculaires propres, et la

---

1. [Ce sont ces corpuscules que Gluge considérait à tort comme caractéristiques de l'inflammation et qu'il avait désignés, à cet effet, sous le nom de globules inflammatoires.]

striation transversale disparaît. On trouve également des gouttelettes graisseuses extrêmement fines dans les fibres-cellules musculaires du cœur ; la striation y disparaît aussi et tout le tissu prend un aspect uniforme finement granuleux [1].

L'atrophie graisseuse, quand elle n'a atteint qu'un faible degré, est compatible avec la persistance de la vie et peut même subir une régression complète. Mais une fois que le tissu dégénéré est complètement infiltré de gouttelettes graisseuses, on peut admettre que toutes les fonctions vitales y ont cessé et que la cohésion des granulations graisseuses est toute mécanique.

S'il existe un degré d'humidité suffisant, cet amas graisseux va bientôt se désagréger et former une émulsion d'apparence laiteuse, le détritus graisseux. Celui-ci peut aussi facilement que le lait être absorbé par les origines des lymphatiques et être entraîné loin de son lieu de production. Il faut déjà des conditions de résorption bien défavorables pour que le détritus laiteux reste sur place et subisse des transformations ultérieures. C'est ce qui arrive dans le ramollissement jaune de portions centrales du cerveau. La couche épaisse de substance cérébrale qui entoure le foyer ramolli, ne pourrait pas s'affaisser si le détritus graisseux était résorbé, moins encore la boîte crânienne. Il faut donc que ce détritus reste en place pour combler les vides. De même, quand des détritus graisseux se sont produits dans l'intérieur de la tunique interne des artères, ils n'y trouvent aucune voie de résorption. Il se forme alors une masse épaisse, une bouillie qui contient des cristaux brillants de cholestérine et qui, par une comparaison malheureuse avec du gruau cuit (ἄδαρα), a été désignée sous le nom d'athérome.

---

1. [Voy. Straus, art. *Muscles,* in *Nouveau Dictionnaire de médecine et de chirurgie pratiques,* t. XXIII.]

Voilà pour la morphologie de la dégénérescence graisseuse. Quant à sa signification, on explique son apparition par une modification analogue à celles que la chimie physiologique nous présente, par un dédoublement de substances albuminoïdes. On admet que dans la dégénérescence graisseuse vraie, les albuminoïdes qui constituent les éléments du protoplasma cellulaire et de ses dérivés, sont transformés en graisse et en d'autres produits de dédoublement, et que cette graisse devient apparente en raison de l'insolubilité des matières grasses dans un liquide aqueux[1]. Ce qui reste des éléments cellulaires non dégénérés retient le tout en agissant comme un ciment ; mais peu à peu, il subit lui-même certaines modifications, devient soluble (caséine, albuminate de soude), et la transformation des granulations graisseuses en un lait pathologique n'est plus qu'une question de temps et d'occasion.

Métamorphose muqueuse.

La *mucine* est un dérivé, exempt de soufre, de l'albumine cellulaire, remarquable par le pouvoir qu'il a de se gonfler dans l'eau. Outre les cellules, il n'y a que les substances fondamentales des divers tissus de nature conjonctive, par exemple les fibres conjonctives, la substance fondamentale du cartilage et de l'os, qui soient capables de former du mucus. Partout où nous rencontrons ce corps, nous pouvons être sûrs qu'il a été produit sur place aux dépens des cellu-

---

1. [L'origine de la graisse, dans cette forme de dégénérescence, n'est pas encore élucidée ; peut-être diffère-t-elle suivant les cas. La transformation graisseuse peut être consécutive à la mort des éléments par arrêt de la circulation ; alors la graisse de composition des cellules devient libre et apparaît ; elle peut être liée à une élaboration plus intense de la graisse par les éléments cellulaires eux-mêmes. Dans quelques cas, comme dans la dégénérescence graisseuse des nerfs, on peut admettre, avec Cohnheim, une transformation de la lécithine. Peut-être s'agit-il quelquefois d'une véritable transformation de l'albumine cellulaire en graisse, bien que cette dernière hypothèse ne soit justifiée par aucune observation microscopique. (Cornil et Ranvier, *loc. cit.*).]

les ou des dérivés de cellules. Son origine est facile à comprendre.

Dans les cellules, on voit le protoplasma devenir homogène et, à mesure que la transformation s'opère, se concentrer autour d'un point déterminé tout près du noyau. Là se forme une gouttelette arrondie qui devient de plus en plus claire et sous l'influence de l'acide acétique présente la coagulation en fils de la mucine. Puis cette goutte augmente et pousse le noyau sur le côté. Peu à peu tout le protoplasma disparaît et le noyau lui-même se désagrège en un amas de petits fragments brillants qui persistent encore pendant quelque temps.

La substance fondamentale du tissu connectif et du cartilage devient plus molle, plus transparente et se gonfle. Si l'on y ajoute de l'acide acétique, un trouble très apparent décèle la métamorphose muqueuse. Peu à peu les éléments constitutifs du tissu se dissocient et cependant par l'addition d'acide acétique, on peut assez longtemps encore y développer une certaine rigidité qui permet d'y reconnaître la forme primitive.

Le résultat macroscopique de la dégénérescence muqueuse est toujours très caractéristique. Comme le mucus n'est pas soluble, mais peut se gonfler d'une façon très prononcée, on peut le déceler même quand il se trouve en très petite quantité. Il communique aux liquides une consistance filante, aux éléments solides un aspect onctueux. Dans les points où il est accumulé en grande quantité, il donne aux tissus un aspect transparent et une consistance gélatineuse.

Métamorphose colloïde.

La métamorphose colloïde, hyaline d'après Recklinghausen, se rapproche beaucoup de la précédente. La *substance colloïde* est tout aussi avide d'eau et donne des solutions assez analogues comme composition, mais se rapprochant davantage de la synovie. Nous connaissons cependant pour la substance colloïde une série de combinaisons aqueuses de forte consistance. Il en est une surtout qui ressemble à de la colle de menuisier à demi figée, d'où le nom de colloïde qu'on a donné à cette substance. La substance colloïde est un corps protéique, qui, à l'analyse élémentaire, est analogue à l'albumine du sang, mais qui s'en distingue, comme du reste de toutes les autres substances protéiques, par l'absence de toute réaction caractéristique. Si on la chauffe, elle ne se coagule pas; si on la place pendant des années dans l'alcool, elle ne perd pas sa transparence première. Elle n'est pas attaquée non plus par les réactifs chimiques du corps, par exemple le suc gastrique. Sa résistance paraît encore augmenter avec l'âge. La putréfaction arrive seule à la détruire et cela encore très lentement.

La substance colloïde est formée aux dépens de cellules, ou encore d'albumine du sang éliminée autour des cellules ou ailleurs et non résorbée. Dans le dernier cas, sa production est précédée d'une sorte de gélatinisation comme celle que l'on produit dans le sérum en le chauffant à 60° C. Dans le premier cas, on voit les gouttes de substance colloïde se montrer dans le protoplasma à côté du noyau, puis, comme dans la transformation muqueuse, ces gouttes compriment le reste de la cellule ainsi que le noyau, l'absorbent et le détruisent. Il se produit ainsi de grandes masses colloïdes qui se réunissent et forment un tout hyalin dans lequel se creusent plus tard des fentes et des vacuoles. Les fibres du tissu conjonctif peuvent également prendre part à la dégénérescence colloïde une fois qu'elle se généralise dans l'intérieur d'une tumeur; j'ai démontré le fait dans la dégénérescence colloïde de l'ovaire. Dans la dégénérescence colloïde du corps thyroïde, on a observé récemment un ramollissement colloïde non seulement du tissu connectif, mais encore des vaisseaux sanguins et de leur contenu[1].

On peut encore admettre, à côté des dégénérescences muqueuse et colloïde, un ramollissement albumineux, hydropique. Une imprégnation abondante par du sérum donne lieu à une sorte de gonflement et de liquéfaction des cellules et des tissus, mais qui ne s'accompagne pas d'un changement de forme bien caractéristique.

d) CALCIFICATION.

La calcification (crétification, pétrification) tient au dépôt de phosphate et de carbonate de chaux et de phosphate de magnésie dans la substance des cellules et des tissus. Ce dépôt se fait sous forme de poussières ténues qui, à l'examen microscopique, sont d'un blanc brillant à la lumière directe, foncées à la lumière transmise et qui disparaissent par l'addition d'acide chlorhydrique. Plus ce dépôt est abondant, plus la partie dans laquelle il s'est formé prend un aspect blanc mat, analogue à celui de la chaux ; au toucher, il est rugueux comme de la pierre ponce, et peut acquérir la consistance et la dureté de la pierre. Mais la calcification ne modifie en rien la forme du tissu et par l'addition modérée d'acide chlorhydrique, on peut lui rendre à peu près son aspect normal. Sur une cellule ganglionnaire calcifiée du cerveau, on

---

1. [Les auteurs sont loin de s'accorder sur les caractères des dégénérescences muqueuse et colloïde, et comme le fait remarquer M. A. Hénocque (art. *Colloïdes,* in *Dictionnaire encyclopédique des sciences médicales*), chaque histologiste en donne une définition différente. Pour MM. Cornil et Ranvier (*Manuel d'histologie pathologique,* 1884) : « Entre la matière muqueuse et la matière colloïde, on rencontre des intermédiaires, de telle sorte que la distinction entre elles n'est pas assez nette pour qu'on puisse la faire dans tous les cas. » Aussi ces auteurs décrivent-ils dans un chapitre commun les infiltrations muqueuse et colloïde. Ils rattachent également aux substances colloïdes la dégénérescence vitreuse des muscles (dégénérescence circuse de Zenker) et la dégénérescence dite fibrineuse de Wagner des cellules épithéliales des pseudo-membranes diphthéritiques.]

peut ainsi reconnaître de nouveau l'extrémité allongée et la forme pyramidale. Sur la tunique moyenne calcifiée des artères, on retrouve les faisceaux de fibres musculaires transversales; sur un foyer caséeux crétifié du poumon, la forme conique du lobule tuberculeux.

Les sels de chaux déposés dans les tissus calcifiés proviennent certainement des liquides nourriciers, et cependant on n'observe que bien rarement (métastases calcaires liées à des résorptions étendues dans le système osseux) une accumulation de sels de chaux dans le sang. Les raisons chimiques de la calcification résident donc presque exclusivement dans une constitution spéciale des tissus. Un ralentissement, allant jusqu'à l'arrêt à peu près complet des courants nutritifs dans les parenchymes, y joue le rôle principal[1]. Ce sont donc tout d'abord des parties mortes qui, à leur surface, peuvent être incrustées de sels calcaires. C'est ainsi que de petits caillots situés dans l'intérieur de plexus veineux peuvent être transformés en phlébolithes, des lobules caséeux de poumons phthisiques en calculs pulmonaires ; c'est ainsi encore que des fœtus qui se sont développés dans la cavité abdominale en dehors de l'utérus peuvent, après leur mort, être pétrifiés jusqu'à une profondeur d'environ 1/2 centimètre (lithopædion).

En second lieu, la pétrification se montre sur des produits de prolifération pathologique auxquels les vaisseaux existants ne suffisent pas à fournir des sucs nutritifs en quantité suffisante. Le cas le plus simple, le plus important et le plus instructif dans ce genre est celui de l'incrustation de la tunique interne du cœur et des vaisseaux enflammée et

---

1. [M. Talamon (*De la Calcification, Revue mensuelle de médecine et de chirurgie*, 1877) a cependant pu constater la pénétration dans la circulation d'une quantité exagérée de sels calcaires, surtout à la suite de carie ou de cancer des os ; et sous le nom de dyscrasie calcaire métastatique opposer ces faits à ceux dans lesquels il s'agit d'un ralentissement de la nutrition, dyscrasie calcaire chimique.]

épaissie. La tunique interne est dépourvue de vaisseaux, même quand elle est épaissie par l'inflammation ; il en résulte une nutrition plus difficile et une calcification des points les plus épaissis. A cette catégorie appartient aussi la calcification de certaines tumeurs, en particulier d'enchondromes et de fibromes.

Puis viennent les incrustations séniles qui tiennent d'une façon générale à la diminution de l'apport nutritif et qui se rapprochent de la calcification physiologique du cartilage dans la formation du tissu osseux [1].

2. TROUBLES DE LA CIRCULATION DU SANG.

Les troubles de la circulation se divisent en troubles généraux ou centraux et en troubles locaux, selon qu'ils tiennent à des altérations du cœur et des gros troncs ou à des lésions des branches et des rameaux de l'arbre vasculaire. Dans le voisinage du cœur et dans le cœur lui-même, l'appareil circulatoire est pour ainsi dire concentré en une seule voie ; c'est là que la force d'impulsion est la plus puissante, c'est là aussi que les lésions anatomiques pourront exercer leur influence sur la circulation tout entière ; au contraire, les troubles circulatoires qui sont circonscrits à un territoire artériel ou veineux isolé, n'auront d'ordinaire qu'un faible retentissement sur la circulation générale.

Cette division est sans doute aussi élastique et aussi imparfaite que la division de l'arbre vasculaire en troncs et

___

1. [Il ne faut pas confondre la substance osseuse proprement dite avec les tissus infiltrés de sels calcaires. « Dans les os, la substance collagène et les sels calcaires paraissent être combinés en proportion définie, pour former des lamelles qui ont une structure parfaitement déterminée. Les concrétions calcaires, au contraire, consistent dans l'infiltraiton d'une substance albuminoïde quelconque, par les sels de chaux. Lorsque ces sels ont été enlevés par l'acide chlorhydrique, la substance infiltrée ne présente aucun rapport de structure avec le tissu osseux proprement dit. » (Cornil et Ranvier, *loc. cit.*).]

en branches. Quand toutes les branches, ou même la plus grande partie seulement des branches d'un tronc sont atteintes par une lésion anatomique, le résultat sur la circulation générale sera le même que si le tronc était lésé. C'est ainsi que certaines affections pulmonaires et artérielles peuvent déterminer des troubles circulatoires généraux.

Les troubles circulatoires locaux nous ont déjà occupés à propos de l'étude des métastases (thrombose et embolie); la courte notice que nous allons leur consacrer ici, sera donc une sorte de classification scientifique. L'hypérémie active (p. 17) n'est pas un trouble, mais une simple exagération de la circulation.

TROUBLES LOCAUX.

Artériels (ischémie et circulation collatérale).

Quand nous portons une ligature sur l'artère afférente d'un organe, le courant sanguin s'y arrête immédiatement. La tunique musculaire de la portion du vaisseau située en aval de la ligature, se contracte énergiquement et chasse une dernière fois le sang qu'elle contient à travers les capillaires dans le système veineux. Tout l'organe est alors vide de sang (ischémie). Pareille chose se produit quand l'artère est simplement comprimée ou obstruée. Mais les ramifications artérielles resteront-elles vides ? Cela dépend de plusieurs circonstances. La plupart des artères ont, ainsi que l'anatomie descriptive nous l'enseigne, des voies collatérales. Aussi l'ischémie ne durera-t-elle, le plus souvent, qu'un moment ; la circulation collatérale se chargera bientôt de rendre à l'organe ischémié le sang dont il a besoin. Mais cette disposition peut être insuffisante. Personne n'admettra, par exemple, que les artères articulaires du genou puissent suppléer la poplitée obstruée. Il existe même des arbres vasculaires qui, sur tous les points de leur tronc et de leurs branches, sont des artères terminales, c'est-à-dire qu'ils n'ont aucune collatérale. Il en est de ces artères comme du tronc et des branches d'un arbre : si l'on brise une branche plus ou moins volumineuse, tout ce qui est au delà du point brisé, branche et rameaux, tombe.

Les ramifications d'une *petite* artère terminale peuvent *a fronte* être remplies, gorgées de sang, quand la pression est positive dans les veines correspondantes ; les parois fragiles des capillaires se rompent et laissent écouler le sang, soit dans le parenchyme, soit à la surface ; la partie irriguée par l'artère est alors infiltrée, farcie (*infarcire*) de sang, ainsi que nous l'avons vu (p. 97) dans l'histoire des métastases emboliques. Mais ce sang ne circule pas, l'échange sanguin est et reste au-dessous de la normale ; il est nul ou peu s'en faut.

L'occlusion d'une artère terminale *volumineuse* détermine, au contraire, une anémie définitive et bientôt la mort de l'organe.

Du reste, tout trouble circulatoire présente dans le sens strict du mot deux faces. Jusqu'ici [1] nous ne nous sommes occupés que de ce qui se passe du côté des ramifications de l'artère obstruée. Nous devons nous occuper aussi des modifications survenues en amont de l'obstacle.

De ce côté, nous devrions signaler tout d'abord une augmentation de la pression artérielle générale, proportionnelle à l'étendue de l'obstacle lui-même ; augmentation de pression qui se fait sentir jusqu'à l'orifice aortique et entraîne une augmentation correspondante de travail pour le ventricule gauche du cœur. Mais cette augmentation de pression n'est que passagère. Au bout de peu de temps, l'une ou l'autre des artères restées perméables se dilate et, tandis que la

---

1. Je renvoie encore une fois à notre étude des processus métastatiques (p. 97).

pression générale revient à la normale, il se produit dans les ramifications de l'artère dilatée, un état de réplétion que l'on désigne sous le nom d'hypérémie collatérale. Quant aux vaisseaux qui seront le siège de cette dilatation collatérale, ce ne seront pas toujours les ramifications artérielles les plus proches du point où se trouve l'obstacle ; à moins cependant que ces ramifications puissent, par le chemin le plus court, apporter une quantité de sang suffisante à l'organe menacé par suite de l'obstruction vasculaire ; tels, par exemple, les vaisseaux à nombreuses anastomoses des muscles et de l'intestin. Mais que, la carotide interne d'un côté soit oblitérée, ce ne sera pas la carotide externe du même côté, mais la carotide interne du côté opposé qui se dilatera. La dilatation collatérale est donc déterminée par les besoins de l'organisme qui réclame du sang d'abord pour l'organe menacé et ensuite pour l'organe qui, par son fonctionnement, devra, en cas de besoin, suppléer le premier. C'est ainsi qu'à la suite de l'obstruction complète d'une artère rénale, une seule des nombreuses artères de l'abdomen se dilatera, ce sera l'artère rénale du côté opposé. L'hypérémie collatérale qui en résulte et l'hypertrophie collatérale qui s'y ajoute, suffiront pour éliminer du sang les produits d'excrétion qui doivent être entraînés par l'urine.

Nous touchons ici à cette entente mystérieuse des organes essentiels de notre corps, du système sanguin et du système nerveux, qui nous a déjà étonnés quand nous nous sommes occupés de l'hypertrophie de fonctionnement ; à cette harmonie originelle des processus qui, dès la sensation d'un besoin, tendent à la satisfaction de ce besoin.

Veineux (stase et œdème).

Pour comprendre les effets qu'entraîne *l'arrêt local de la circulation veineuse,* rappelons-nous quelques points de l'anatomie normale. Et d'abord la largeur considérable des voies veineuses comparée à celle des voies artérielles. Pour un tronc artériel qui amène le sang à un organe, il y a en général deux troncs veineux qui le remportent. Ces troncs, aussi bien que leurs racines, tendent à s'anastomoser richement et à former ce qu'on appelle des *plexus*. Ajoutons à cela l'existence presque générale d'une dérivation périphérique, c'est-à-dire d'un réseau veineux superficiel qui peut, à l'occasion, remplacer les voies centrales momentanément oblitérées, par exemple pendant la contraction musculaire. Au système des veines saphènes et des veines basilaire et basilique correspond à la tête celui de la veine jugulaire externe ; dans l'intérieur du corps, les veines azygos et hémiazygos ne sont en somme que des voies de dérivation, et même dans certains organes glandulaires, comme dans le poumon, il existe dans le tissu interstitiel des veines périphériques pour les différents lobules. Bref, la nature semble avoir prévu le cas où, sur un point et à un moment donnés, un tronc veineux serait fermé à la circulation, et elle a établi de nombreuses voies collatérales pour parer à cette éventualité.

La nature va plus loin ; elle se sert même des compressions extérieures pour renforcer la circulation en retour du sang venant des extrémités ; c'est pour cela que les parois veineuses sont en général lâches et compressibles.

C'est pour cela aussi que la compression et l'obstruction pathologiques d'un seul tronc veineux périphérique n'ont aucune influence ou du moins n'ont qu'une influence très faible sur la circulation.

Il en est tout autrement quand la majorité ou même la totalité des veines d'un territoire vasculaire est obstruée, ainsi que nous l'avons vu dans l'histoire de la thrombose, ainsi qu'on l'observe souvent à la suite de l'étranglement d'un membre ou d'autres parties proéminentes ou herniées (hernies étranglées). On peut facilement reproduire ces états expérimentalement ; aussi les manifestations de la *congestion passive* ou *statique aiguë*, de l'*hypérémie veineuse* comptent-elles parmi les mieux connues en médecine. Les plus marquées d'entre elles sont : une rougeur foncée, bleuâtre (cyanotique), un gonflement augmentant lentement, et un refroidissement surtout périphérique de la partie congestionnée. Les veines superficielles sont gonflées de sang, contournées ou tordues en spirale, les valvules proéminent sous forme de nodosités épaisses.

Les manifestations microscopiques s'observent le plus facilement sur la membrane natatoire de la grenouille après ligature de la veine crurale. Les veines et les capillaires, ainsi que les artères, se dilatent; la circulation se ralentit et ne se fait plus que par poussées isochrones avec la systole cardiaque. Les globules sanguins s'amassent au point que leurs contours finissent par n'être plus reconnaissables et que le tout forme une colonne rouge homogène. Après 45 minutes environ, on voit sur les capillaires se montrer de petites éminences arrondies qui, à un examen plus attentif, se présentent comme des ectasies sacciformes de la paroi. Puis commence la sortie des globules rouges. Celle-ci se fait au niveau des interstices intercellulaires de l'endothélium à travers de petits stigmates qui, à cette occasion, se dilatent en véritables stomates [1]. Le sang apparaît sous forme de petites gouttelettes arrondies et s'amasse provisoirement dans le tissu conjonctif. Plus tard, au bout de 3 à 4 jours, les globules rouges perdent leur hémoglobine qui va produire une série de colorations diffuses ou granuleuses dans

---

1. [M. Hallopeau fait remarquer avec raison (*Traité élémentaire de pathologie générale,* Paris, 1884) que, si cette opinion, émise par Arnold, d'une dilatation des stomates, était exacte, on ne comprendrait pas pourquoi la partie liquide de l'exsudation serait aussi différente par sa constitution du plasma sanguin.]

les liquides et les tissus ambiants, ainsi que nous le verrons plus loin à propos des hémorrhagies.

Mais il est une autre conséquence plus importante de la stase aiguë qui mérite d'attirer ici notre attention : c'est l'œdème par stase, c'est-à-dire la sortie constante d'une certaine quantité de sérum sanguin hors des capillaires dilatés. L'œdème est la conséquence directe de l'augmentation de pression dans ces vaisseaux à parois délicates, il est le résultat d'une simple filtration mécanique du sérum[1]. Le liquide transsudé (le transsudat) contient du chlorure de sodium et de l'eau dans des proportions équivalentes à celles du sang, mais il renferme moins d'albumine que le sérum ; c'est donc un sérum plus fluide. Il pénètre le tissu connectif dans toutes ses parties, en remplit toutes les lacunes, se réunit dans tous les points où des espaces préexistants le lui permettent. Finalement il tend à filtrer vers la surface libre pendant que la partie se gonfle et prend une consistance pâteuse. La suite dépend de la disparition ou de la persistance de l'obstacle circulatoire. Dans le premier cas, tout revient à l'état normal ; dans le second, la gangrène humide est imminente.

La forme chronique de la stase se produit, d'une part, quand une compression ou une oblitération persistante atteint la plus grande partie, mais non la totalité des veines afférentes d'une partie, de telle sorte que le retour du sang est empêché, sans être complètement arrêté ; d'autre part, elle est la conséquence indirecte de la flaccidité et de la dilatabilité des parois veineuses. Nous savons combien est

---

1. [M. Ranvier (*Comptes rendus de l'Académie des sciences*, 1869) ayant vu l'œdème manquer chez des chiens après la ligature de la fémorale et de la veine cave, et survenir seulement lorsqu'il eut coupé un des sciatiques, avait pensé qu'il fallait, outre la stase veineuse, un trouble vaso-moteur, pour produire l'œdème. Mais cette opinion a été contredite par les expériences de MM. Vulpian et Philippeaux (Vulpian, *Leçons sur l'appareil vaso-moteur*, Paris, 1875), qui ont prouvé que la paralysie vaso-motrice n'agit que comme circonstance adjuvante en augmentant l'afflux du sang dans le système capillaire de la région et en ajoutant ainsi les effets de la congestion active à ceux de la stase.]

faible la pression du sang veineux. Ce qui, de la force d'impulsion communiquée par le cœur, persiste au delà des capillaires, se concentre dans le lit toujours plus rétréci du système veineux, et produit ainsi une nouvelle accélération du courant sanguin. Mais cela ne suffit pas pour diriger contrairement à la pesanteur, la colonne sanguine venue des parties profondes et éloignées de l'arbre circulatoire. S'il n'existait pas de distance en distance des valvules qui s'opposent au retour du sang et si la contraction musculaire ne venait pas, elle aussi, chasser vers le cœur le sang veineux des extrémités, la circulation veineuse y serait bien compromise. Aussi ne devons-nous pas nous étonner si le sang s'amasse d'une façon anormale chaque fois que l'un de ces facteurs auxiliaires de la circulation fait défaut, et si, chez des sujets qui ne meuvent pas leurs muscles, parce qu'ils ont des occupations qui commandent habituellement la position assise ou debout, il se produit une dilatation persistante des veines du membre inférieur (phlébectasie) ou des plexus veineux situés à la sortie du bassin (hémorrhoïdes). L'extensibilité des parois veineuses favorise cette dilatation et accentue encore l'état morbide en rendant de plus en plus impossible le retour à l'état normal.

Nous arrivons ainsi à une conséquence très importante pour la pathologie de beaucoup d'organes. Nous devrons, en effet, nous attendre à ce que toute hypérémie persistante ou souvent réitérée, inflammatoire, fluxionnaire, statique ou collatérale produise une dilatation habituelle des veines qui sera d'autant plus prononcée que la paroi veineuse sera plus faible, et qu'après une dilatation exagérée elle aura moins de tendance à revenir à son calibre normal. C'est ce qui arrive pour les veines de la convexité cérébrale et ce qui fait que l'hypérémie statique de la pie-mère avec dilatation et varicosités veineuses et épanchement aqueux dans l'espace sous-arachnoïdien (hydrocéphalie externe) est le résultat obligé des excitations cérébrales de longue durée (psychoses, alcool, etc.). Dans ces cas aussi, on peut parfaitement observer un phénomène qu'on retrouve dans toutes les stases chroniques, je veux parler de cet état hyperplastique du tissu conjonctif périvasculaire et surtout des gaînes veineuses qui se traduit ici sous forme de taches laiteuses de la pie-mère, là sous forme d'induration (reins), plus rarement sous forme de rétraction partielle (foie).

1er Appendice : hémorrhagie.

Le développement rapide que notre science a pris dans les dernières années, a entraîné des modifications importantes même dans les données les plus fondamentales ; mais il est une doctrine qui, dans ses traits principaux, est restée intacte depuis des siècles, je veux parler de la doctrine de l'hémorrhagie. En tant que manifestation subite menaçant directement l'existence, l'hémorrhagie a de tout temps attiré l'attention, et l'uniformité relative des circonstances dans lesquelles elle se produit, a fait que l'accord a bien vite été obtenu et est devenu définitif.

La sortie du sang suppose dans tous les cas une solution de continuité de la paroi vasculaire. Celle-ci peut se faire : 1° par suite d'une augmentation locale de la pression sanguine, les parois étant saines (diapédèse, anastomose) ; 2° par suite d'une altération de la paroi, la pression étant normale (diérèse, diabrose, rhexis). L'issue du sang se fait d'après les lois mécaniques, c'est-à-dire alors et aussi longtemps que la pression du sang dans le vaisseau est plus forte que la résistance qu'oppose le tissu ambiant. C'est d'après cela que se règle la quantité de sang qui s'écoule et en grande partie aussi le danger que la perte de sang fait naître pour la vie du malade.

C'est là la division très simple que nous adopterons pour cette étude.

I. Que des ruptures vasculaires et des hémorrhagies puissent se faire *par simple augmentation de la pression* en un point de l'appareil circulatoire, c'est ce que nous prouve l'apparition fréquente d'hémorrhagies dans les états hypérémiques. En fait, les parois des capillaires sont en général si minces que dans bien des cas d'hypérémies inflammatoires ou passives, elles ne peuvent résister sous l'effort d'une pression toujours augmentée.

Dans ces conditions, le sang sort en très petite quantité et à travers de très petites ouvertures de la paroi capillaire. Ce processus a été désigné sous le nom de *diapédèse* à une époque où l'on n'avait pas la moindre notion des globules sanguins ni de leur migration, et il faut avouer que la dénomination a été choisie avec un instinct remarquable. Nous dirions « transsudation ». J'ai déjà exposé les détails histologiques de la diapédèse à propos de l'hypérémie veineuse ; je me permets d'y renvoyer. La marche ultérieure du processus dépend de l'accueil que reçoit la gouttelette de sang de l'autre côté de la paroi capillaire. Dans un parenchyme compact, peu extensible, comme celui du cerveau, le sang forme au niveau de chaque point de rupture une gouttelette sphérique de $0^m,001$ de diamètre qui n'est pas résorbée, mais qui reste sur place et y subit diverses métamorphoses (voir *Hémorrhagies ponctuées* dans mon *Traité d'histologie pathologique*). Mais partout où le parenchyme le permet, les globules sanguins vont se répandre dans les lacunes du tissu conjonctif et arrivent de là, en partie dans les origines des vaisseaux lymphatiques, en partie au niveau des couches superficielles voisines où ils se mêlent aux produits de sécrétion et leur donnent le caractère hémorrhagique. Ces sécrétions hémorrhagiques sont surtout fréquentes au niveau de la muqueuse du tube digestif chez les cardiaques, quand la stase sanguine se propage à travers le foie jusque dans les racines de la veine porte, et trouve dans les capillaires veineux délicats et superficiels préposés aux fonctions de résorption, un terrain favorable pour la diapédèse.

Les selles sanguinolentes des cardiaques et des hépatiques étaient connues d'Hippocrate sous le nom de μελαινα χολη. Le sang éliminé par l'anus est souvent noir en raison des modifications qu'il a subies dans son trajet à travers l'intestin. De même le sang éliminé par diapédèse dans le fond et sur les bords d'ulcérations carcinomateuses de l'estomac est rendu par le vomissement avec l'aspect de marc de café, parce que les gouttelettes de sang qui ont suinté hors des vaisseaux se coagulent et brunissent sous l'influence d'un suc gastrique acide.

Tous les globules sanguins ne sont cependant pas éliminés ou résorbés. Une grande partie d'entre eux reste sur place dans les parenchymes lâches et y produit ces granulations pigmentaires qui, après de longues années, nous indiquent encore qu'il y a eu là une hémorrhagie. Elles sont d'ordinaire de couleur rouille et donnent aux tissus, surtout aux membranes dans lesquelles elles se trouvent, un aspect jaune, rouge brun et même noir tout à fait caractéristique.

Sous le microscope, ce sont des corpuscules arrondis, d'une coloration jaune intense, réunis au nombre de trois à dix en petits amas, accolés à la paroi externe des vaisseaux et suivant leurs ramifications. On a étudié récemment l'origine de ces petites masses provenant des globules extravasés ; on trouvera le détail de ces recherches dans les Traités d'anatomie pathologique. Ce qui paraît certain, c'est que chacun de ces corpuscules ocreux provient de plusieurs globules rouges ou du contenu coloré de plusieurs globules rouges.

Au point de vue chimique, c'est un oxyde de fer qui forme la presque totalité de ces pigments.

II. La seconde forme d'hémorrhagie est celle qui survient, la pression sanguine étant normale, *par suite d'une solution de continuité de la paroi vasculaire,* chaque fois qu'une violence mécanique agit assez profondément sur un point du corps (*diérèse*). En dehors du calibre du vaisseau et de la pression sanguine qui y existe, il faut dans la diérèse considérer l'état de rigidité ou de souplesse de la paroi vasculaire, sa contractilité et le mode suivant lequel la solution de continuité a été produite. Les plus dangereuses sont les plaies des grosses artères par instruments tranchants. Quand même les lèvres de la plaie se rétractent, il reste une ouverture suffisante pour permettre, grâce à la pression sanguine, à une hémorrhagie considérable de se produire. Dans les plaies par arrachement de moyennes et surtout de petites artères, les extrémités déchirées, grâce à leur élasticité et à leur contractilité, s'enroulent en dedans et, en obstruant plus ou moins parfaitement la lumière du vaisseau, opposent une résistance qui peut suffire à arrêter l'hémorrhagie. J'ai vu souvent sur le champ de bataille des déchirures de l'artère axillaire sans hémorrhagie notable.

Les plaies des veines sont, en général, moins dangereuses, à condition cependant qu'elles ne siègent pas dans une région où se fait sentir l'influence des mouvements inspiratoires ; dans ce cas, en effet, le bout central aspirerait de l'air au moment de l'inspiration, et l'entrée de l'air dans le cœur et les vaisseaux pulmonaires entraînerait rapidement la mort[1]. Mais à part cela, ne sont dangereuses que les plaies des grosses veines, ou encore celles des veines dont les parois ri-

---

1. [Le mécanisme des accidents produits par l'introduction de l'air dans les veines est encore très controversé. L'air agit-il sur les terminaisons nerveuses des pneumogastriques (Arloing et Tripier)? Arrive-t-il à distendre les cavités droites du cœur (Magendie)? Est-il directement toxique pour la fibre cardiaque

gides ou adhérentes à un parenchyme rigide ne peuvent s'affaisser. Tels sont les sinus de la dure-mère et les veines sus-hépatiques. Sur ces vaisseaux, comme sur ceux d'un fibrome utérin, de petites plaies même sont dangereuses à cause de la difficulté d'arrêter l'hémorrhagie.

Sous le nom de *diabrose*, on entend l'érosion et la perforation d'un vaisseau par un processus destructif venant du dehors. Le plus souvent il s'agit d'ulcérations simples ou spécifiques, d'ulcérations du poumon ou de l'intestin dont le fond est traversé par une artère d'un certain calibre. La paroi de ce vaisseau est d'abord, sur le point le plus superficiel, infiltrée comme le tissu connectif ambiant. Une fois que l'infiltration a atteint un certain degré, les fibres musculaires et conjonctives sont de plus en plus dissociées et détruites, et les masses cellulaires qui les remplacent ne suffisent plus à s'opposer à la pression sanguine. Il peut se faire d'abord une dilatation de la partie malade, un véritable anévrysme sacciforme, mais finalement le courant sanguin arrive à rompre les points les plus malades et l'on a peu de chances de voir, même sur de petits vaisseaux, l'hémorrhagie s'arrêter rapidement. Le cas est déjà plus favorable quand le vaisseau est érodé non pas dans sa continuité, mais *a fronte,* comme dans l'ulcère simple de l'estomac. Mais il faut dire qu'ici encore, une fois que toutes les ramifications ont été détruites dans le foyer ulcératif, et quand même la thrombose s'est élevée jusqu'au point d'entrée du vaisseau dans l'ulcère, si l'érosion arrive à se produire sur ce point, le résultat sera le même que si la perforation s'était faite sur le côté.

(Oré, *Expériences sur l'introduction de l'air dans les veines,* Société de chirurgie, décembre 1862)? Forme-t-il de véritables embolies pulmonaires (Weber, Jamin)? Aucune des hypothèses n'explique complètement les faits observés. (Couty, *Étude expérimentale sur l'entrée de l'air dans les veines,* th. Paris 1875. E. Schwartz, art. *Veines,* in *Nouveau Dictionnaire de médecine et de chirurgie pratiques,* t. XXXVIII.)]

Nous arrivons enfin à la rupture vasculaire dans le sens strict du mot, à l'hémorrhagie par *rhexis*. Dans ce cas, la paroi du vaisseau est atteinte, affaiblie, perforée par un processus destructif venu de l'intérieur. C'est l'origine des grandes hémorrhagies cérébrales, par suite de dégénérescence graisseuse de la tunique interne des vaisseaux, dans ce qu'on appelle l'*athérome artériel*.

On sait que toutes les artères intracrâniennes ont des parois très minces; car la boîte crânienne, close de toutes parts, réagit par l'intermédiaire du parenchyme cérébral, contre une partie de la pression sanguine. La tunique adventice est formée d'une simple lamelle de substance conjonctive; la tunique musculaire ne présente pas ces lamelles et ces réseaux de fibres élastiques qui donnent aux autres artères du corps leur élasticité et leur solidité remarquables; cette tunique musculaire n'est donc formée que de faisceaux annulaires de fibres musculaires lisses réunies par une très faible quantité de substance connective amorphe; toute leur résistance est due à la tunique interne qui recouvre les anneaux musculaires. Mais cette tunique interne elle-même est très délicate et ne contient, par exemple pour l'artère sylvienne, que six lames striées, tandis que les artères d'égal calibre dans d'autres parties du corps en présentent au moins une quinzaine. On comprend donc facilement qu'un processus qui, sur l'aorte, ne donne lieu qu'à quelques rugosités superficielles sans importance clinique, que l'usure graisseuse de la tunique interne (qu'il ne faut pas confondre avec la dégénérescence athéromateuse qu'elle accompagne souvent), aboutisse à la destruction complète de toute la membrane et mette en danger la résistance de la paroi vasculaire. Qu'il se produise maintenant une congestion même faible et passagère du cerveau, soit après l'usage d'une boisson enivrante, soit sous l'influence d'expirations prolongées et énergiques, d'efforts de défécation, de cris, de toux, etc., le sang se creusera un passage à travers la membrane interne usée jusqu'à la tunique moyenne, dissociera les faisceaux annulaires de celle-ci et déchirera facilement la faible tunique adventice.

C'est, du moins, ce qui arrive dans l'hémorrhagie des grosses branches de l'artère sylvienne. Pour les ramuscules plus fins, les vaisseaux de passage, la rupture peut n'atteindre que les tuniques interne et moyenne et l'adventice soulevée peut être assez extensible pour retenir le sang extravasé jusqu'à ce que la contre-pression extérieure mette un terme à l'écoulement sanguin (anévrysme disséquant). Mais la rupture peut se faire aussi sur les capillaires, il se produit alors des foyers du volume d'un pois à celui d'une noix, dont le parenchyme est parsemé d'hémorrhagies ponctiformes[1].

Plus est considérable le calibre du vaisseau qui fournit l'hémorrhagie, plus aussi on risque de voir une grande quantité de sang s'écouler rapidement et entraîner la mort du malade ou détruire les parenchymes dans lesquels le sang fait irruption avec toute la force de la pression artérielle.

Quand ces foyers hémorrhagiques (hématome, infarctus) n'entraînent pas immédiatement la mort, ils peuvent guérir par résorption lente du sang épanché et réparation, souvent bien imparfaite, des parties atteintes. Il peut se produire aussi des amas de pigment, de sorte qu'après de longues

---

1. [Rappelons à ce propos les recherches de MM. Charcot et Bouchard (*Archives de physiologie*, 1868) sur la pathogénie de l'hémorrhagie cérébrale. Depuis les travaux de ces auteurs, on sait que la formation de petits anévrysmes miliaires est la plus fréquente et la plus importante, parmi les causes de l'hémorrhagie cérébrale. Il s'agit là d'une périartérite; la lésion débute par une inflammation, une prolifération abondante des noyaux dans la gaîne lymphatique et l'adventice, la musculaire s'atrophie ensuite, puis vient l'inflammation de l'endothélium. Comparées à cette lésion, les autres altérations vasculaires : la dégénérescence graisseuse des capillaires, l'athérome et les anévrysmes artériels, n'ont qu'une importance relativement faible comme cause des hémorrhagies cérébrales. (Voir Brouardel, *Hémorrhagie cérébrale*, article, *Cerveau* in *Dictionnaire encyclopédique des sciences médicales*.)]

années, des cicatrices pigmentées ocreuses ou brunâtres peuvent encore rappeler l'hémorrhagie antérieure. Dans ces points, on trouve souvent, à côté d'autres pigments amorphes, de l'hématoïdine cristallisée dont on a récemment démontré l'identité avec la bilirubine de la bile normale. Les pigments granuleux sont formés presque exclusivement d'oxyde de fer.

2º Appendice : gangrène.

Il est une variété de mort locale (voy. *Nécrose*, p. 132) que l'on désigne sous le nom de *gangrène*. Quand une partie morte est remplie, gorgée de sang, ce sang se putréfie, produit une coloration diffuse du tissu et cette coloration peut aller jusqu'à une teinte très foncée, noirâtre, noire.

Le sang se putréfie rapidement et le premier signe de la putréfaction est la sortie de la matière colorante hors des globules rouges. Cette matière colore successivement le sérum, la paroi vasculaire et les tissus ambiants jusqu'aux limites de la partie mortifiée. A travers l'épiderme, cette coloration est d'un bleu livide. Mais bientôt l'épiderme se soulève et se détache et au-dessous de lui se voit la coloration rouge laque du sang putréfié. Celle-ci, quand on empêche la dessiccation, arrive à une teinte verdâtre et passe, en même temps que se développe une odeur très fétide, aux teintes vert grisâtre du cadavre en putréfaction (gangrène humide, sphacèle). Quand au contraire, après le soulèvement de l'épiderme, l'évaporation peut se faire, la partie mortifiée se dessèche en une masse d'une couleur foncée, rappelant celle du charbon (gangrène sèche, momification)[1].

---

1. [Sous le nom de gangrène blanche (Quesnay), de gangrène par cadavérisation (Cruveilhier), les auteurs ont décrit quelques faits exceptionnels dans lesquels la mort d'un membre a eu lieu instantanément, sans prodromes, par l'interruption complète et subite de l'arrivée du sang artériel. Les parties mortifiées sont pâles, froides, l'épiderme se détache avec facilité par le frottement, mais il ne se forme pas de bulles à la surface. (Voir Maurice Raynaud, art. *Gangrène*, in *Nouveau Dictionnaire de médecine et de chirurgie pratiques*, t. XV.)]

Parmi les troubles locaux de la circulation, c'est l'embolie (p. 93) qui entraîne le plus souvent la gangrène, puis l'étranglement comprimant toutes les veines d'une partie ; enfin tous les processus inflammatoires dans lesquels le ralentissement du courant sanguin est arrivé jusqu'à un arrêt complet (stase) peuvent aboutir à la gangrène. Dans ces cas intervient toujours une altération de l'appareil vasculaire. Chez les vieillards, les artères sont souvent dures et calcifiées, incapables donc d'une congestion active qui seule peut s'opposer à la stase inflammatoire. Ailleurs les capillaires eux-mêmes sont tellement altérés par l'irritant inflammatoire (par exemple, le froid), que l'adhérence du sang à leurs parois dépasse la force d'impulsion du cœur et que le sang est véritablement figé dans les capillaires. L'une ou l'autre de ces causes rend compte de tous les cas de gangrène [1].

Quant aux rapports réciproques de la partie gangrenée avec le reste de l'organisme, nous les avons étudiés déjà à propos de l'escharification et de la séquestration en faisant l'histoire de l'inflammation ; nous pouvons les passer ici sous silence.

TROUBLES GÉNÉRAUX.

Cœur.

Remarques préliminaires. — L'anatomie pathologique du cœur nous fait connaître un grand nombre d'altérations qui rendent cet organe incapable d'un fonctionnement normal.

---

1. [On sait depuis longtemps que de nombreux organismes inférieurs se rencontrent dans les foyers gangréneux. Sont-ils secondaires, comme le veut M. Pasteur, ou bien l'altération gangréneuse est-elle liée directement à leur développement? C'est là une question encore discutée. Quoi qu'il en soit, il faut se rappeler ce fait, signalé par M. Hallopeau (*Bulletin de la S ociété clinique,* 1880), que la gangrène ne se montre que sur les parties en communication directe avec l'air extérieur, comme si l'intervention d'un agent venu du dehors était nécessaire à la production du foyer gangréneux primitif.]

Rappelons brièvement les plus importantes de ces altérations.

L'*endocardite aiguë* amène un ramollissement inflammatoire des valvules mitrales ou aortiques qui peut aboutir à la perforation et au décollement partiel de ces valvules. L'*endocardite chronique* consiste en une néoformation conjonctive, hyperplastique et indurative qui aboutit d'abord à l'épaississement, puis au raccourcissement, à la rigidité, quelquefois à la crétification des valvules et à l'adhérence des valves les unes avec les autres. Or, tandis que la perforation, le décollement et la rétraction des valvules permettent au sang de refluer, alors que les valvules devraient précisément empêcher ce reflux (insuffisance), l'épaississement, l'induration et les adhérences des valvules donnent lieu à une étroitesse anormale de l'orifice au moment où ces voiles membraneux devraient s'adosser aux parois cardiaques ou artérielles pour donner libre passage au sang (rétrécissement). La sténose a a donc le même effet que l'insuffisance, elle arrête la progression du sang au niveau du point malade.

La *myocardite chronique* est une néoformation conjonctive, hyperplastique et indurative qui détermine la disparition des fibres musculaires du cœur et donne lieu, sur la paroi antérieure du ventricule gauche, à la production de ce que l'on a appelé les *plaques fibreuses* et l'*anévrysme partiel du cœur*. En diminuant la quantité d'éléments musculaires, elle diminue aussi la force musculaire du cœur. C'est ainsi qu'agissent encore toutes les dégénérescences diffuses et circonscrites du muscle cardiaque ; l'atrophie brune des vieillards et des sujets atteints de maladies consomptives, la dégénérescence graisseuse, la surcharge graisseuse, l'abcès du cœur, les tumeurs du muscle cardiaque, l'embolie des artères coronaires et d'autres encore. L'épuisement fonctionnel du cœur qui succède à des fièvres graves ou de longue durée et peut amener la mort, ne s'accompagne pas toujours d'une altération anatomique visible du muscle cardiaque.

La *péricardite* gêne par un exsudat souvent considérable dans le péricarde la diastole du cœur. S'il se fait plus tard des adhérences des deux feuillets du péricarde, c'est, au contraire, la systole qui est alors entravée. Les épanchements séreux ou hémorrhagiques, ainsi que les sarcomes plus rares du péricarde, empêchent également la dilatation normale du cœur, de même que les tumeurs volumineuses du médiastin qui compriment mécaniquement le cœur.

Quelque variées que puissent être ces altérations, leur influence sur la circulation se résume en un point : une diminution de la force d'impulsion du cœur, la faiblesse cardiaque, l'*asystolie*. L'asystolie arrive à diminuer, à faire disparaître même la différence de pression qui existe dans les artères et les veines, et qui est la cause prochaine de l'écoulement du sang artériel, à travers les capillaires, dans le système veineux ; dès lors le sang s'accumule dans les veines, tandis que les artères se vident de plus en plus.

Pareil effet sur la circulation sera produit encore par tout obstacle siégeant en dehors du cœur dans l'une des deux voies artérielles ; en épuisant la force d'impulsion du cœur, il diminue le travail utile de l'organe ; à condition cependant que l'obstacle occupe toute l'épaisseur de la voie sanguine. C'est ainsi qu'agissent les altérations de l'aorte et de l'artère pulmonaire.

L'*endartérite chronique* détermine un épaississement scléreux de la tunique interne qui peut aboutir par dégénérescence graisseuse à l'abcès et à l'ulcération athéromateux, ou par calcification à ce que l'on appelle l'ossification des artères. Dans tous ces cas, le frottement du sang contre la paroi artérielle est augmenté et épuise la force d'impulsion du cœur. De la même façon agit la crétification de la tunique moyenne que l'on observe d'ordinaire à la fois sur toutes les branches moyennes de l'aorte. La dilatation générale de l'aorte et la dilatation partielle ou *anévrysme,* qui sont la conséquence habituelle de l'endartérite, ralentissent la circulation générale, non seulement parce qu'elles réclament, pour remplir la poche ainsi formée, une certaine quantité de sang qu'elles enlèvent à la circulation, mais encore et surtout parce qu'elles exigent une force d'impulsion plus énergique pour chasser cette plus grande quantité de sang artériel.

L'*emphysème pulmonaire* détruit la plus grande partie des fines ramifications de l'artère pulmonaire. Des *épanchements pleurétiques* peuvent comprimer en même temps que le poumon, les ramifications de l'artère pulmonaire et mettre obstacle à leur déversement dans l'oreillette gauche.

Nous nous arrêterons à ces quelques considérations [1]. Passons maintenant aux complexus symptomatiques qui sont amenés par un trouble dans la fonction du cœur ou par des états équivalents. Nous commencerons par les manifestations auxquelles donne lieu la diminution ou la cessation brusque de l'activité cardiaque pour étudier ensuite les troubles chroniques.

a) Affaiblissement et cessation brusques de l'activité cardiaque.

α) La mort par le cœur. — Signes de la mort.

La conséquence immédiate de l'arrêt définitif du cœur est la mort de l'organisme tout entier. Pour déterminer les signes de la mort, on met le doigt sur l'artère radiale, la main dans la région de la pointe du cœur et quand tout mouvement y a cessé, on attend, avant de prononcer un arrêt définitif, l'apparition des symptômes qui montrent que la pres-

---

1. [Pour de plus amples détails sur l'influence et le mécanisme de chacune de ces lésions, voir M. Peter, *Traité clinique et pratique des maladies du cœur et de la crosse de l'aorte,* 1883.]

sion entre les systèmes artériel et veineux s'est peu à peu équilibrée. C'est tout d'abord l'arrêt de la circulation dans les capillaires ; ceux-ci se vident de sang dans les parties qui jusque-là étaient maintenues par la pression sanguine dans un état de tension élastique. La *pâleur des téguments*, l'*excavation de l'œil*, c'est-à-dire l'affaissement du contenu de l'orbite tout autour du globe oculaire, en sont des signes. Les paupières se rétractent, au point que l'on est obligé de les maintenir fermées, si l'on ne veut pas que l'œil terne et flétri reste à nu et se dessèche. Toutes les parties saillantes du corps, toutes celles qui reposent sur un plan solide : le nez, le menton, le bord des mâchoires, les condyles articulaires, deviennent proéminentes et pointues par suite de la rétraction des parties voisines.

En même temps que la pâleur se produit le *refroidissement* des parties périphériques. Celui-ci s'avance des mains et des pieds d'une part, de la pointe du nez, des lèvres et du menton d'autre part, vers le milieu du tronc, qui garde encore pendant 12-20 heures, selon les cas, une température plus élevée.

Cependant le sang s'est amassé en grande partie dans le tronc et les branches principales des veines caves et dans les parties correspondantes du cœur. L'oreillette droite en est gorgée, le ventricule droit en contient un peu moins, et comme dans ces cavités la température est plus élevée et reste plus longtemps élevée, que par conséquent, la paroi garde aussi une vitalité plus longue, le sang ne s'y coagule que peu à peu, les globules sanguins ont le temps, en raison de leur pesanteur spécifique de s'amasser au fond du liquor sanguin, tandis qu'à la partie supérieure, surtout dans l'infundibulum, se forme une zone plus ou moins élevée d'un liquor clair, jaunâtre, sans globules qui, en se coagulant, amène la formation d'une couenne gélatineuse.

Un signe un peu plus tardif est fourni par l'apparition de ce qu'on appelle les *taches cadavériques*. Le sang est un liquide assez lourd qui tendra à s'amasser dans les parties les plus basses du corps, une fois que le cœur aura cessé de s'y opposer. Après la mort, cette accumulation du sang dans les parties basses peut se faire et elle se traduira sur toute la surface inférieure du corps, par une coloration bleu livide à bords marbrés.

Il ne faut pas confondre avec les lividités cadavériques, une coloration plutôt verdâtre qui se produit sur l'abdomen et à la région du cou. Celle-ci indique déjà un commencement de putréfaction et a son point de départ dans l'iléon dont le contenu est riche en bactéries de la putréfaction.

La *respiration* ne s'arrête pas toujours exactement en même temps que les *mouvements du cœur*. Souvent il se produit encore quelques inspirations profondes après que le choc du cœur a tout à fait cessé d'être perceptible. Dans certains cas, la respiration peut même se poursuivre encore pendant quelques minutes et cette persistance de l'activité respiratoire peut rendre inoffensives de courtes pauses dans l'activité cardiaque, car l'aspiration et l'expulsion du sang par le poumon peuvent suppléer jusqu'à un certain point aux forces mécaniques de la circulation sanguine. Nous basons sur ce fait les essais de résurrection par la respiration artificielle et on ne saurait nier qu'on obtient quelquefois ainsi des résultats surprenants.

La *perte de la sensibilité et de la motilité* a une valeur moins grande comme signe de la mort. Une fois que les muscles sont devenus durs et rigides, ce qui arrive à peu près au moment du refroidissement complet du cadavre, alors seulement les fonctions sensitives et motrices peuvent nous fournir un signe important de la mort. La *rigidité cadavérique* en effet peut disparaître de nouveau après avoir atteint quelques groupes musculaires ; mais elle est définitive une fois que tous les muscles du corps en sont atteints [1].

β) Syncope.

Après la mort, il faut placer un syndrome produit par un affaiblissement brusque et si considérable de l'action du cœur que la pression artérielle ne suffit plus pour entretenir la circulation.

Le pouls radial et le choc du cœur peuvent être encore perceptibles, mais ils sont extrêmement faibles. La circulation capillaire s'arrête dans les extrémités. Les mains et les pieds deviennent froids, ainsi que le nez et les oreilles. Puis la peau tout entière se refroidit et pâlit. Grâce à son élasticité, elle se rétracte sur les parties sous-jacentes comme si la mort s'était déjà produite, les bords osseux deviennent saillants, les lèvres s'écartent des dents, les paupières se retirent des globes oculaires, la mâchoire inférieure est pendante (facies hippocratique). La syncope se produit d'ordinaire d'une façon assez subite et pousse les médecins et les personnes qui entourent les malades à essayer une série de moyens violents, mais impuissants d'ordinaire (musc, champagne, frictions, etc.), pour ranimer l'activité cardiaque et écarter cette fois encore une mort imminente [2].

γ) Hypostase et œdème pulmonaire. Apoplexie et paralysie du poumon.

Quand, à la fin d'une longue maladie, le cœur épuisé n'est plus capable, par des contractions complètes, de chasser

---

1. [La mort par le cœur peut se faire suivant deux mécanismes : le cœur détermine la mort tantôt brusquement, par syncope, tantôt lentement en devenant un agent d'asphyxie. Les signes de la mort, ou du moins l'époque d'apparition de ces signes, peuvent varier suivant les cas. (Dieulafoy, art. *Mort*, in *Nouveau Dictionnaire de médecine et de chirurgie pratiques*, t. XXIII ; Tourdes, art. *Mort* (médecine légale), in *Dictionnaire encyclopédique des sciences médicales*).]

2. [Voir l'article *Syncope*, par I. Straus, dans le *Nouveau Dictionnaire de médecine et de chirurgie pratiques*, t. XXXIV.]

tout le sang qu'il contient dans le poumon ou dans l'aorte, l'influence si importante qu'exerce l'inspiration sur la circulation thoracique ne cesse pas pour cela. A chaque inspiration une nouvelle quantité de sang veineux passe du cœur droit dans les vaisseaux pulmonaires, et, grâce à l'occlusion parfaite des valvules de l'artère pulmonaire, pas une goutte du sang ainsi aspiré ne reflue dans le cœur droit. On prévoit la suite. Obéissant à la pesanteur, le sang s'amasse dans les parties profondes de l'organe et y remplit au maximum les vaisseaux (hypostase). La circulation diminue de plus en plus, tandis que la pression augmente et atteint finalement à un degré où la filtration mécanique du sérum ne tarde pas à se faire. Ce sérum s'accumule sous forme d'un transsudat légèrement coloré en rouge par le mélange de quelques globules rouges, d'une part dans la cavité pleurale, d'autre part dans les alvéoles du poumon. Dans ces alvéoles, il produit, tant qu'il est mélangé d'air, un râle crépitant perceptible à l'auscultation ; plus tard, il chasse tout à fait l'air des alvéoles et la matité à la percussion nous indique jusqu'à quelle hauteur s'élève l'œdème pulmonaire. Si de cette façon la moitié environ des voies respiratoires est devenue impropre à ses fonctions, la vie s'éteint après quelques inspirations profondes.

On peut, du reste, rencontrer comme symptômes intercurrents des degrés plus faibles d'hypostase qui peuvent de nouveau disparaître ou constituer le point de départ d'une affection inflammatoire du poumon. Un certain degré d'hypostase doit exister d'ailleurs dans la pneumonie la plus simple, car il serait difficile de comprendre comment une grande quantité de sang pourrait s'amasser dans le poumon, sans que l'action de la pesanteur se fît sentir sur elle.

b) *Affaiblissement progressif de l'activité cardiaque.*

Le nombre et la diversité des symptômes qui accompagnent l'affaiblissement et la diminution progressifs de l'activité cardiaque, résultent de ce fait que, plus que tout autre organe de notre corps, le cœur peut, par lui-même, rendre inefficaces une série de causes qui s'opposent à son fonctionnement ou en empêchent l'effet utile. Dans son fonctionnement, comme dans sa nutrition, le cœur s'accommode aux conditions anormales les plus diverses ; aussi trouvons-nous presque toujours à côté des manifestations liées à une diminution de l'activité cardiaque, celles d'une compensation qui souvent et longtemps suffit à parer à la lésion existante.

α) Les symptômes de compensation.

Si nous admettons, ce que personne ne contestera, que le cœur est chargé de maintenir par ses contractions la pression sanguine à une hauteur normale dans les artères de la grande et de la petite circulation, nous verrons que la simple accélération des battements cardiaques, ce qu'on appelle les *palpitations,* comptent déjà parmi les symptômes compensateurs. L'accélération des battements du cœur augmente directement la pression sanguine dans l'aorte et l'artère pulmonaire. Les palpitations sont donc un symptôme primordial et constant dans tous les troubles de l'activité cardiaque. Mais il en est un bien plus important : c'est l'*hypertrophie* de fonctionnement du myocarde, qui organise véritablement le cœur pour un travail exagéré[1]. L'orifice aortique peut, à la suite d'en-

---

1. [M. Peter (*Leçons de clinique médicale,* 1873, et *Traité clinique et pratique des maladies du cœur et de la crosse de l'aorte,* 1883) s'est élevé contre l'idée d'hypertrophie compensatrice si généralement admise. Il a montré « que cette hypertrophie résulte du surcroît de travail imposé au cœur par la plus grande masse du sang à lancer, que le ventricule ne s'hypertrophie pas *pour* lutter, mais *parce qu'il* lutte, que ce qui compense, ce n'est pas la masse du muscle, mais sa contractibilité, laquelle finit par s'épuiser alors que cette masse même est devenue monstrueusement volumineuse ». L'importance pratique de cette donnée ne saurait échapper à personne.]

docardite chronique, être si rétréci que l'on se demande par quelle fissure contournée, par quelle ouverture cachée le sang a pu pénétrer dans l'aorte et cependant l'hypertrophie considérable du ventricule gauche a suffi pour y chasser la quantité nécessaire de sang. Il en est de même dans le rétrécissement de l'orifice auriculo-ventriculaire gauche avec hypertrophie du ventricule droit. Mais il intervient sans doute quelques forces auxiliaires.

Le premier effet de tout obstacle dans les voies circulatoires est évidemment la stase du sang en amont de l'obstacle et une augmentation de pression dans la partie correspondante de l'appareil circulatoire. L'augmentation de pression entraîne une dilatation plus grande et une tension plus forte des parois. Mais si le sang ne peut refluer en arrière, parce qu'un obstacle insurmontable s'oppose à ce reflux, il est évident que l'augmentation de tension dans la portion dilatée contribuera elle-même à la progression du sang. Ce facteur intervient surtout dans la compensation des lésions mitrales. L'augmentation de tension dans la petite circulation est favorisée, dans ces cas, par l'occlusion parfaite des valvules de l'artère pulmonaire ; et si l'hypérémie du poumon, l'ectasie de ses capillaires, l'induration brune, le danger d'infarctus hémorrhagiques et le catarrhe bronchique, si pénible et qui les accompagne toujours, s'ajoutent aux manifestations fâcheuses des lésions mitrales, il n'en est pas moins vrai que là encore, l'augmentation de tension a une influence salutaire.

Dans les lésions des valvules aortiques, l'intégrité de la valvule mitrale favorise également la *dilatation* salutaire du ventricule gauche. Sans elle, l'hypertrophie concomitante du muscle cardiaque ne suffirait pas à chasser dans l'aorte une quantité de sang suffisante, car la mitrale insuffisante permettrait à chaque diastole la régurgitation du sang aortique. Mais il importe que la dilatation ne dépasse pas certaines limites. La dilatation peut être si considérable que la systole n'arrive plus à être complète et que la compensation devient impossible.

La valvule tricuspide est, sans contredit, le plus faible des appareils valvulaires du cœur. Si donc, du cœur gauche ou du poumon, la stase sanguine se propage au ventricule droit, l'hypertrophie de ce ventricule se produit au même titre que se fait l'hypertrophie du ventricule gauche dans le cas de lésion aortique, mais elle n'atteint jamais le même degré et n'a jamais le même effet utile; car la dilatation concomitante du ventricule droit élargit l'orifice auriculo-ventriculaire à tel point que les valves de la tricuspide n'arrivent plus à le fermer. Nous nous trouvons alors en présence de cette insuffisance relative de la valvule tricuspide qui, pour une foule de cardiaques, précède la terminaison fatale. Elle permet, en effet, à la stase sanguine de se propager directement au système veineux général, dont les larges voies ne se prêtent plus à une tension compensatrice suffisante[1].

3) Cyanose et hydropisie.

Dans tout ce qui précède, nous avons vu que les moyens de compensation dont dispose l'appareil circulatoire, pour lutter contre l'affaiblissement de la pression artérielle, ont des bornes. Que ces bornes soient passagèrement ou définitivement dépassées, que la compensation devienne insuffisante, nous verrons se produire la cyanose et l'hydropisie, deux manifestations qui révèlent l'accumulation anormale du sang dans le système veineux.

Les degrés les plus légers de la cyanose se traduisent par

---

1. [« Cette insuffisance tricuspide est le résultat et l'indice du trouble le plus profond porté à la circulation générale : les deux cœurs sont alors compromis ; le débit artériel devient aussi difficile dans le système de la grande circulation que dans celui de la petite, dans le système de la circulation de l'hématopoèse que dans celui de l'hématose ; tout menace de s'arrêter et le péril de l'organisme est excessif. » (M. Peter, *loc. cit.*)]

une injection plus marquée des veines cutanées dans les parties périphériques de la grande circulation. A la tête, le lobule de l'oreille, l'extrémité du nez, les lèvres, les joues, le menton prennent une coloration bleuâtre ; si la cyanose persiste, les arborisations veineuses se dessinent de plus en plus au point de sembler immédiatement situées au-dessous de l'épiderme. Il en est de même aux jambes et aux bras, mais là c'est le gonflement anormal des veines sous-cutanées qui domine. Le trajet flexueux de ces vaisseaux, qui se manifeste déjà sous les téguments de l'homme sain, s'accentue de plus en plus ; il forme des plis, des zigzags et aboutit à ces dilatations ampullaires, sacciformes, que l'on appelle des *varices*[1].

A la réplétion du système veineux succède tôt ou tard la transsudation de l'eau du sang à travers les vaisseaux dilatés, l'*hydropisie*[2]. La dénomination de transsudat rappelle la nature toute mécanique du processus, la simple expression du sérum hors des vaisseaux, par opposition avec l'exsudat, dont l'origine inflammatoire implique une participation active des tissus[3].

Le liquide de l'hydropisie est d'ordinaire incolore ou légèrement jaunâtre, limpide, d'un goût fade, un peu salé,

---

1. [Cette congestion passive se produit non seulement du côté des veines superficielles, mais évidemment aussi du côté des viscères, et suivant un ordre habituellement régulier, dans le poumon, le foie, la rate, les reins, les centres nerveux. Il faut se rappeler cependant que, sous des influences personnelles, la congestion du foie peut prédominer sur la congestion des poumons, et même la congestion des centres nerveux, habituellement la dernière en date, l'emporter sur celle des autres viscères (M. Peter, *loc. cit.*)].

2. Quand l'hydropisie se fait dans les parenchymes, on l'appelle *œdème* (de οἰδάω, gonfler) ; si elle se produit dans les cavités creuses, on se sert des dénominations suivantes : hydrothorax, hydropéricarde, etc. L'anasarque est l'œdème de la peau et du tissu cellulaire sous-cutané ; l'ascite est l'épanchement dans la cavité péritonéale.

3. [A la raison toute mécanique de l'hydropisie s'en ajoute une autre : l'altération du sang. Dans toutes les affections qui produisent un affaiblissement progressif de l'activité cardiaque et peuvent ainsi engendrer des hydropisies, le sang est modifié dans sa crase ; le nombre des globules rouges est abaissé au-dessous de la normale et surtout l'albumine est en moindre quantité, et la proportion d'eau prédomine sur celle des éléments solides et plastiques du sang.]

alcalin. Il peut contenir jusqu'à 99 p. 100 d'eau ; en général, il en renferme 92 à 95 p. 100. Comme le sérum sanguin n'en contient que 90,5 à 91,7 p. 100, il s'ensuit que le liquide hydropique contient moins d'albumine que le sérum. Mais ces proportions changent avec l'âge de l'épanchement. Plus l'état hydropique a duré longtemps, plus le transsudat est riche en albumine. Il s'y produit également certaines transformations chimiques et avant tout celle de la sérine en une peptone analogue à celles que produit la digestion stomacale. On peut s'attendre *à priori* à ce que les substances extractives du sang, facilement diffusibles, l'urée par exemple, se rencontrent dans le transsudat. Quant aux autres parties constitutives du liquide hydropique : la graisse, le mucus, on peut admettre qu'elles ne sont formées que secondairement, en même temps que la peptone.

Les manifestations extérieures de l'hydropisie obéissent si simplement et si directement aux lois de l'infiltration mécanique, que nous pouvons facilement les reproduire à l'aide d'injections d'eau salée dans les tissus. Ainsi les épanchements séreux obéissent tous à la loi qui veut que parmi les corps stéréométriques, c'est la sphère qui occupe le plus grand volume sous la plus petite surface possible. Si donc une cavité quelconque doit recevoir et renfermer la plus grande quantité possible de sérosité, cette cavité tendra, quelle qu'ait été sa forme antérieure, à prendre une forme sphérique. Cette tendance est surtout manifeste dans les formes les plus prononcées de l'hydropisie abdominale, de l'ascite. Dans ces cas, le diagnostic se base sur les signes caractéristiques que donne un épanchement quand on exerce à ce niveau une pression brusque avec le doigt : on détermine ainsi une fluctuation concentrique qui se traduit, quand les parois sont fortement tendues, par un ébranlement brusque de ces parois.

Dans les points où se trouve un tissu connectif lâche, l'œdème produit des déformations très prononcées, par exemple aux paupières, au prépuce, aux bourses. Les nombreux replis que présente la peau si délicate de ces parties se gonflent, les formes s'arrondissent et se transforment en masses épaisses, lisses, luisantes, transparentes même, qui pendent et donnent la sensation de tissus moux, pâteux. Le doigt laisse une empreinte assez durable dans ces téguments froids et d'une pâleur cireuse.

Si la peau est fortement distendue, sa texture finit par s'altérer. Il se produit une série de vergetures qui nous font voir la division de l'organe en territoires nutritifs distincts. La peau peut finir même par se rompre, et la sérosité œdémateuse s'écoule à la surface.

Du reste, cet état si anormal est longtemps compatible avec la persistance de la vie ; il peut même disparaître rapidement, si les circonstances sont favorables. On peut le prouver facilement en comprimant entre les doigts un fragment de peau fortement œdématiée ; on voit qu'elle revient à l'état normal, une fois que la sérosité qui y était contenue, est complètement exprimée.

La cyanose et l'hydropisie, dans les cas d'affaiblissement progressif de l'activité cardiaque augmentent à mesure que s'équilibre la différence de pression dans les systèmes artériel et veineux. La terminaison fatale arrive d'ordinaire par suite de dilatation excessive ou de paralysie du myocarde, quelquefois par suite de paralysie pulmonaire.

3. TROUBLES DE LA FORMATION DU SANG.

Tous les éléments nutritifs que réclament et qu'utilisent les divers organes de notre corps leur viennent du sang. Les plus importants d'entre eux, l'oxygène et la graisse, ne sont pour le sang que des éléments de passage, absorbés dans le tube digestif et le poumon pour être immédiatement transmis aux organes. Jusqu'à un certain point, il en est de même de l'albumine, ce qui n'empêche pas de considérer ces éléments comme des parties constituantes du sang, et leur apport régulier, comme un des actes les plus importants de l'hématopoïèse. Bien plus, les éléments principaux, ceux qui constituent véritablement le tissu sanguin, les globules et le liquor, sont dans leur origine, dans leur remplacement continuel tellement tributaires de ces éléments de passage, qu'on peut admettre à bon droit que ceux-ci forment la base, la source réelle de l'hémastopoïèse normale.

Nous distinguerons donc parmi les troubles de la formation du sang : d'abord, l'absorption insuffisante d'éléments nutritifs dans le canal intestinal ; en second lieu, la formation insuffisante des éléments propres du sang, dans les organes hématopoïétiques : la moelle osseuse, la rate, les ganglions lymphatiques.

TROUBLES DE L'ABSORPTION DANS LE TUBE INTESTINAL[1].

Il est une foule d'altérations morbides du tube digestif qui peuvent entraîner des troubles de l'absorption.

Parmi les maladies des appareils de la mastication et de la déglutition, je mentionnerai seulement le *rétrécissement* cicatriciel (acide sulfurique) ou cancéreux *de l'œsophage*, qui empêche l'arrivée des aliments dans l'estomac.

En tête des affections de l'estomac, se place la *gastrite*

---

1. [Il ne saurait évidemment être question ici que de quelques considérations générales touchant l'influence des affections du tube digestif sur les processus d'absorption gastro-intestinale ; pour l'étude détaillée des symptômes et des lésions qu'entraînent ces états pathologiques, nous nous permettons de renvoyer aux leçons de M. Damaschino, sur les *Maladies des voies digestives*, Paris, 1880.]

catarrhale. Elle est idiopathique (vices dans les ingesta, boissons froides pendant que le corps est en sueur), ou se présente comme maladie secondaire (fièvre, affections plus graves de l'appareil digestif).

Il est certain que dans toute gastrite, le suc gastrique est sécrété en quantité insuffisante. S'il y a de la fièvre, c'est surtout l'acide chlorhydrique, si important, qui fait défaut. Par cela même, les aliments solides sont moins facilement dissous et moins bien préparés pour l'absorption ; mais de plus, la tunique musculaire de l'estomac participe à l'hypérémie et au gonflement de la muqueuse et devient ainsi incapable de se contracter d'une façon complète et efficace. Les mouvements péristaltiques de l'estomac deviennent douloureux et insuffisants, les aliments ne sont pas assez imprégnés de suc gastrique. Ce facteur sera d'autant plus important que les aliments seront plus réfractaires à l'influence de ce suc, qu'ils seront entourés de coques plus épaisses ou formés de substances grasses moins solubles. La production abondante d'une sécrétion catarrhale empêche également la digestion gastrique ; par son alcalinité, elle neutralise et rend inefficace une partie de l'acide du suc stomacal.

En somme, dans la gastrite catarrhale, une grande partie du contenu stomacal : albumine, hydrocarbonés et graisses, reste non dissous ; il en résulte une série de désordres qui, non seulement compromettent de plus en plus la digestion gastrique, mais encore occasionnent directement de nouveaux dangers. En effet, si nous négligeons l'acide du suc gastrique, et nous pouvons le faire jusqu'à un certain point, nous verrons que les ingesta non digérés se trouvent dans les meilleures conditions possibles pour subir les processus de fermentation et même de putréfaction. Aussi ces processus ne se font-ils pas longtemps attendre, car il ne manque ni la température ni l'humidité nécessaires, ni les agents indispen-

sables de la fermentation. Les cellules ordinaires de la le-
vûre n'y font pas défaut ; à côté d'elles, on trouve ces petites
masses cubiques divisées en quatre saillies, que l'on connaît
sous le nom de sarcines. Sous leur influence se forment
de l'acide butyrique, de l'acide carbonique et de l'hydrogène.
Il se produit une sensation pénible, le pyrosis, des renvois
acides qui sont si caractéristiques d'un estomac dérangé, et
surtout un gonflement progressif de l'estomac par les produits gazeux de fermentation qu'il renferme. Il en résulte
une nouvelle et sensible aggravation du tableau morbide.

Nous avons déjà vu plus haut comment l'hypérémie et
l'œdème influent sur la contractilité de la tunique musculaire de l'estomac. S'il s'y ajoute encore un nouvel obstacle
dans l'intérieur même de l'estomac, cette contractilité diminue de plus en plus ; il se fait une dilatation progressive de
l'organe qui finit par prendre un caractère durable et, sous le
nom de *gastrectasie,* constitue un complexus symptomatique
spécial. La gastrectasie doit finalement se produire pour tout
estomac dont les forces expulsives ne suffisent plus à remplir
leur tâche. Chaque fois qu'il existe au pylore un obstacle
mécanique à l'évacuation des aliments, un carcinome très
proéminent ou formant un anneau rétréci, la gastrectasie se
montre. Dans ce cas, elle est la conséquence immédiate de
l'affection primitive, à la suite de laquelle se développent la
stagnation, puis la décomposition du contenu stomacal, enfin
l'inflammation catarrhale et la perversion des sécrétions gastriques.

La gastrectasie constitue encore une affection spéciale,
parce qu'elle augmente pour ainsi dire par ses propres forces
jusqu'à devenir directement menaçante pour la vie. En effet,
comme le contenu liquide et solide gagne, en raison de sa
pesanteur spécifique, les parties profondes de l'estomac, la
grande courbure, il entraîne cette partie primitivement moins

fixe de l'organe vers les régions inférieures de l'abdomen. Le chemin que doivent suivre les aliments jusqu'au pylore devient toujours plus long et plus difficile, l'évacuation régulière du contenu stomacal de plus en plus impossible. A la fin, la grande courbure peut descendre jusqu'au voisinage de la symphyse pubienne, et la formation continuelle de produits gazeux de fermentation entraîne, outre une tuméfaction extrême de l'abdomen, une cessation presque complète de l'absorption normale et une diminution dangereuse de la nutrition générale.

Si nous examinons l'enchaînement de ces diverses manifestations, nous voyons que l'une entraîne presque fatalement l'autre, qu'un trouble local de peu d'importance peut prendre à la fin un caractère extrêmement sérieux ; et nous ne manquons pas d'admirer cette disposition si sage de la nature qui fait qu'elle est toujours prête à couper court à ce cercle vicieux en rejetant par le vomissement le contenu stomacal.

Le *vomissement* se fait par une contraction réflexe des muscles abdominaux en même temps que se produit un relâchement des fibres circulaires de l'estomac et un raccourcissement notable de l'œsophage. Celui-ci détermine en même temps l'ouverture du cardia. En effet, les fibres longitudinales de l'œsophage ne s'arrêtent pas au cardia, mais se continuent à la surface de l'estomac. Elles contribuent d'abord à former le point d'implantation de l'œsophage sur l'estomac, puis s'étalent en éventail et se perdent ensuite. Comme ces fibres prennent part au raccourcissement de l'œsophage, elles dilateront le point d'implantation de ce tube, c'est-à-dire qu'elles ouvriront en entonnoir le cardia dont l'anneau musculaire est relâché et faciliteront ainsi l'évacuation du contenu stomacal [1].

---

1. [D'après les recherches de MM. Franck et Arnozan, l'intervention des fibres longitudinales de l'œsophage produisant la dilatation du cardia serait plus que douteuse, par cela surtout que les fibres striées longitudinales n'arrivent pas jusqu'au cardia. Mais une condition indispensable du vomisse-

Le vomissement a donc, en général, une influence favorable sur les troubles de la digestion gastrique, mais il ne peut qu'indirectement favoriser l'apport des matériaux nutritifs au sang, en nettoyant les voies de la résorption.

De l'autre côté du pylore, la résorption est au moins aussi souvent troublée que dans l'estomac. Non seulement la dissolution des hydrocarbonés, de l'albumine et des graisses, qui exige la sécrétion d'une quantité suffisante de suc intestinal, de suc pancréatique et de bile, peut être empêchée, mais encore l'absorption par les vaisseaux sanguins et chylifères des matériaux nutritifs dissous est facilement troublée. De même que, dans l'estomac, la situation superficielle des capillaires de la muqueuse intestinale est la cause prochaine de ces troubles. Il faut bien que ces vaisseaux sanguins soient superficiels, puisqu'ils prennent part à l'acte de la résorption; mais par là même ils sont plus exposés aux diverses causes morbides qui agissent à la surface de l'intestin. Si donc l'inflammation se traduit par une altération de la paroi vasculaire, nous devons nous attendre à voir à la surface de la muqueuse intestinale, toutes les formes et tous les degrés possibles de l'hypérémie et de l'exsudation inflammatoires. Et, en effet, l'anatomie pathologique nous montre une foule d'inflammations simples et spécifiques, catarrhales, croupales et diphthéritiques, d'ulcérations et d'abcès de toute sorte, qui ont leur siège dans cette muqueuse. Mais chaque fois qu'une inflammation se développe, la résorption par les capillaires s'arrête et fait place au phénomène opposé, à l'exsudation inflammatoire.

Cependant, nous devons être très réservés avant d'admet-

---

ment serait l'abaissement de la pression intrathoracique produit par une contraction spasmodique des muscles inspirateurs. Cette différence entre la pression intra-abdominale et la pression intrathoracique suffirait, suivant ces auteurs, pour donner lieu au passage des matières de l'estomac dans l'œsophage. (Arnozan, *Th. Paris*, 1880.)]

tre la production d'une entérite. Aucun autre organe n'est, autant que la muqueuse du tube digestif, sujet à l'hypérémie fonctionnelle, et cette hypérémie peut se produire aussi sous l'influence de l'irritation déterminée par les ingesta. En même temps que se développe l'hypérémie fonctionnelle, les mouvements péristaltiques deviennent plus actifs, et tout en favorisant la résorption (pression sur le contenu intestinal), ils donnent lieu à une progression plus rapide des matériaux contenus dans l'intestin et à une sécrétion plus abondante du suc intestinal par les glandes de Lieberkuhn. Mais plus sont fortes l'excitation de l'intestin et l'hypérémie qui en résulte, plus la résorption passe au second plan pour faire place à une sécrétion plus abondante des sucs et à une progression plus rapide des fèces. Nous arrivons ainsi à un état qui dépasse le cadre de l'hypérémie fonctionnelle, se rapproche de l'inflammation sans être un état inflammatoire réel et dont le symptôme pathognomonique est la diarrhée.

La *diarrhée* est un phénomène comparable, sous bien des rapports, au vomissement, surtout au point de vue du résultat qui est de débarrasser l'intestin des ingesta nuisibles. Tous deux constituent donc un avertissement précieux pour le médecin, qui n'hésitera pas à prescrire des vomitifs et des purgatifs, dans tous les cas où il craindra que, par suite d'un séjour trop prolongé, le contenu intestinal ait une influence nocive sur la paroi de l'intestin et sur l'organisme tout entier. Le séjour trop prolongé des aliments dans l'intestin, de même que dans l'estomac, constitue un danger pour tout l'organisme. Dans la constipation, il s'établit facilement des processus de fermentation et de putréfaction, en partie parce que les micro-organismes de la fermentation et de la putréfaction se trouvent en grande quantité dans les fèces, en partie parce que le suc gastrique et la bile ne suffisent plus à protéger le contenu intestinal contre l'influence de ces micro-organismes.

Un des signes les plus importants de ces processus de décomposition est la formation abondante de gaz (*flatuosités*, consistant en hydrogène et en composés hydrogénés). Des douleurs se font sentir et bientôt il devient évident qu'une inflammation véritable de la paroi intestinale s'est établie; celle-ci a longtemps le caractère d'une inflammation catarrhale, et c'est dans cette période que la nature et les secours de l'art peuvent rapidement mettre fin au mal en évacuant le contenu nuisible de l'intestin, sinon l'irritation et le processus inflammatoires se propagent à travers toutes les tuniques de l'intestin jusqu'au péritoine (pérityphlite, péritonite stercorale). C'est d'abord la tunique musculaire qui s'enflamme, s'œdématie et se paralyse. Le tube intestinal se laisse alors dilater au maximum par les gaz qui s'y sont produits, l'abdomen se gonfle, le diaphragme est refoulé en haut et cesse de prendre part à la respiration (*météorisme*)[1]. Le degré le plus élevé de cette série symptomatique s'observe dans les cas d'obstruction définitive du canal intestinal (par torsion, sténose cancéreuse ou cicatricielle, étranglement herniaire); c'est le *miserere* ou vomissement fécaloïde. Nous désignons ainsi l'évacuation par la bouche du contenu de l'intestin, phénomène qui se produit quand l'intestin météorisé a perdu toute contractilité et n'oppose plus aucune résistance à ce que les muscles abdominaux évacuent les matières par le vomissement.

La terminaison fatale est amenée par la péritonite purulente suraiguë qui apparaît dès que les matières irritantes ont traversé les parois de l'intestin et se sont répandues à la surface du péritoine.

Du côté des vaisseaux sanguins, la résorption des élé-

---

1. [La gêne respiratoire qui en résulte peut être très notable, et dans quelques cas de lésion cardiaque ou pulmonaire aboutir à une asphyxie mortelle. (Voir Noel Guéneau de Mussy, *Clinique médicale*, 1874.)]

ments nutritifs cesse à mesure que l'hypérémie des capillaires de la muqueuse intestinale prend un caractère plus passif. C'est pourquoi elle est tellement altérée dans les affections cardiaques et hépatiques qui s'accompagnent d'une congestion statique de la muqueuse digestive. La résorption du chyle est aussi facilement troublée, car elle dépend d'une série de facteurs qui doivent se commander mutuellement : épithélium intact, contraction et érection régulière des villosités intestinales, mouvements péristaltiques énergiques et réplétion appropriée des vaisseaux sanguins. Il est clair que dans toute inflammation véritable l'un ou l'autre de ces facteurs sera altéré. L'écoulement du chyle résorbé dépend encore de l'intégrité des ganglions mésentériques. Toute tuméfaction inflammatoire, cancéreuse ou tuberculeuse mettra donc obstacle à la résorption et cela suivant le degré d'obstruction des voies lymphatiques intraglandulaires.

Marasme, inanition.

On connaît les conséquences fâcheuses qu'entraîne tout trouble important de l'absorption dans le tube digestif. Des yeux excavés, des membres desséchés et amaigris, une peau terreuse et ridée, les attributs de la misère ! J'ai esquissé plus haut (p. 116) le tableau de l'inanition, du marasme et j'ai surtout insisté sur la diminution de la masse sanguine et du poids du corps.

La physiologie nous apprend que l'individu affamé, privé de toute nourriture, vit aux dépens de sa graisse et de ses muscles, jusqu'à ce que, dans le cours de la deuxième semaine, il ne puisse plus, par cette autophagie, résister à l'affaissement mortel de sa vitalité et succombe dans l'état d'épuisement le plus complet[1].

---

1. [L'inanition n'a pas la même influence sur tous les organes ni tous les tissus. La dénutrition d'un organe est d'autant plus rapide que la nutrition

TROUBLES DE LA FORMATION DES GLOBULES SANGUINS.

La partie la plus importante du sang est constituée par les globules rouges. Seuls les globules rouges ont le pouvoir d'absorber l'oxygène de l'air inspiré et de l'apporter aux tissus après l'avoir fait entrer en combinaison chimique instable avec une substance rouge jaunâtre toute spéciale qu'ils contiennent, l'hémoglobine. Sous l'influence des bases et des acides, l'hémoglobine est facilement décomposée en une substance albuminoïde, la globuline, et en une véritable matière colorante du sang, l'hématine. Cette décomposition se fait plus rapidement encore sous l'influence de l'ozone, surtout à une température élevée. Comme l'oxygène de l'air inspiré passe sans cesse dans les globules rouges et s'y combine, nous voyons que dans l'intérieur de l'organisme la molécule d'hémoglobine subit une transformation continuelle et rapide, dont l'intensité peut se mesurer environ d'après la quantité considérable de pigment biliaire éliminé. Tout le monde admet en effet que toute la bilirubine provient de l'hématine modifiée, mais on ne sait rien des usages de la globuline. Cette décomposition rapide de l'hémoglobine exige une reproduction tout aussi rapide de cet élément et c'est là que nous rencontrons dans notre science une obscurité que quelques rayons seuls viennent parfois traverser[1]. Tout d'abord nous ignorons jusqu'à quel point la

---

y est normalement plus active; elle varie aussi suivant la nature chimique des tissus et la nature des principes réparateurs que le tissu doit prendre dans le sang. D'après les recherches de Chossat et de Voit, ce seraient la graisse et le sang qui seraient le plus intéressés à la fin de l'inanition; puis viendraient la rate, le pancréas, le foie, le cœur, les muscles, les reins, les os et finalement les centres nerveux. (Beaunis, *Nouv. Élém. de physiologie humaine*, 1881.)]

1. [Pour l'étude physique, microscopique, chimique et physiologique du sang, voir le travail si complet et si remarquable de M. Danlos, art. *Sang*, du *Nouveau Dictionnaire de médecine et de chirurgie pratiques*, t. XXXII, ainsi que l'excellent article de MM. Gubler et Renaut, art. *Sang* (pathologie,, in *Dictionnaire encyclopédique des sciences médicales*.]

transformation de l'hémoglobine est liée à une transformation des globules rouges, si et combien de temps chaque globule rouge peut transformer son hémoglobine, si, par une sorte de mue il abandonne simplement son hémoglobine ou si, pour chaque quantité de bilirubine éliminée par la bile, une quantité équivalente de globules rouges se détruit et disparaît de la circulation.

La nature ne semble pas précisément avare de ses globules rouges et elle répare facilement de petites pertes de sang. Cependant on trouve, sous ce rapport, de nombreuses différences individuelles. Aussi la formation des globules rouges est-elle et restera-t-elle longtemps encore un des problèmes les plus difficiles de la physiologie. Nous ne savons que peu de chose sur les conditions éloignées, le lieu et le processus histologique d'apparition de ces éléments.

Dans la moelle rouge des os et la pulpe splénique des mammifères, on trouve des globules rouges à noyau qui ne se distinguent en rien des globules embryonnaires. Dans ces cellules, on peut constater facilement les processus de division des noyaux et des cellules. Aussi suis-je disposé à admettre que ce sont précisément ces cellules qui, après l'expulsion de leur noyau et une modification mécanique de leur forme, donnent naissance aux disques biconcaves sans noyau (*hématoblastes*) [1].

---

1. [Cette dénomination d'hématoblastes a été donnée à des éléments histologiques très dissemblables. Tandis que Rindfleisch et les auteurs allemands l'appliquent aux cellules à noyau de la moelle des os chargées d'hémoglobine, et Wissozky aux cellules vaso-formatrices de l'embryon, en France on désigne, surtout depuis les travaux de M. Hayem, sous le nom d'hématoblastes, de petits corpuscules microscopiques, tenus en suspension dans le plasma sanguin et qui ne seraient que les premières formes des hématies en voie de développement.

A ces trois définitions de l'hématoblaste correspondent trois opinions différentes sur le mode de formation des globules rouges. Quelques auteurs, se basant sur les recherches de Ranvier, Schæffer, Wissozky, etc., admettent que les hématies naissent aux dépens du protoplasma de cellules spéciales (cellules vasculaires et vaso-formatrices) qui les versent ensuite dans le torrent circulatoire. C'est là sans doute une des principales origines des globules rouges chez l'embryon, mais en est-il de même chez l'adulte? On ne saurait ni

La formation des globules rouges deviendrait ainsi une fonction de la pulpe splénique et de la moelle rouge des os ; les troubles de la formation des globules rouges seraient liés à des altérations de ces organes. Cette opinion concorde si bien avec les faits pathologiques que, jusqu'à nouvel ordre, nous devons considérer toute anémie essentielle comme liée à un trouble de l'hématopoïèse liénale ou médullaire, sans cependant pouvoir en définir tous les détails, ni même en donner une explication complète d'après les résultats des autopsies.

Anémies essentielles.

Sous le nom d'anémie essentielle, il faut entendre tout appauvrissement considérable et persistant du sang en globules rouges, qui n'est lié ni à une perte de sang ou de sucs

---

affirmer, ni nier le fait d'une façon absolue. Suivant une deuxième opinion, les hématies dérivent des globules blancs, soit directement (Erb, Klebs, Recklinghausen, Renaut, Vulpian), soit indirectement par l'intermédiaire des hématoblastes de Hayem, qui seraient les produits d'une genèse intraprotoplasmique des globules blancs. On peut rattacher à cette opinion l'idée de Pouchet, pour qui les globules blancs et rouges dérivent d'un même élément : le leucocyte primitif ou noyau d'origine. La troisième opinion, enfin, admet que les hématies sont formées dans des organes spéciaux : le foie (Weber, Kœlliker, Neumann), surtout pendant la vie embryonnaire ; la moelle des os (Neumann, Bizzozero, Hoyer, Rindfleisch, Malassez) ; la rate (Funcke, Bizzozero et Salvioli, Malassez et Picard), aux dépens de cellules spéciales à protoplasma coloré homogène et renfermant un noyau granuleux excentrique.

Malgré les arguments qui ont été fournis pour et contre l'une ou l'autre de ces deux dernières théories, la question est encore loin d'être résolue. On n'admet plus la génération spontanée des globules rouges au milieu du sérum, ni leur développement par scissiparité aux dépens des hématies elles-mêmes ; hors de là, tout est encore à l'étude. (Ranvier, *Traité technique d'histologie* ; Vulpian, *De la Régénération des globules rouges du sang chez les grenouilles à la suite d'hémorrhagies considérables* (*Comptes rendus de l'Académie des sciences,* 1877) ; Hayem, *Recherches sur l'anatomie normale et pathologique du sang.* Paris, 1878 ; *Recherches sur l'évolution des hématies dans le sang de l'homme et des vertébrés. Archiv. phys.* 1878-1878 ; Pouchet, *Sur les leucocytes et la régénération des hématies ; de l'origine des hématies ; etc.* (*Gazette méd.,* Paris, 1878-1879 ; *La Formation du sang* (*Revue scientifique,* 1879) ; *Évolution et structure des noyaux des éléments du sang chez le triton* (*Journal anat. et phys.,* 1879) ; Renaut, *Note sur les modif. des globules rouges, etc.* (*Gazette méd. de Paris,* 1879 ; Malassez, *Sur la Formation des globules rouges dans la moelle des os de quelques mammifères* (*Archiv. phys.,* 1882) ; Malassez et Picard, *Recherches sur les fonctions de la rate* (*Comptes rendus de l'Académie des sciences,* 1875) ; Labadie-Lagrave et Ricklin, *Des Éléments figurés du sang et de l'hématopoïèse* (*Revue des sciences médicales,* 1882.)]

(v. *Cachexie*), ni à une altération directe de ces globules par un poison. Dans le développement d'une anémie essentielle, il ne peut s'agir que de deux choses : ou bien les organes hématopoïétiques produisent et fournissent une quantité insuffisante de globules rouges, ou bien ces globules, déjà formés ou en voie de formation, subissent une destruction prématurée.

D'après cela, nous distinguerons deux séries d'anémies essentielles. Le prototype de la première série est ce que l'on appelle l'*anémie pernicieuse* ou *progressive*[1]. En quelques mois et malgré l'emploi de tous les médicaments, elle amène une diminution de la masse du sang et surtout de l'hémoglobine, qui peut s'abaisser à 1/6 et même 1/10 du chiffre normal. Par là, la nutrition de tous les tissus languit, le muscle cardiaque subit la dégénérescence graisseuse, et la mort arrive par paralysie du cœur. A l'autopsie, nous sommes frappés de l'état anormal de la moelle osseuse. Partout, même dans les diaphyses des os longs, du fémur, du tibia, de l'humérus, au lieu de la moelle graisseuse normale, on trouve une moelle d'un rouge vif, avec de nombreux globules rouges à noyaux, c'est-à-dire le degré embryonnaire des globules qui manquent dans le sang. Que signifie cela? Pourquoi le développement des globules rouges ne s'est-il pas achevé? pourquoi n'ont-ils pas passé dans le sang?

L'anémie pernicieuse est une affection rare. On ne l'observe que chez des sujets exceptionnellement mal nourris de la classe pauvre. Par contre, la *chlorose* est une maladie fréquente dans toutes les classes de la société; c'est le plus souvent une anémie transitoire des jeunes femmes. Là encore on peut trouver une diminution de moitié et plus encore du

---

1. [Un grand nombre d'auteurs se refusent à considérer l'anémie pernicieuse progressive comme une entité morbide distincte et indépendante. Pour M. le professeur Jaccoud, ce n'est qu'une forme grave, mortelle, de la chlorose. (Jaccoud, *Traité de pathologie interne*, t. III, 1883.)]

pouvoir colorant du sang, c'est-à-dire de l'hémoglobine [1]. Comme conséquence, la peau prend un aspect pâle comme le marbre, avec des reflets verdâtres (chlorose) et il s'établit une foule de malaises (dyspepsie, troubles menstruels, etc.). Dans ce cas, il semble que la rate et la moelle osseuse aient besoin d'être soutenues dans leur fonction hématopoïétique, et nous possédons heureusement dans le fer, un médicament qui, administré d'une façon convenable, ramène rapidement l'état normal.

Dans d'autres formes d'anémie essentielle, la diminution des globules rouges passe au second plan ; ce qui domine, c'est une modalité anormale des globules blancs. L'*anémie pseudo-leucémique* nous montre une diminution de la masse du sang qui finit par entraîner la mort, et une accumulation de leucocytes dans les ganglions lymphatiques qui se gonflent et arrivent à former des tumeurs volumineuses. L'*anémie splénique* est de même liée à un gonflement énorme de la rate par des amas de leucocytes.

Si l'on admet, avec beaucoup d'auteurs, que les hématoblastes ne se multiplient pas seulement par division, mais qu'ils proviennent aussi des globules blancs, on est tenté de croire que ces organes tuméfiés ont retenu les matériaux de formation des globules rouges qui auraient dû passer dans le sang. Dans un cas d'anémie splénique dont j'ai fait l'au-

---

1. [MM. Malassez et Hayem ont étudié, dans les diverses anémies, les modifications que subit le diamètre moyen des globules rouges. Pour M. Malassez (*Progrès médical*, 1874, *Archiv. phys.*, 1871, *Gazette médicale*, Paris, 1874), la chlorose serait caractérisée, outre la diminution de l'hémoglobine, par une diminution du diamètre des hématies ; ce serait une anémie à globules nains. M. Hayem (*Recherches sur l'anatomie normale et pathologique du sang*, Paris, 1878) pense, au contraire, que l'on peut rencontrer des globules nains et des globules géants dans toutes les formes d'anémies ; la prédominance des globules nains indiquerait seulement une anémie de moyenne intensité, celle des globules géants une déchéance organique plus profonde. Dans le premier cas, les organes producteurs des hématoblastes fonctionnent encore avec énergie, mais l'organisme est impuissant à parfaire ses hématies ; dans le second, les sources de la production globulaire sont plus ou moins taries, et l'économie cherche à compenser l'infériorité du nombre des globules rouges par l'augmentation de leur volume.]

topsie pour Griesinger, il m'a semblé que tout le sang était retenu dans la rate ; cet organe pesait 12 livres, tandis que les autres vaisseaux étaient exsangues.

L'anémie leucémique ou *leucémie* est plus difficile encore à expliquer. La diminution des globules rouges y est masquée par une augmentation correspondante des leucocytes. En examinant une gouttelette de sang enlevée par une piqûre sur le doigt d'un malade, on peut ne trouver que 20, 10, et même 2 globules rouges pour un globule blanc. Le sang est plus pâle ; examiné sur une grande épaisseur, il présente des traînées blanchâtres. Les globules blancs sont augmentés de volume et contiennent souvent plusieurs noyaux. Les éléments blancs, visqueux, sortent en grand nombre hors des vaisseaux et ces amas de leucocytes, collectés en foyer ou diffus, se présentent sous forme d'extravasats, d'exsudats ou même de néoformations de tissu lymphatique. Les hémorrhagies concomitantes, qui parfois épuisent les malades, parlent en faveur de l'extravasat, tandis que le gonflement constant et souvent énorme de la rate et des ganglions lymphatiques (leucémie liénale ou lymphatique) se rattache plutôt à une néoformation lymphatique.

Je me fais de la leucémie une idée toute particulière à laquelle m'ont conduit mes recherches sur la formation des globules rouges. Je crois que les hématoblastes, au lieu de produire des globules rouges, se transforment en ces grandes cellules médullaires incolores, qui se rencontrent normalement dans la moelle des os et qui, dans le cas de leucémie, se trouvent non seulement en très grande quantité dans la moelle osseuse, mais encore dans le sang [1].

---

1. [On peut se demander si la leucémie et la pseudo-leucémie ou adénie (Trousseau, *Clinique médicale de l'Hôtel-Dieu*) constituent deux affections bien distinctes, ou s'il ne s'agit que de deux variétés d'une même espèce morbide caractérisée anatomiquement par des néoplasies lymphatiques, s'accompagnant au nom de leucocythémie. Cette dernière opinion, encore discutée, est cepen-

Le second groupe d'anémies essentielles tient à la mort prématurée des globules rouges. Je devrais dire : paraît tenir, car sur ce point encore nos connaissances sont pleines de lacunes et d'incertitudes. Nous savons que, par la destruction normale des globules rouges, il se produit un pigment brun, le pigment biliaire. Nous savons aussi que le sang extravasé laisse des granulations pigmentaires brunes ou noirâtres, que ces mêmes éléments ou des éléments semblables existent normalement dans la rate et la moelle osseuse, qu'enfin, dans la rate de la grenouille, il s'en forme de grandes quantités aux dépens des globules rouges détruits. C'est ce qui nous mène à rapporter à une destruction trop rapide des globules rouges, les anémies essentielles qui s'accompagnent d'une production exagérée et d'un dépôt de pigment. Les lieux de prédilection pour la destruction des globules rouges et par conséquent pour la formation du pigment sont, dans le domaine pathologique, la rate et la moelle osseuse, c'est-à-dire les organes qui président à la formation de ces mêmes globules rouges. Il paraît sans doute étrange que la substance hématoplastique soit à la fois le lieu de formation et de destruction de ces globules, et cependant cette idée était exposée, il y a plus de trente ans, dans les traités d'histologie et elle a toujours été maintenue depuis. Les recherches pathologiques n'ont jusqu'ici aucun fait contraire à lui opposer, elles ne font que l'affirmer et la soutenir.

Parmi ce groupe d'anémies, la mieux connue est la *mélanémie* ou mieux l'anémie mélanémique. Les formes graves et prolongées de la malaria laissent après elles, outre une anémie très marquée, une altération de la rate qui est fortement pigmentée, presque noire. Ce pigment consiste en

dant admise par M. Ranvier (Cornil et Ranvier, *Manuel d'histologie pathologique,* 1884) et défendue par M. Jaccoud (*Traité de pathologie interne,* t. III, 1883, et art. *Leucocythémie,* in *Nouveau Dictionnaire de médecine et de chirurgie pratiques,* t. XX).]

granulations brunes et même noires, contenant une forte proportion de fer, et réunies en masses irrégulières disséminées dans la pulpe splénique. Une certaine quantité de ce pigment est constamment entraînée par le courant sanguin et emportée dans le foie, le cerveau, les reins ; il s'y dépose et amène des troubles fonctionnels remarquables, surtout dans le cerveau. Si un nouvel accès de fièvre vient produire une hypérémie passagère et plus considérable de la rate, on trouve aussi (pendant l'accès) une plus grande quantité de pigment dans le sang des mélanémiques. Nous n'avons que peu de données certaines sur la manière dont se comporte la moelle osseuse dans cette affection [1].

Si je voulais, d'après cela, prétendre que, dans la mélanémie, il se fait une destruction prématurée des globules rouges dans la rate, et que de là résulte cette anémie profonde qui finit par emporter le malade, j'affirmerais plus que je ne pourrais prouver. Et cependant pour la mélanémie, on se sent encore sur un terrain relativement solide, ce qui n'est plus le cas pour les autres syndromes que nous allons étudier.

La *mélanose* est un état de consomption progressive et rapidement mortelle, lié à la production et à l'accumulation d'un pigment brun et même de couleur sépia. Ce pigment est en partie dissous dans le sang et apparaît dans l'urine, à laquelle il communique, après un certain temps de repos à l'air, une coloration grise ou noirâtre ; en partie il est déposé sous forme granuleuse dans divers points du corps.

Pendant l'été 1881, à l'hopital Julius, de Wurzbourg, j'ai

---

1. [C'est Frerichs qui, le premier, a étudié d'une façon complète ces granulations pigmentaires dans le sang. Il avait même assigné à la mélanémie une symptomatologie très complexe et en avait fait la base de sa théorie de la perniciosité, mais son opinion a été vivement discutée et n'est plus admise aujourd'hui.]

pu observer un cas de mélanose dans lequel toute la partie
de la moelle osseuse, qui aurait dû être rouge à l'état normal, c'est-à-dire la moelle rouge des vertèbres, des côtes, du
sternum, etc., avait pris, ainsi que la rate, une coloration
noir foncé. Dans le foie, se remarquait aussi une pigmentation diffuse qui, à l'examen microscopique, s'étendait à
toutes les cellules vasculaires et à un grand nombre de cellules de revêtement, contenant toutes des amas d'un pigment
brun foncé.

Jusque-là, la mélanose est du moins comparable à la mélanémie, mais déjà la qualité du pigment entraîne entre les
deux affections une différence essentielle. En effet, le pigment mélanotique n'est pas, comme celui de la mélanémie,
un composé ferrugineux qui, traité par l'acide chlorhydrique
et le ferrocyanure de potassium, donne une belle coloration
bleu de Prusse ; mais il appartient à cette variété toute spéciale de pigment que l'on rencontre dans la choroïde et dans
la couche pigmentée de la peau. Si donc, dans le cas que
je viens de citer, la moelle osseuse et la rate avaient été les
lieux de fabrication de ce pigment, ces organes auraient
entrepris une fonction qui d'ordinaire n'appartient qu'à la
choroïde et à la couche pigmentaire du tégument externe.
Mais il y a plus.

La mélanose, dans le plus grand nombre des cas, s'accompagne de sarcome mélanotique, si bien qu'on peut se demander si une tumeur pigmentaire de l'œil ou de la peau n'a pas
été le point de départ de la dyscrasie mélanotique. Il y a cependant eu toujours des divergences sur ce point. Virchow,
qui d'ordinaire affirme résolûment l'origine primitivement
locale des tumeurs, admet pour la mélanose la possibilité
d'une dyscrasie précédant l'apparition de la tumeur. Il rappelle à ce propos que les mélanotiques présentent souvent
diverses anomalies originelles de production et de disposi-

tion du pigment, que parmi les chevaux, les albinos (chevaux blancs) sont plus fréquemment et souvent par hérédité, prédisposés aux mélanomes, comme si le pigment qui fait défaut dans les yeux et la peau s'était, par une sorte de compensation, accumulé dans ces tumeurs noires. Dans mon cas, il se trouvait dans le foie et dans la rate une tumeur noire, sphérique, molle, mais faisant saillie à la coupe, du volume d'une noix. Ces deux tumeurs du foie et de la rate étaient cependant enfouies dans un parenchyme uniformément noir, de sorte qu'elles semblaient constituer plutôt des produits secondaires.

Dans le foie, on pouvait, sur de nombreux points disséminés dans tout l'organe, suivre la formation de petites nodosités microscopiques. Elles se développaient aux dépens de l'endothélium proliféré des vaisseaux sanguins. Cet endothélium était dans tout le foie coloré en brun ou même en noir. On rencontrait d'ailleurs tous les intermédiaires entre une coloration brunâtre diffuse jusqu'au dépôt autour du noyau de granulations et de masses noires. C'est sur ce terrain que la tumeur avait pris naissance.

Il existe donc une dyscrasie mélanotique dans laquelle le sang contient un pigment soluble qui est absorbé par les endothéliums des capillaires et transformé en granulations pigmentaires noires. Une fois qu'un certain nombre de ces granulations s'y sont déposées, les cellules endothéliales se divisent, prolifèrent et commencent à former des tumeurs sarcomateuses. Mais cette matière colorante est-elle due à une destruction prématurée des globules rouges? cette destruction se fait-elle véritablement dans la rate et dans la moelle osseuse? Ce sont là des hypothèses vraisemblables, mais non pas démontrées.

Je devrais encore mentionner ici une affection étrange, caractérisée par une coloration grisâtre de certaines régions et donnant lieu à une consomption anémique. Décrite pour la première fois par Addison, on l'a attribuée à une dégénérescence des capsules surrénales, lésion qui de fait l'accompagne souvent (*maladie d'Addison*)[1].

4. TROUBLES DE LA DÉPURATION DU SANG.

La dépuration du sang, dans le sens étroit du mot, c'est-à-dire l'élimination des divers produits de régression résultant de l'échange élémentaire, est confiée en première ligne aux trois glandes principales du corps : au poumon, aux reins et au foie. Chacun de ces organes peut, par de nombreuses et diverses altérations anatomo-pathologiques, être troublé dans l'exercice de sa fonction et permettre ainsi l'accumulation des produits d'excrétion dans le sang. Il peut se faire ainsi des accumulations d'acide carbonique, de matériaux urinaires, d'éléments biliaires ; ce seront là les manifestations principales des altérations de ces divers organes.

Cependant, les troubles fonctionnels des organes excréteurs se montrent rarement d'une façon aussi simple qu'on pourrait le croire dès l'abord. Le poumon n'est pas chargé seulement d'éliminer l'acide carbonique, il doit aussi absorber de l'oxygène. Aussi dans le tableau symptomatique des troubles respiratoires, le défaut d'oxygène joue-t-il un rôle au moins aussi important que l'intoxication carbonique.

---

1. [La maladie d'Addison a « pour point de départ une excitation anormale des plexus sympathiques abdominaux, des ganglions semi-lunaires et des nerfs trophiques (vaso-moteurs) qui y prennent leur origine ». Cette excitation, « ordinairement produite par les altérations des capsules surrénales ou des ganglions eux-mêmes, peut cependant être provoquée par d'autres lésions abdominales agissant sur les ganglions trisplanchniques à la manière des lésions surrénales. Quant à la coloration noirâtre de la peau, à la mélanodermie proprement dite, elle n'est point imputable à une altération de sang ; elle est due à une hypergénèse ou à une altération pigmentaire par excitation des nerfs trophiques .» (Jaccoud, *Traité de pathologie interne*, t. III, 1883.) Pour plus de détails, voir Martineau, th. Paris, 1863 ; Jaccoud, art. *Maladie bronzée*, in *Nouveau Dictionnaire de médecine et de chirurgie pratiques*, t. V.)]

Parmi les affections rénales qui doivent nous occuper ici, la néphrite est certainement une des principales. La néphrite tend à détruire l'épithélium sécréteur de l'urine et constitue pour l'organisme une menace d'urémie ; mais la néphrite altère surtout les anses vasculaires du glomérule ; elle permet ainsi le passage de l'albumine du sang dans l'urine ; l'albuminurie sera le symptôme capital des néphrites. Quant au foie, nous ne savons pas encore d'une façon bien précise quels éléments il tire du sang pour former la bile ; nous voyons seulement que de l'hématine décomposée est éliminée avec la bile et nous sommes tentés d'admettre aussi que les autres éléments biliaires sont des produits de décomposition ou de destruction des globules rouges. Mais par cholémie, nous n'entendons pas une rétention dans le sang des matériaux de formation de la bile, comme lorsqu'il s'agit d'une rétention d'acide carbonique ou d'urée, c'est une véritable dyscrasie par résorption de la bile déjà formée dans les voies biliaires. Il y aurait cependant une exception à faire pour le pigment biliaire ; il existe, en effet, un ictère hématogène lié à une destruction du pigment sanguin dans le sang même, sans participation du foie. Il n'est pas impossible que l'avenir nous montre la même chose pour d'autres matériaux encore inconnus de la bile ; mais en général, les cellules hépatiques ne paraissent pas faciles à troubler dans leurs fonctions. Il est souvent étonnant de voir des cellules dont le protoplasma est rejeté contre la paroi par une énorme goutte de graisse, continuer à sécréter ; un foie amyloïde qui ne renferme plus une seule cellule normale fabriquer encore une quantité suffisante de bile. Et cependant les faits sont là. Les altérations anatomiques qui empêchent l'écoulement de la bile : lithiase, catarrhe des voies biliaires, permettent seules le passage de la bile dans le sang et entraînent seules une dyscrasie caractéristique.

Mais, outre la dépuration insuffisante du sang qui résulte de l'altération d'un organe destiné à cette dépuration, il est une autre série de syndromes qui se rapportent encore aux organes dépurateurs. Il peut se faire, en effet, que la quantité d'un produit d'excrétion accumulé dans le sang soit hors de proportion avec l'activité fonctionnelle de l'organe qui est destiné à l'éliminer, sans que pour cela cet organe soit lui-même altéré. Cela n'arrive que dans les conditions suivantes : 1° quand ce produit d'excrétion s'est formé en quantité considérable dans le sang, et 2° quand il s'agit d'un composé chimique qui, normalement, n'existe qu'en petite quantité et que, par conséquent, la glande n'est pas organisée pour en éliminer des quantités considérables. L'acide urique et le sucre sont les principales parmi les substances dont il s'agit ici. La rétention de ces éléments entraîne la dyscrasie urique et le diabète dont nous aurons à nous occuper sous le nom de dyscrasies par défaut d'excrétion.

TROUBLES DE LA RESPIRATION.

Il n'est peut-être pas d'organe qui soit sujet à autant d'altérations pathologiques que le poumon. Mais presque toutes apportent un obstacle plus ou moins prononcé à la respiration. Ce sont des exsudats inflammatoires qui remplissent les alvéoles et empêchent le contact de l'air inspiré avec le sang des capillaires pulmonaires; ce sont des infiltrations cellulaires du tissu connectif du poumon qui compriment les capillaires et empêchent le sang de se mettre en rapport avec l'air dans les alvéoles. Ainsi agissent encore les hémorrhagies ou les transsudations séreuses qui inondent des parties plus ou moins étendues de l'organe respiratoire ; ainsi agit l'atrophie emphysémateuse des cloisons alvéolaires, la compression du poumon par des épanchements séreux ou inflammatoires de la cavité pleurale. D'une façon générale, on peut dire que tout obstacle à l'arrivée de l'air ou du sang dans le poumon, quel que soit son siège ou sa nature, empêche ou diminue le contact entre l'air et le sang nécessaire pour l'échange gazeux qui doit se faire dans le poumon ; que, par conséquent, les troubles de la respiration reconnaissent pour cause non seulement les affections propres du poumon, mais encore toutes les altérations du tronc ou des branches de l'arbre respiratoire ou de l'arbre sanguin. Les corps étrangers et la compression de la trachée, le spasme et l'œdème de la glotte, les dépôts pseudomembraneux du larynx et de la trachée, le catarrhe bronchique, ont sur la respiration la même influence que les lésions valvulaires du cœur et l'obstruction embolique du tronc ou des branches de l'artère pulmonaire. Nous ajouterons même que toute altération dans la composition du sang met obstacle à la respiration. Avec le nombre des globules rouges diminue aussi l'hémoglobine qui doit absorber l'oxygène, et quand, dans le choléra, par suite de l'élimination considérable d'eau au niveau de la muqueuse digestive, le sang s'est épaissi, l'échange gazeux dans le sang diminue en même temps que l'échange sanguin dans le poumon et tombe au-dessous de la normale.

Je pourrais continuer longtemps encore, si je voulais énumérer toutes les causes des troubles respiratoires. Mais la diversité de ces causes contraste avec la monotonie de leur action. C'est partout et toujours un défaut d'oxygène ou une accumulation d'acide carbonique dans le sang.

Ainsi qu'il résulte de diverses expériences faites sur les animaux, la diminution d'oxygène détermine tout d'abord une excitation plus grande du centre respiratoire. C'est donc avec raison que l'on considère le défaut d'oxygène comme la cause première des modifications de la respiration qui ont pour but d'activer l'échange de l'air et du sang dans le poumon et que l'on désigne sous le nom de *dyspnée* (besoin d'air, respiration difficile).

Mais cette excitation du centre respiratoire n'est possible que si la diminution d'oxygène du sang n'a pas dépassé certaines limites, sinon l'excitabilité de ce centre disparaît et après une dernière expiration la respiration s'arrête.

L'accumulation d'acide carbonique dans le sang agit à la façon d'un narcotique; elle produit d'abord une légère excitation, puis une paralysie de tout le système nerveux. Son action est donc jusqu'à un certain point analogue à l'action du manque d'oxygène et n'en peut pas toujours être strictement séparée[1].

Ces deux facteurs se montrent solidaires l'un de l'autre et se combinent de diverses façons; ils engendrent un grand nombre de complexus symptomatiques plus ou moins caractéristiques dont nous allons étudier les principaux.

Les degrés les plus légers des troubles respiratoires se rencontrent à propos de ces altérations générales de la circulation que nous avons décrites page 171, sous le nom de cyanose. On connaît la répugnance qu'éprouvent les cardiaques et les emphysémateux pour les mouvements un peu violents, l'ascension des escaliers, une marche rapide, etc. Elle résulte de ce qu'ils savent, par expérience, que le repos seul, c'est-à-dire la diminution dans la dépense d'oxygène, leur permet de vivre sans fatigue spéciale et anormale de la respiration; ils savent qu'en s'écartant de cette règle, ils peuvent provoquer un accès, quelque léger qu'il soit, de dyspnée.

La dyspnée est, avec la diminution de la consommation d'oxygène, le seul moyen, mais aussi le plus important, dont

---

1. [Voir Mathias Duval, art. *Respiration*, in *Nouveau Dictionnaire de médecine et de chirurgie pratiques*, t. XXXI, et Paul Bert, art. *Asphyxie*, du même *Dictionnaire*, t. III.]

se sert l'organisme pour remédier aux troubles de l'échange gazeux. La respiration dyspnéique est, dans tous les cas, une respiration plus forte. Mais ce renforcement de la respiration peut se faire de diverses façons. Une respiration plus profonde et une respiration plus rapide produisent le même résultat. Et comme les deux ne peuvent pas facilement se trouver réunies, c'est tantôt l'un, tantôt l'autre de ces modes respiratoires qui est employé suivant les circonstances. Quand une respiration profonde donnerait lieu à de vives douleurs, comme dans la pleurésie, nous voyons s'établir une respiration superficielle, mais rapide. En général cependant, la profondeur de la respiration, malgré le ralentissement inévitable qui en résulte, est le correcteur le plus favorable des troubles de l'échange gazeux dans le sang.

A ces modifications dans la durée de la respiration peuvent s'ajouter une série de moyens auxiliaires. C'est ainsi que l'entrée de l'air est facilitée par l'ouverture des narines et de la bouche, le renversement de la tête et du cou. Des muscles auxiliaires entrent en action; pour l'inspiration : les scalènes, les pectoraux, les sterno-cléido-mastoïdiens ; pour l'expiration : les muscles abdominaux et les abaisseurs de l'épaule qui, par le poids des membres supérieurs, produisent une compression latérale du thorax.

L'influence que la mécanique respiratoire exerce sur la circulation fait que la dyspnée produit une accélération non seulement de l'entrée et de la sortie de l'air, mais encore de l'échange sanguin dans le poumon. La dyspnée constitue donc le meilleur moyen de remédier au trouble existant. Dans les cas légers, elle agit d'une façon si complète que quelquefois même elle dépasse le but et qu'il se fait une accumulation passagère, il est vrai, d'oxygène dans le sang. Mais comme la cause du trouble respiratoire persiste, l'altération du sang se reproduit et appelle un nouvel accès de dyspnée. C'est pour cela que la dyspnée se montre volontiers par accès. Sous cette forme, on l'appelle *asthme*[1]; et l'on a de la peine à expliquer d'une autre façon la périodicité des accès d'asthme, par exemple, à en faire l'expression d'une névrose (asthme nerveux), ou le résultat d'une accumulation périodique de petits cristaux dans la sécrétion bronchique (asthme cristallin). Si nous avons affaire à un obstacle respiratoire toujours croissant et finalement insurmontable malgré la dyspnée, on voit se produire tôt ou tard les manifestations de *l'asphyxie lente*, dont la principale est la diminution de l'excitabilité du centre respiratoire par suite de l'appauvrissement progressif du sang en oxygène. La respiration devient alors plus faible, ainsi que la circulation; finalement ces deux fonctions s'arrêtent, c'est l'asphyxie. En même temps, l'accumulation d'acide carbonique dans le sang produit son effet narcotique. Des contractions spasmodiques de certains muscles se montrent au milieu d'une apathie générale, de l'assoupissement et de la somnolence.

Au syndrome de la suffocation lente appartient encore une autre manifestation rare, mais de la plus fâcheuse signification : c'est la respiration de Cheyne-Stokes, la respiration intermittente. Après une pause complète de 3, 4, quelquefois de 30, 40 secondes, commencent des mouvements respiratoires qui deviennent rapidement plus énergiques et plus profonds jusqu'à arriver à un véritable état de dyspnée; puis brusquement ils redeviennent superficiels, plus lents,

---

1. [Avec la très grande majorité des auteurs français, nous nous refusons à appeler « asthme » toute dyspnée qui se produit par accès. La dyspnée des cardiaques, des emphysémateux, peut revêtir également ce caractère, et cependant cette dyspnée organique diffère essentiellement de la dyspnée spasmodique, nerveuse qui constitue l'asthme vrai, l'asthme essentiel. (Trousseau, *Clin. méd. de l'Hôtel-Dieu*, Paris, 1877 ; G. Sée, art. *Asthme*, in *Nouv. Dict. de médecine et de chirurgie pratiques*, t. III, et *Du Diagnostic et du traitement des maladies du cœur*, Paris, 1879 ; Parrot, art. *Asthme*, in *Dic'. encycl. des sciences médicales*; Jaccoud, *Traité de pathologie interne*.)]

pour s'arrêter enfin d'une façon complète. Ce paroxysme peut se reproduire 4, 5 fois, ou une fois seulement par minute. On discute encore pour savoir si l'excitation intermittente du centre respiratoire est due à un défaut d'oxygène ou à un excès d'acide carbonique ; mais on est d'accord pour admettre qu'elle indique une paralysie progressive de ce centre [1].

Enfin nous devons mentionner encore la *suffocation brusque,* qui ne se produit pas seulement dans les cas de pendaison, mais quelquefois aussi est le résultat d'un spasme de la glotte, de l'introduction d'un corps étranger dans les voies aériennes, de la section de la trachée chez les aliénés ou de l'hémorrhagie bronchique chez les phthisiques.

La scène tumultueuse qui, dans ces cas, précède la mort, est essentiellement amenée par la diminution rapide de l'oxygène dans le sang. En 30 secondes environ, la quantité d'oxygène descend de 15 p. 100 à 2.6, 1.5 p. 100. Sous cette influence, tous les centres bulbaires : le centre respiratoire, le centre vaso-moteur, le centre de la dilatation des pupilles, le noyau du pneumogastrique, etc., subissent une excitation violente. Tandis que le malheureux, les narines larges ouvertes, la tête renversée en arrière, cherche en vain à aspirer l'air qui lui manque, il se fait une agitation générale

---

1. [Outre cette diminution de l'excitabilité du centre respiratoire, indiquée par Traube, il faudrait encore, d'après Filehne, pour expliquer cette dyspnée intermittente, admettre une excitation du centre vaso-moteur, sous l'influence de la surcharge d'acide carbonique et la diminution d'oxygène du sang pendant la pause ; d'où contraction des artères cérébrales et anémie du centre respiratoire. Par suite de cette anémie, le centre respiratoire fortement excité entre en action, les grands mouvements respiratoires se produisent et bientôt le centre vaso-moteur cesse d'être excité, le sang artérialisé afflue en abondance dans le centre respiratoire. La cause qui avait mis ce dernier en état d'activité cessant d'exister, les mouvements respiratoires s'affaiblissent de nouveau, puis s'arrêtent ; c'est la pause.

Ajoutons qu'à cette opinion généralement admise, M. le professeur Grasset en a opposé une autre. Pour lui, la dyspnée serait le phénomène initial, l'apnée en étant la conséquence ; aussi considère-t-il le symptôme de Cheyne-Stokes, comme d'ordre convulsif. (Grasset, *Traité pratique des maladies du système nerveux*, Paris, 1881.)]

de tout le corps, qui aboutit à de véritables convulsions. Le corps est violemment projeté de côté et d'autre. Enfin, la respiration s'arrête. Encore quelques inspirations brusques et la mort arrive. En même temps, une contraction spasmodique des petites artères fait monter passagèrement la pression sanguine jusqu'à 160 millimètres de mercure, les pupilles se dilatent au maximum, pendant que l'excitation du vague amène un ralentissement, puis un arrêt complet des mouvements cardiaques. En quelques minutes, tout est fini.

TROUBLE DES FONCTIONS RÉNALES.

a) *Urémie.*

On sait que les reins éliminent, outre l'eau en excès dans le corps, tous les produits de désassimilation solubles dans l'eau. Depuis la surface de l'intestin à travers tout le corps jusqu'à la surface des reins, se fait un courant ininterrompu, plus ou moins rapide, d'eau destinée à laver les organes et à balayer les produits de dénutrition. Cette eau de lavage, c'est l'urine.

Les épithéliums qui tapissent les parties contournées des canalicules des reins sont doués d'un pouvoir d'attraction spécifique pour tous les éléments urinaires : l'urée, l'acide urique, etc., et pour la plupart des substances organiques qui peuvent souiller le sang. Ils retirent ces éléments du sang des capillaires qui les enlacent, et les dissolvent dans le liquide aqueux qui, à partir des glomérules de Malpighi, parcourt rapidement les canalicules. La sécrétion du glomérule est essentiellement composée d'eau et de sels. La quantité de cette sécrétion augmente et diminue avec la vitesse du courant sanguin dans le glomérule. La sécrétion rénale sera donc exagérée par tout ce qui détermine une **hypérémie active** de l'organe. L'urine devient plus abondante, plus claire, plus aqueuse. La quantité des éléments solides diminue par rapport à la quantité d'urine émise, mais elle reste la même ou augmente un peu par rapport à la durée de l'élimination. Les fluxions rénales sont surtout déterminées par la présence de matériaux urinaires dans le sang, et par conséquent dans l'épithélium des reins. Existe-t-il dans le système nerveux un centre qui soit excité par ces matériaux et qui réagisse en produisant une dilatation des artères rénales? On ne saurait l'affirmer. Une excitation exagérée de ce centre déterminerait l'apparition de ce qu'on appelle le *diabète insipide* [1].

Si la sécrétion rénale est brusquement et complètement arrêtée, les éléments de l'urine s'accumulent dans le sang et il en résulte un état que nous désignons sous le nom d'*urémie*. Des convulsions épileptiformes éclatent suivies d'un assoupissement complet (voy. *Éclampsie,* p. 122). Et cette scène se reproduit plusieurs fois jusqu'à ce que la mort arrive dans le coma le plus profond. On peut faire naître chez des animaux ce complexus symptomatique en liant les deux uretères. Si on examine alors le sang de ces animaux, on trouve pour 100 grammes de sang $0^{gr},040$-$0^{gr},060$ d'urée, tandis que le sang normal n'en contient tout au plus que $0^{gr},010$-$0^{gr},020$. Cette augmentation d'urée est manifeste aussi dans le suc musculaire et en général dans tous les parenchymes. Chez l'homme, on observe rarement un arrêt aussi brusque et aussi complet de la sécrétion urinaire. Aussi chez l'homme les manifestations urémiques sont-elles moins rapides et présentent-elles des temps d'arrêt pendant

---

1. [Il suffit de citer ici les expériences de Cl. Bernard qui, en piquant le plancher du quatrième ventricule en arrière de l'origine des nerfs acoustiques, produisait la polyurie simple. M. Vulpian pense que cette polyurie est due à l'action associée de deux troubles morbides : d'une part, à une excitation des fibres dilatatrices des reins, et d'autre part, à une irritation des nerfs sécréteurs de ces organes. (Cl. Bernard, *Leçons sur la physiologie et la pathologie du système nerveux,* 1858 ; Vulpian, *Leçons sur l'appareil vaso-moteur,* 1875.)]

lesquels l'intoxication du sang ne se révèle que par de l'apathie, un état d'affaissement, de somnolence et quelquefois de violentes douleurs de tête.

Les vomissements et la diarrhée qui accompagnent souvent l'urémie sont considérés en général comme des évacuations compensatrices du tube digestif, puisqu'on trouve de l'urée dans les matières vomies et dans les selles. Mais on peut se demander si ces symptômes n'ont pas plutôt pour but l'élimination d'une certaine quantité d'eau qui, ainsi que l'urée, doit être évacuée d'une façon ou d'une autre. Cette accumulation d'eau dans le sang produit certains œdèmes locaux (paupières) que présentent souvent les malades, bien qu'il ne soit pas prouvé, ainsi que le prétendait Traube, que l'œdème cérébral soit la cause des convulsions urémiques [1].

Des hémorrhagies font aussi partie du tableau symptomatique de l'urémie; elles tiennent à une augmentation anormale de la pression sanguine dans les artères et se produisent soit sur de gros vaisseaux déjà malades et moins résistants, soit sur les capillaires et les vaisseaux de passage sous forme d'hémorrhagies ponctuées. Ces dernières s'observent surtout dans la rétine. Cependant l'amblyopie complète, mais souvent transitoire, des urémiques n'est pas liée toujours à une affection locale de l'œil; elle peut tenir à une paralysie de l'organe central de la perception visuelle.

L'urémie est à craindre chaque fois que les épithéliums

---

1. [On sait que la pathogénie des accidents urémiques est encore très controversée. Si la doctrine de Traube, qui les attribue à un œdème cérébral est applicable à un certain nombre de cas, il en est beaucoup d'autres où cette explication est inadmissible, et pour lesquels il faut bien admettre certaines propriétés toxiques de l'urine. Mais faut-il incriminer l'urée (Frerichs) ou le carbonate d'ammoniaque (Treitz), ou les matières extractives (Schottin), ou l'acide oxalique (Bence Jones), ou les sels potassiques (Feltz et Ritter), ou l'ensemble des produits de désassimilation, dont l'excrétion est entravée (Vulpian)? La question est loin d'être résolue. Voir Feltz et Ritter, *De l'Urémie expérimentale*, Nancy, 1881 ; F. Labadie-Lagrave, art. *Urémie*, du *Nouveau Dictionnaire de médecine et de chirurgie pratiques*, t. XXXVII.]

des canaux contournés ne suffisent plus à leurs fonctions. C'est ce qui arrive : 1) quand l'urine ne peut pas s'écouler hors des canalicules urinaires ; 2) quand les épithéliums sont eux-mêmes lésés et incapables de fonctionner ; et 3) quand le sang n'est pas amené en quantité suffisante aux reins. Dans la néphrite, il arrive souvent que l'une ou l'autre de ces conditions soit remplie ; aussi la néphrite est-elle, avec la rétention complète de l'urine (ischurie), par suite d'une occlusion des voies urinaires, la cause la plus fréquente de l'urémie. Mais il existe tant de formes, de degrés et de stades dans la néphrite que l'on ne peut jamais mesurer d'une façon bien certaine le danger de l'urémie. Il en est autrement du complexus suivant, qui se rencontre aussi dans les affections rénales.

b) *Albuminurie et hydrémie.*

Les voies sanguines du rein s'élargissent au niveau du glomérule ; il en résulte une augmentation légère et locale de tension, qui permet d'éliminer par transsudation la quantité d'eau du sang qui doit former l'eau de l'urine. Plus il passe de sang dans les reins pendant le même espace de temps, en d'autres termes, plus la force d'impulsion du courant artériel se transforme en vitesse et non en tension ou en frottement, plus sera grande la quantité des urines. Mais il faut pour cela, d'une part, que le sang puisse trouver un écoulement facile du côté des veines, d'autre part, que la paroi vasculaire relativement faible au niveau du glomérule soit parfaitement intacte. Ce qui se passe quand l'une de ces deux conditions fait défaut, nous le savons par de nombreuses expériences avec lesquelles s'accorde l'observation clinique.

Si nous comprimons la veine rénale, nous trouvons une diminution de la quantité des urines et une albuminurie qui persistent tant que dure la compression. Dans ce cas, la di-

minution de l'échange sanguin a produit la diminution de
l'élimination aqueuse, et l'augmention de la tension a permis
la filtration, à travers les parois des glomérules, d'une substance moins diffusible, l'albumine du sérum.

Si nous comprimons l'artère rénale et qu'en empêchant
l'arrivée du sang, nous altérons la nutrition et, par conséquent, la constitution physico-chimique des vaisseaux en
général, et de ceux du glomérule en particulier, que verrons-
nous ? La quantité des urines diminue, l'urine devient albumineuse ; à un degré plus avancé, les reins passent par tous
les stades d'une véritable néphrite ; l'épithélium des canaux
contournés subit la dégénérescence graisseuse et est éliminé sous forme de masses granuleuses ou de détritus graisseux. Le parenchyme rénal autour des pyramides de Ferrein
s'affaisse, la surface de l'organe devient inégale, granuleuse.
En même temps se produit une infiltration cellulaire du
tissu conjonctif qui, en se rétractant, rend définitive l'atrophie granuleuse du rein.

Dans ce cas, les frottements exagérés que subit le sang
contre les parois enflammées du glomérule ralentissent la
circulation, augmentent la tension et permettent la filtration
de l'albumine. Les altérations des canalicules urinaires peuvent quelquefois donner lieu à l'urémie. Dans les affections
rénales, l'élimination d'albumine par les urines (albuminurie) peut toujours être rapportée à l'un de ces deux facteurs :
stase veineuse ou altération des parois vasculaires du glomérule[1]. Nous serions entraînés trop loin si nous voulions rechercher dans chaque forme de néphrite, dans la congestion

---

1. [L'albuminurie peut donc coïncider aussi bien avec un abaissement
qu'avec une augmentation de la tension vasculaire ; ce qui importe, c'est le
ralentissement du courant sanguin (Litten, Posner, Heidenhain, Charcot) et
l'altération de l'épithélium glomérulaire (Heidenhain). (Charcot, *Leçons sur
les conditions pathogéniques de l'albuminurie*. Paris, 1877 ; R. Lépine, *Sur quelques travaux relatifs à l'albuminurie, etc., Revue de médecine*, 1882.)]

rénale, la dégénérescence amyloïde du rein, l'obstruction partielle des vaisseaux rénaux, etc., lequel de ces deux facteurs explique l'albuminurie et les autres symptômes. Cette étude appartient plutôt à la pathologie descriptive. Nous n'avons à nous occuper ici que de l'albuminurie.

L'albumine traverse la paroi des pelotons vasculaires et arrive dans l'intérieur de la capsule du glomérule qui forme également l'extrémité renflée, sphérique d'un tube urinifère. Quand sur un animal chez lequel on a produit artificiellement une albuminurie, on lie brusquement un rein, qu'on l'enlève et le jette dans l'eau bouillante, on trouve les glomérules coiffés d'un coagulum albumineux qui remplit toute la cavité de la capsule.

Cette sérosité albumineuse, en traversant les canalicules rénaux, entraîne les produits de sécrétion de l'épithélium rénal ; la sécrétion devient de plus en plus acide, une partie de l'albumine tend à se coaguler et forme les cylindres fibrineux des canalicules urinaires. On désigne ainsi des caillots hyalins, à contours délicats, qui se déposent lentement au fond de l'urine évacuée et peuvent être décelés au microscope et sous un fort grossissement. Rien qu'à leur aspect, on voit que ces cylindres ne sont que les moules des canalicules et que, destinés à s'accroître encore par leur bout périphérique, ils ont été, par leur bout central, détachés, comprimés et arrondis par l'urine constamment sécrétée.

L'albumine contenue dans l'urine peut varier entre une quantité très faible qui ne donne à la coction qu'un trouble à peine appréciable, jusqu'à une quantité de 2, 3, 4 p. 100 qui, par la chaleur, produit un coagulum épais, caséeux.

Pour le sang, toute albuminurie représente une perte équivalente en albumine du sérum ; la quantité de sang restant la même, huit parties environ en poids d'albumine sont remplacées par une partie de chlorure de sodium.

Le sang deviendrait donc toujours plus aqueux, s'il ne compensait ses pertes en recevant une quantité plus considérable d'albumine par l'alimentation. Ainsi, dans la cirrhose du rein, la perte quotidienne d'albumine peut atteindre 5, 6, 7 grammes et plus. Cependant le malade ne s'affaiblit pas pour cela et ne devient pas forcément hydrémique. L'hydrémie ne se montre, à part l'hydrémie aiguë consécutive à une rétention d'eau dans le sang (v. plus haut, p. 203), que lorsqu'une altération de la digestion gastrique ou intestinale empêche l'assimilation de l'albumine alimentaire, ce qui, il est vrai, se produit souvent chez les malades atteints d'affections rénales.

La fluidité du sang hydrémique constitue sinon l'unique, du moins la plus importante des causes de l'hydropisie d'origine rénale[1]. Hippocrate déjà avait remarqué que dans certaines hydropisies l'urine devenait mousseuse, c'est-à-dire albumineuse. Nous savons aujourd'hui que l'albuminurie est le fait primitif, l'hydropisie le résultat secondaire.

Si l'hydrémie prédispose à l'hydropisie, c'est d'après la pesanteur du sang que se localisent les œdèmes. Ceux-ci se montrent d'abord dans les parties déclives et se modifient suivant la position du malade. Ce sont les pieds qui sont les premiers atteints, mais il suffit de donner à la jambe une position élevée pour faire de nouveau disparaître l'œdème malléolaire.

---

1. [L'opinion qui rattache l'hydropisie à l'hydrémie a été combattue par Cohnheim. Cet auteur explique l'anasarque consécutive aux néphrites aiguës et scarlatineuses, par une altération des vaisseaux cutanés qui deviennent plus perméables, et dans les cas de lésions rénales chroniques, il admet une insuffisance cardiaque. Sans être aussi affirmatif, on peut, d'une façon générale, reconnaître plusieurs causes à l'hydropisie d'origine rénale : l'état hydrémique du sang lié aux pertes d'albumine ; l'augmentation de la pression intraveineuse, occasionnée par les lésions cardiaques qui peuvent accompagner la néphrite ; la pléthore aqueuse, liée à la rétention de l'eau du sang et surtout l'altération des parois vasculaires qui se produit chaque fois que le sang a perdu ses qualités normales. (Voir Labadie-Lagrave, art. *Reins*, in *Nouv. Dict. de médecine et de chirurgie pratiques*, t. XXX.)]

Outre la pesanteur, d'autres facteurs interviennent encore dans la localisation de l'hydropisie ; par exemple, de légères irritations locales de la peau ; c'est ainsi que l'on a vu des altérations du derme, appeler l'eau dans les parties atteintes et donner lieu à un œdème localisé.

Dans les périodes avancées, l'hydropisie d'origine rénale ne peut plus être distinguée de celle qui résulte d'une affection cardiaque (v. p. 171).

c) *Glycémie, diabète sucré.*

Le sang contient normalement une quantité insignifiante, presque infinitésimale de glycose. La plus grande partie de ce sucre est oxydée après transformation en acide sarcolactique, et éliminée sous forme d'acide carbonique et d'eau. Une minime partie est évacuée par le rein et apparaît comme élément normal de l'urine.

Dans le diabète, le sang peut contenir jusqu'à 0.5 p. 100 de sucre. Le sucre se retrouve dans toutes les sécrétions, dans les sucs parenchymateux, dans la lymphe. Tous les organes sont comme baignés dans une solution faible de glycose.

La présence du sucre entraîne une plus grande concentration du sang et celle-ci, comme dans une foule d'autres cas, par exemple à la suite d'une forte transpiration ou après l'usage d'aliments trop salés, produit une grande soif, une absorption considérable de boissons et une élimination abondante d'urine. Dans le diabète, des masses d'eau sont donc absorbées par la bouche et de nouveau éliminées par l'urine [1]. La quantité d'urine peut être de 6, 10, 20 litres par jour.

---

1. [Il existe cependant des cas très importants pour le médecin et qui peuvent passer inaperçus, dans lesquels la quantité d'urine ne dépasse pas la moyenne normale, des cas de diabète sans polyurie *(diabetes decipiens)*, malgré une élimination notable du sucre (4, 6, 8 p. 100). (Frerichs, *Uber den Diabetes*, Berlin, 1884, trad. par Lubanski, Paris, 1885 ; Lécorché, *Traité du diabète*, Paris, 1877.)]

Cette urine est d'un jaune pâle, d'ordinaire un peu troublé, légèrement mousseuse, acidule, d'une odeur fade, et — nous pouvons le dire, grâce à l'ardeur scientifique de nos ancêtres, — d'une saveur sucrée. Elle contient 3,5, 10 p. 100 de sucre. Sa densité est de 1025-1040. Et c'est sa viscosité qui le plus souvent nous donne l'idée d'y rechercher le sucre.

Outre le sucre, on trouve assez souvent une petite quantité d'albumine dans l'urine des diabétiques. Mais une modification plus importante, c'est l'augmentation constante de l'urée. La quantité d'urée par litre d'urine peut être très faible, mais si l'on calcule la quantité éliminée dans les 24 heures, on la trouve double ou triple de la quantité normale.

Ce lavage continuel du corps lui enlève donc de grandes quantités d'éléments organiques qui représentent soit d'importants matériaux de combustion, soit des produits de décomposition. Il est certain qu'il se fait dans l'économie une consommation exagérée. Pour réparer les pertes et reproduire les éléments consommés, le diabétique absorbe de grandes quantités d'aliments. Il mange, quand il le peut, 2, 3 fois plus qu'un sujet sain. Aussi, dans les cas légers, cette suralimentation suffit-elle pour maintenir l'équilibre. Elle ne suffit plus dans les cas graves. Bien plus, tous les organes maigrissent et s'atrophient. C'est d'abord la graisse qui disparaît et cette disparition se remarque d'autant plus que le malade avait auparavant une tendance à l'obésité. Les muscles se fatiguent vite, tous les mouvements deviennent pénibles. Les contractions du cœur sont moins énergiques, le pouls plus petit. Toutes les glandes diminuent de volume, l'activité génitale disparaît.

Sur la peau, les troubles de la nutrition se manifestent de diverses façons. Elle devient plus mince, ridée, sèche, pâle ; les cheveux tombent. La peau devient surtout plus vulnérable ; des inflammations de toutes sortes, des panaris, des

furoncles se développent ; toutes ces affections ont une tendance à traîner en longueur et à se terminer par gangrène.
L'issue fatale dans le diabète arrive le plus souvent à la suite
d'une tuberculisation pulmonaire qu'avait précédée depuis
longtemps un catarrhe bronchique des plus tenaces.

Telles sont les principales manifestations du diabète.
Quant à dire d'où vient ce sucre anormalement contenu
dans le sang, il n'est guère possible de le faire avec quelque
certitude. L'opinion la plus ancienne et la plus plausible
d'après laquelle il s'agit d'un défaut de combustion des hydrocarbonés ingérés et de leur accumulation dans le sang est
pour le moins insuffisante, car la formation et l'élimination
de sucre continue malgré une diète exclusivement azotée. Il
est à remarquer cependant, et cela confirmerait l'hypothèse
précédente, que la quantité de glycose augmente dans l'urine
du diabétique quand il ingère beaucoup de sucre et d'hydrocarbonés, qu'elle diminue au contraire sous l'influence du
régime azoté. Ce fait prouve du moins que le diabétique est
incapable de transformer le sucre qui arrive dans son sang
soit par l'alimentation, soit par toute autre voie.

Pendant un certain temps, il a semblé que l'expérience de
Cl. Bernard, la piqûre du quatrième ventricule, et les recherches de cet observateur sur la glycogénie du foie[1] por-
teraient la lumière dans cette question du diabète. Mais on a
vu, d'une part, que la glycosurie *passagère* provoquée par la
piqûre du quatrième ventricule et par une série d'autres influences, ne peut être identifiée avec le diabète véritable ;
d'autre part, les nombreuses études sur le glycogène qu'a
fait naître la découverte de l'observateur français ont montré que ce corps n'existe pas seulement dans le foie, mais encore dans presque tous les parenchymes, particulièrement

---

1. [Claude Bernard, *Nouvelle Fonction du foie, etc.* Paris, 1853 ; *Leçons sur
le diabète et la glycogénie animale.* Paris, 1877.]

dans les muscles, qu'il est un produit de dédoublement de l'albumine et à ce titre prend place à côté de la graisse, qu'enfin il existe un certain parallélisme entre l'accumulation de ces deux substances et leur utilisation ultérieure.

Ces découvertes nous permettent tout au plus d'admettre qu'il se fait dans le diabète une consommation excessive de l'albumine du corps, et que les produits de destruction de cette albumine peuvent, après avoir peut-être passé à l'état de glycogène, former du sucre. Mais à cette hypothèse, il faudrait, pour expliquer l'accumulation du sucre dans le sang, ajouter que le diabétique, pour des raisons encore inconnues, est incapable de faire subir à ce sucre les transformations physiologiques ultérieures. On pourrait songer à un défaut de combustion, mais on sait qu'il existe encore d'autres modes de transformation du sucre, et du reste ce défaut de combustion, il ne faudrait même pas vouloir l'expliquer par un apport insuffisant d'oxygène [1].

On a démontré depuis peu qu'il existe assez souvent dans le diabète sucré une certaine quantité d'acétone dans l'urine. Une urine qui contient de l'acétone, prend, traitée par le perchlorure de fer, une coloration rouge foncé. Du moment que nous trouvons de l'acétone dans l'urine, nous pou-

---

1. [Dans ses remarquables leçons sur les *Maladies par ralentissement de la nutrition* (Paris, 1882 ; 2e édit. 1885), M. le professeur Ch. Bouchard, après avoir passé en revue les nombreuses théories qui ont été émises pour expliquer le diabète sucré, après avoir discuté la valeur des opinions anciennes de Rollo et de Bouchardat, pour qui le diabète est lié à des troubles digestifs; celles de Foster, Dickinson, Zimmer qui l'attribuent à un défaut de fixation par le foie du sucre alimentaire; celles de Cl. Bernard, de Pavy, de Schiff, de Tiegel, qui en font une exagération de la glycogénie hépatique; celle de Zimmer, qui le rapporte à la glycogénie musculaire; celles de Pettenkofer et Voit, de Huppert, de Lécorché, de Jaccoud, qui y voient un vice de la désassimilation des tissus; celles de Mialhe, de Reynoso, de Bence Jones, de Schultzen, qui l'expliquent par la non-utilisation du sucre normalement formé ou introduit, arrive à considérer le diabète « comme une maladie générale de la nutrition, caractérisée primitivement et essentiellement par un défaut ou une insuffisance des actes de l'assimilation et en particulier par un défaut de la consommation du sucre dans les éléments anatomiques ». Et il le rattache à cette grande famille de maladies qui ont toutes pour caractère dominant un ralentissement de la nutrition.]

vons affirmer aussi sa présence dans le sang, c'est-à-dire l'acétonémie. Mais nous ne connaissons pas de troubles particuliers, spécialement liés à l'acétonémie [1].

d) *Diathèse urique.*

Si la raison principale des manifestations diabétiques réside moins dans la présence du sucre dans l'urine que dans sa présence dans le sang, il en est de même pour la diathèse urique [2].

L'acide urique est un élément d'excrétion urinaire, dont la formation plus ou moins abondante dépend de conditions individuelles encore peu connues. La sécrétion d'acide urique est prépondérante chez certains animaux, comme la sécrétion d'urée chez l'homme; il semble que ces deux substances soient complémentaires l'une de l'autre. Cette hypothèse serait facilement démontrée s'il était prouvé que, dans l'organisme, l'acide urique fût en plus ou moins grande quantité transformée en urine. Hors de l'économie, l'acide urique peut en effet se transformer en urée et en d'autres substances que l'on peut considérer comme de l'urée dans laquelle certains atomes d'hydrogène sont remplacés par des radicaux acides. Il n'est pas prouvé que cette transformation de l'acide urique en urée se fasse dans l'organisme. L'acide urique semble même y être très stable et ne pouvoir être éliminé que comme tel. D'où il résulte que l'élimination d'acide urique très peu soluble peut donner lieu à une série de manifestations qui, de la santé la plus parfaite, vont jusqu'aux états morbides les plus sérieux.

On peut constater une augmentation d'acide urique pendant

---

1. [Rappelons seulement l'importance que Kussmaul a voulu accorder à l'acétonémie dans la pathogénie du coma diabétique.]
2. [Fernet, *De la Diathèse urique, th. d'agrég.,* Paris, 1869.]

et après tout état fébrile. On sait que l'urine des fébricitants laisse déposer après refroidissement un sédiment rouge formé d'urate de soude. On trouve également une augmentation d'acide urique chez des sujets qui ont souffert toute leur vie de fièvres rhumatismales ; il semble que certains organes (cerveau, rate ?) aient gardé de l'époque de leurs fièvres la fâcheuse habitude de produire de l'acide urique en excès. Plus souvent cette production excessive d'acide urique résulte de l'usage habituel de boissons alcooliques avec une alimentation fortement azotée. Il est rare cependant que l'on puisse éclaircir complètement l'origine de la diathèse urique. Chez quelques sujets elle est héréditaire. Une fois acquise, elle passe avec une grande ténacité de génération en génération, s'affirmant chaque fois par l'une ou l'autre de ses manifestations fâcheuses.

Une seule voie, en effet, est possible pour l'élimination de cet acide urique en excès. De même que l'acide urique normal, il doit être extrait du sang par l'épithélium des canalicules urinaires, mélangé à la sécrétion rénale et évacué par les grandes voies de l'urine. Mais ce mécanisme peut être troublé dans l'une ou l'autre de ses parties. L'extraction hors du sang peut être insuffisante, l'élimination hors des voies urinaires peut être imparfaite. Ainsi se produisent, d'une part, la *goutte*, d'autre part, la *lithiase rénale*, les deux conséquences les plus importantes de la diathèse urique. La goutte (*arthritis*) est une inflammation très douloureuse d'une ou de plusieurs articulations, produite par le dépôt d'urates de soude et de chaux ou même d'acide urique dans les cartilages, les extrémités osseuses, les capsules et les ligaments articulaires. La goutte se présente par accès, ce qui s'explique moins par une augmentation périodique de la production d'acide urique que par une diminution périodique de l'excrétion de cet acide par les reins. On pourrait penser que l'épithélium rénal, fatigué par l'excrétion continuelle d'acide urique en excès, se refuse par moments à cette partie de ses fonctions. La diminution d'acide urique dans l'urine est un fait bien constaté pendant l'accès de goutte.

Mais il y a encore dans cette maladie bien des points obscurs. Pour expliquer l'accumulation de l'acide urique dans les articulations, la formation des tophus goutteux, on fait intervenir l'insolubilité de l'acide urique. Il ne peut rester dissous qu'à l'état de sel basique. Si un sel acide, par exemple, le phosphate bibasique de soude, lui enlève une moitié de sa base, il se fait un dépôt cristallin d'urate acide de soude, de chaux, etc. Jusqu'à quel point ces conditions sont-elles remplies, quand se produisent les dépôts dans les cartilages articulaires ? Le liquide nourricier a-t-il dans ce cas une réaction acide ? Sans doute, il n'est pas acide à l'état normal ; mais il peut l'être dans la diathèse urique, où la circulation plus difficile des sucs nourriciers, surtout dans les cartilages, peut donner à ce liquide déjà moins alcalin, le temps de devenir acide [1].

La formation de la gravelle et des calculs dans les voies urinaires est bien plus facile à expliquer. L'urine normale est acide en raison du phosphate acide de soude qu'elle contient. Si, par suite d'une augmentation considérable d'acide urique, l'acidité de l'urine augmente encore, l'acide urique, peu soluble, se dépose dans les voies urinaires et suivant

---

1. [M. Bouchard s'est élevé contre l'opinion exagérée, mais si généralement admise, qui fait de l'uricémie la seule et unique cause des manifestations goutteuses et néglige la recherche des autres altérations humorales. Il a montré que l'imperméabilité des reins pour l'acide urique, invoquée par Garrod, est inadmissible ; que l'exagération de la production d'acide urique est insuffisante pour expliquer l'accès de goutte, que ce qui importe surtout, c'est la diminution de l'alcalinité du sang, la prédominance des acides (acide oxalique, acide lactique) amenant la précipitation, à l'état libre ou à l'état d'urates acides, de l'acide urique même formé en quantité normale. La dyscrasie acide est un des caractères de la nutrition retardante et cette raison suffirait, s'il n'y en avait d'autres, à faire ranger la goutte parmi les maladies par ralentissement de la nutrition. (Ch. Bouchard, *Maladies par ralentissement de la nutrition,* Paris, 2e édit. 1885).]

le volume des concrétions ainsi formées, nous avons affaire à des graviers ou à des calculs.

Le gravier ou sable urinaire est formé de granulations brun jaunâtre, de la grosseur d'une tête d'épingle et au-dessous, qui, à l'examen microscopique, sont composées par une agglomération de cristaux d'acide urique. Les plus petits de ces sédiments s'observent dans les reins, surtout dans les larges canaux papillaires ; de là ils passent dans les calices et, en augmentant toujours de volume, dans les bassinets, la vessie et sont rejetés au dehors. Mais les choses ne vont pas toujours aussi facilement. Les bassinets et la vessie, dont les conduits excréteurs, les uretères et l'urèthre ne s'ouvrent pas directement à la partie la plus inférieure de leurs cavités, permettent aux concrétions un peu lourdes de s'y déposer et d'y séjourner. Dans cette situation et par suite de nouveaux dépôts d'acide urique et d'urate de soude, ces sédiments s'accroissent, et arrivent à former ces calculs volumineux des reins ou de la vessie, dont l'élimination par les voies naturelles ne se fait plus qu'avec de grandes difficultés (coliques néphrétiques) ou même devient complètement impossible[1].

c) TROUBLES DE LA SÉCRÉTION BILIAIRE.

Ictère, cholémie.

La résistance que les cellules hépatiques opposent, même dans les conditions les plus défavorables, à toutes les influences qui tendraient à empêcher leur fonctionnement, et la quantité considérable de sang qui traverse le foie, lui apportant largement les matériaux dont il a besoin, telles

---

1. [Voir encore Ch. Bouchard, *Maladies par ralentissement de la nutrition,* et H. Danlos, art. *Urine,* in *Nouveau Dictionnaire de médecine et de chirurgie pratiques,* t. XXXVII.]

sont les deux causes qui font que nous avons en somme peu
de chose à dire sur les troubles des fonctions hépatiques.

On croirait à peine, et cependant il est facile de le constater, comment un foie dont toutes les cellules sont gorgées
de graisse, peut encore sécréter une quantité suffisante de
bile, comment un foie amyloïde peut encore fonctionner, bien
que nous n'y trouvions plus une seule cellule intacte. Il est
à supposer que le protoplasma des cellules hépatiques est
capable à l'occasion de fournir un travail bien supérieur à
son travail habituel ; ce qui est certain, c'est que dans le cas
où un grand nombre de cellules hépatiques sont détruites,
dans la sclérose syphilitique, par exemple, les cellules persistantes s'hypertrophient et peuvent parer ainsi au trouble
fonctionnel qui menaçait de se produire.

Seule, l'atrophie jaune aiguë du foie s'accompagne d'une
suppression de la sécrétion biliaire. En dehors de cette affection dont nous aurons à nous occuper plus loin, on n'entend
dans le langage médical sous le nom de troubles de la sécrétion biliaire, que l'obstacle à l'écoulement à travers les voies
biliaires dans l'intestin, de la bile déjà formée, et l'on désigne
sous le nom d'ictère hépatogène ou *ictère par résorption*, la
dyscrasie qui tient à une résorption de certains éléments de
la bile et surtout du pigment biliaire dans le sang.

Les causes les plus fréquentes de la rétention biliaire sont :
le gonflement catarrhal du canal cholédoque, les calculs biliaires qui obstruent la lumière de ce canal. La résorption
de l'eau de la bile et de la bilirubine qui y est dissoute
commence au moment où la pression dans les voies biliaires
devient supérieure à la pression sous laquelle la lymphe
circule dans les vaisseaux lymphatiques voisins. Les sels biliaires sont résorbés en plus petite quantité, la cholestérine
ne l'est pas du tout.

Peu de temps après que la résorption a commencé, toutes

les parties visibles du corps, celles du moins qui normalement sont moins colorées par le sang, prennent une teinte
jaune qui se fonce de plus en plus. La sclérotique montre la
première que le sérum sanguin n'est plus incolore ; puis
toute la peau prend une coloration jaune clair, jaune foncé,
brun verdâtre et enfin noirâtre. A la buvette du Mühlbrunn
de Carlsbad, on peut observer les nuances les plus diverses
de la teinte ictérique.

Tous les parenchymes sont également colorés en jaune ; le
tissu nerveux et les cartilages restent seuls blancs. Il faut
attacher une importance toute spéciale au passage du pigment biliaire dans l'urine, car c'est là la seule voie d'élimination de ce pigment. L'urine passe au brun foncé et
même au noir, elle présente une mousse jaune, et quand on
l'examine dans un tube à essai au-dessous d'une couche
d'acide nitrique, on voit à la surface de contact des deux
liquides, un jeu de couleurs très vif qui démontre la présence du pigment biliaire[1].

On peut avec certitude conclure, d'après le ralentissement
du pouls dans l'artère, qu'outre le pigment, les sels biliaires
passent également dans le sang. On les a trouvés aussi dans
l'urine, mais seulement en très petite quantité ; il ne faut
donc pas s'inquiéter outre mesure de ces substances qui cependant sont si toxiques et exercent une action destructive
si directe sur les globules sanguins.

Des symptômes bien plus pénibles que la résorption des
éléments biliaires résultent du défaut d'écoulement de la
bile dans le tube digestif. Que les matières contenues dans
son intestin soient incolores ou plutôt grisâtres comme de
l'argile, cela importe peu à l'ictérique, mais qu'elles soient
putréfiées et produisent de grandes quantités de gaz fétides,

---

1. [Voir Jules Simon, art. *Ictère*, in *Nouv. Dict. de médecine et de chirur-gie pratiques*, t. XVIII.]

c'est là déjà un fait plus sérieux. On sait que la bile a la propriété de s'opposer à la putréfaction ; elle contribue de plus à la digestion des graisses. Chez l'ictérique, la digestion de la graisse sera donc entravée ; ce qui doit avoir et a réellement une influence fâcheuse sur la nutrition générale.

Mais d'une façon générale, l'ictère simple est un état qui, malgré de nombreux inconvénients, peut persister des semaines et des mois sans amener de grand préjudice pour la santé et qui se termine presque sûrement par une guérison complète.

Ce n'est que dans les cas d'obstruction persistante complète et insurmontable du canal cholédoque que l'ictère simple peut prendre des proportions plus inquiétantes et dégénérer en un état extrêmement sérieux : *l'ictère grave*. Cet état est annoncé par une accélération du pouls jusque-là ralenti ; puis il survient de l'abattement, de la somnolence et enfin un coma profond. De temps en temps, le malade se démène, demande à quitter son lit, délire et arrive à un état d'agitation furieuse qui fait qu'on a de la peine à le maintenir sur son lit. Puis surviennent des hémorrhagies par le nez et l'anus, et quand on a l'occasion de faire l'autopsie, on trouve des sugillations dans différents organes, dans le tissu cellulaire et graisseux sous-cutané, dans les membranes cérébrales et dans les diverses séreuses. Le muscle cardiaque a plus ou moins subi la dégénérescence graisseuse, ainsi que l'épithélium rénal et surtout les cellules hépatiques, autant du moins qu'elles sont encore reconnaissables.

Pour ce qui est de la pathogénie de l'ictère grave, de la *cholémie* dans le sens étroit du mot, je n'hésite pas, pour les cas où l'ictère grave succède à un ictère simple et d'après de nombreuses observations personnelles , à admettre comme cause première de ce syndrome, une colliquation biliaire des cellules hépatiques , sans cependant me prononcer sur la question de savoir si l'altération cholémique du sang est due à la résorption de la bile ou à la résorption de certains produits de destruction des cellules biliaires, ou enfin à la rétention dans le sang des matériaux de formation de la bile.

Cette réserve est nécessaire, car il existe encore un autre mode de production de l'ictère grave : c'est celui qui s'observe dans l'*atrophie jaune aiguë du foie*. Dans cette affection, il ne saurait être question d'une obstruction des voies biliaires ni d'un ictère simple qui aurait précédé l'ictère grave. Un sujet sain jusque-là est pris subitement de cette forme grave de l'ictère et dans les quelques heures qui précèdent la mort, le médecin peut constater une disparition de la matité hépatique. A l'autopsie, on trouve une diminution considérable du volume du foie, due à la destruction et à la résorption des cellules hépatiques. Peut-il être question dans ce cas de résorption biliaire? Sans doute, on ne trouve plus une goutte de bile dans les voies biliaires; elles sont remplies d'un mucus incolore. Mais il semble plutôt qu'elles soient vides, parce que depuis longtemps déjà aucune goutte de bile n'y a été versée. Il faudrait admettre que la bile, à peine formée, a été résorbée immédiatement dans les canalicules biliaires intercellulaires ; ce serait là une hypothèse bien hasardée. Il ne reste donc plus que la possibilité d'une altération primitive des cellules hépatiques. La nature de cette altération nous est inconnue. Est-ce une tuméfaction trouble survenant à la suite de l'action d'un poison, analogue ou même identique à celle que l'on observe dans l'intoxication phosphorée ? Nous savons seulement que les cellules hépatiques se détruisent et que leurs produits de destruction passent rapidement dans le sang. Dans ces cas, comme dans les cas d'ictère grave succédant à l'ictère simple, je serais tenté d'expliquer ce syndrome par une résorption des détritus des cellules hépatiques. Cette résorption se traduirait par la destruction d'une grande quantité de globules rouges et la transformation de leur matière colorante en pigment biliaire ; puis par une atteinte profonde portée au système nerveux central et par une dissolution du sang donnant lieu aux hémorrhagies.

Il est aussi difficile de nier simplement que les matériaux de formation de la bile retenus dans le sang par suite de la cessation des fonctions du foie, prennent part au développement de la cholémie, qu'il est difficile de le prouver ; ces matériaux nous sont jusqu'ici encore trop peu connus [1]. Mais en général, ils semblent être plutôt des substances inoffensives, des albuminoïdes, des graisses, etc. On peut se demander encore s'il existe une dyscrasie par rétention des éléments biliaires, comme nous connaissons une rétention d'urée ou d'acide carbonique dans les affections des reins ou du poumon ; c'est-à-dire une altération du sang par suite du défaut d'élimination de certains éléments de la bile. En général, on peut répondre par la négative ; il n'y aurait une réserve à faire que pour le pigment biliaire.

Il arrive en effet quelquefois que de grandes quantités de globules rouges se détruisent, soit parce qu'un élément toxique a pénétré dans le sang (oxyde de carbone, acide picrique, microorganismes), soit, ce qui est plus fréquent, parce qu'il s'est fait une grande extravasation sanguine et que le sang extravasé a été dissous et résorbé. Dans les deux cas, la matière colorante du sang reste pendant un certain temps dissoute dans le sérum et y est transformée peu à peu en pigment biliaire. Il colore les sclérotiques et la peau en jaune et en brun, comme le fait le pigment biliaire résorbé

---

1. [C'est cependant à l'acholie, c'est-à-dire à l'accumulation des matériaux générateurs de la bile, qu'un certain nombre d'auteurs français, M. Jaccoud, par exemple, attribuent les symptômes de l'ictère grave. D'autres tendent à le considérer comme une affection infectieuse, dont l'agent serait un micrococcus décrit par Eppinger en 1875.]

dans les voies d'élimination de la bile ; c'est l'*ictère hémato-gène,* opposé à l'ictère hépatogène dont nous avons parlé plus haut. La bilirubine apparaît également dans l'urine, mais dans ce cas, on l'appelle plutôt urobiline et on désigne tout le processus sous le nom d'*urobilinurie.* On ne s'est pas encore jusqu'ici suffisamment occupé de cette bilirubine non sécrétée par le foie ; la question cependant pourrait être étudiée, même au point de vue expérimental [1].

B. Troubles de la vie de relation.

L'appareil de la sensibilité et de la motilité ne présente pas de disposition analogue à celle du système sanguin, qui permet de généraliser les altérations locales des organes végétatifs et de forcer toute l'économie à y prendre part. Il est formé d'un grand nombre de parties réunies entre elles par des fibres nerveuses et constituant ainsi un tout anatomique. D'après cette disposition, certaines altérations locales peuvent se propager par les voies anatomiques ner-veuses. Nous avons vu, à propos des syndromes deutéro-pathiques, quelle importance peut prendre une excitation d'un nerf sensitif périphérique, et il va de soi que les alté-rations anatomo-pathologiques propres de cet appareil peu-vent se propager de la même façon. En d'autres termes : les plaies, les inflammations, les hémorrhagies, les tumeurs, les ramollissements qui ont leur siège dans le système ner-veux lui-même peuvent donner lieu à des symptômes d'ex-citation locale et générale, analogues à ceux que peut produire toute autre lésion locale par l'intermédiaire ana-tomique du système nerveux. Mais ce n'est pas là l'objet de

---

1. [Voir H. Danlos, art. *Urine*, in *Nouveau Dictionnaire de médecine et de chirurgie pratiques.*]

notre étude actuelle ; pour le moment, il s'agit de la généralisation d'une affection locale par suite du trouble fonctionnel déterminé par cette affection, et de la participation de l'organisme tout entier à ce trouble. Si nous considérons à ce point de vue les affections propres du système sensitivo-moteur, nous trouvons une série toute nouvelle de manifestations.

Ce qui nous frappe tout d'abord, c'est que les différents troubles morbides de l'appareil sensitivo-moteur ont pour l'organisme une valeur et une signification très diverses, et cela, suivant le siège de ces troubles et la façon dont ils se produisent. La plus légère altération portant sur le plancher du quatrième ventricule peut instantanément entraîner un arrêt des mouvements respiratoires et la mort par asphyxie. Les épanchements aigus dans les ventricules et les espaces sous-arachnoïdiens, les hémorrhagies qui donnent lieu à une destruction étendue ou à une compression forte de l'organe sont aussi extrêmement dangereuses.

Par contre, le cerveau s'accommode très facilement à des épanchements ou des néo-formations qui ont un petit volume ou se développent lentement. Mais ce n'est pas seulement dans le cerveau, c'est dans tout l'appareil sensitivo-moteur que l'on retrouve le principe des suppléances fonctionnelles. Si donc une lésion locale n'a pas immédiatement entraîné la mort, on peut le plus souvent prévoir qu'elle durera longtemps.

C'est ce qui fait que l'étude des maladies du système nerveux paraît moins intéressante, je dirai volontiers moins passionnante que celle des affections des organes végétatifs qui menacent directement l'existence. Par contre, aucun autre chapitre de la pathologie ne fournit au médecin un sujet plus riche en observations importantes et en diagnostics difficiles.

En effet, les syndromes dont il est ici question sont formés : 1° des symptômes propres de la lésion anatomique ; 2° des manifestations liées au trouble fonctionnel qui en résulte ; 3° des signes de suppléance fonctionnelle. Ces trois ordres de symptômes, qui doivent toujours être recherchés, sont, on peut le dire, l'expression exacte et mathématique de la lésion de telle ou telle partie du système nerveux, et cependant quelles difficultés ne rencontre-t-on pas quelquefois à reconnaître et à préciser la nature et le siège de cette lésion ? Or, c'est à ce double point de vue qu'il faut apprécier l'importance pathologique de chaque affection.

En recherchant le *siège* de l'affection, nous devons nous rappeler que les différentes parties de l'appareil nerveux sont réunies en un tout bien coordonné, et que les symptômes morbides que nous observons ne sont, comme du reste les manifestations extérieures de cet appareil à l'état normal, que le dernier terme d'une série plus ou moins longue de phénomènes qui, commençant au niveau du foyer morbide, suit les voies préétablies du système nerveux. Qu'une articulation, par exemple, soit maintenue dans une position fortement fléchie, cela peut tenir : 1° à une lésion de l'articulation elle-même ; 2° à une contracture des muscles fléchisseurs ; 3° à une excitation des nerfs moteurs de ces muscles ; 4° à une lésion centrale qui a son siège à l'origine de ces nerfs ou peut agir sur eux à distance. Je pourrais prolonger cette série. Cette contracture pourrait être produite encore par action réflexe à la suite de l'excitation d'un nerf sensitif périphérique ; c'est ce que l'on observe fréquemment dans l'hystérie. Mais sans aller aussi loin, il ne s'agit en général que de bien distinguer les manifestations *centripètes* des manifestations *centrifuges*. Chez tous les animaux supérieurs et surtout chez l'homme intelligent, le cerveau a le pouvoir de modérer et de retenir les excitations venues du dehors ; chez les sujets bien équilibrés, la plus grande partie de ces excitations s'arrêtent donc provisoirement dans le cerveau. C'est cette propriété que possède le cerveau d'emmagasiner les impressions qui lui arrivent et de les traduire plus tard par des phénomènes sensitifs ou moteurs, que repose toute la vie psychique de l'homme. Ce que nous appelons les facultés de l'âme ne sont que des stations sur cette voie qui de l'extérieur revient à l'extérieur en passant par le cerveau. Ces stations ne sont pas des centres purement sensitifs ni exclusivement moteurs, ce sont des formes intermédiaires dans lesquelles la sensibilité et la motilité se mêlent et que l'on désigne sous les noms de perception, idéation, imagination, volonté. Dans la perception, l'élément moteur est le plus faible, l'élément sensitif le plus fort. C'est le contraire dans la volonté ; tandis que dans l'idéation, c'est tantôt l'élément actif, tantôt l'élément passif qui l'emporte.

Le cerveau, avec ses fonctions spéciales, se trouve donc intercalé entre la voie centripète et la voie centrifuge, et en nous permettant de séparer nettement les manifestations qui appartiennent à l'une et à l'autre de ces voies, il nous oblige à former une catégorie spéciale pour les troubles des fonctions psychiques.

Établir la *nature* du mal, c'est là aussi un problème qui, lorsqu'il s'agit de l'appareil sensitivo-moteur, présente des difficultés bien plus grandes que partout ailleurs. Les altérations anatomo-pathologiques que nous pouvons y rencontrer sont très nombreuses. On trouve dans le cerveau et la moelle, comme dans le système nerveux périphérique, des inflammations aiguës et chroniques, des tumeurs de toutes sortes. Mais le système nerveux a partout la même fonction : donner la sensibilité et la motilité ; aussi la multiplicité des causes contraste-t-elle avec la monotonie des

effets, et les altérations anatomiques les plus diverses ne
produisent-elles jamais que des troubles sensitifs ou des
troubles moteurs. La nature du trouble fonctionnel ne permet pas de conclure à la nature de la lésion.

Il y a plus ; la sensibilité et la motilité peuvent être aug-
mentées ou diminuées : hyperesthésie et hypo-esthésie, hyperkinésie et hypokinésie. Nous aurons à étudier ces quatre
formes élémentaires des troubles de la vie animale. On pourrait penser qu'à l'aide de ces distinctions, il serait possible
d'établir un diagnostic qualitatif. Il n'en est rien. La plupart
des affections locales de l'appareil sensitivo-moteur commencent par une lésion légère qui agit comme excitant et produit
du côté sensitif une augmentation ou une perversion de la
sensibilité, du côté moteur des convulsions et des contractures. Les choses peuvent en rester là ; les troubles fonctionnels les plus pénibles, les névralgies les plus douloureuses et les convulsions les plus violentes peuvent être
produits par des lésions anatomiques si insignifiantes qu'il est
même impossible de les découvrir et que l'on a dû admettre
des névroses *sine materia*. Mais ailleurs la lésion anatomique
prend des proportions de plus en plus grandes et entraîne
un trouble de plus en plus prononcé dans les fonctions.
Nous voyons alors les manifestations de l'excitation anormale se transformer en celles de la paralysie ; et la même
lésion qui, dans les premières phases de son évolution, a
donné lieu à des convulsions et à des douleurs, se traduit
maintenant par de la paralysie et de l'anesthésie. Il ne reste
qu'un petit nombre de cas dans lesquels l'intensité de la lésion anatomique est telle qu'elle entraîne immédiatement
et sans prodromes l'abolition de la fonction et facilite ainsi
le diagnostic.

Considérer les complexus symptomatiques de l'appareil
sensitivo-moteur comme des syndromes *sympathiques*, c'est-

à-dire comme des états morbides de tout l'organisme, peut paraître un peu exagéré, puisque l'importance de telle ou telle lésion vis-à-vis du reste de l'économie varie suivant la partie atteinte. Et cependant si ce caractère général appartient sans contredit aux lésions profondes du cerveau ou de la moelle, par suite de leur retentissement sur la respiration et la circulation, nous pouvons aussi considérer les lésions moins importantes comme des troubles fonctionnels de tout l'organisme. Nous y sommes autorisés par l'ubiquité du système nerveux et les liaisons intimes qu'il établit entre toutes les parties du corps.

Pouvons-nous également les appeler des syndromes typiques? Le tableau symptomatique qui résulte d'une affection locale de l'appareil sensitivo-moteur répond exactement à l'intensité et à l'étendue de la lésion et en est caractéristique ; mais si nous recherchons des syndromes typiques, c'est-à-dire se reproduisant souvent avec les mêmes caractères, nous ne trouverons comme tels que ces formes générales d'excitation et de paralysie qui, pour les parties centripètes de l'appareil nerveux, constituent l'*hyperesthésie* et l'*hypo-esthesie*, pour les parties centrifuges, l'*hyperkinésie* et l'*hypokinésie*, pour le cerveau l'*excitation* et la *paralysie psychiques*. Comme appendice, nous aurons à étudier les troubles *neurovégétatifs*, c'est-à-dire les états d'excitation ou de paralysie de cette partie du système nerveux qui intervient dans la vie végétative.

Mais avant de passer à l'étude spéciale de chacune de ces quatre formes morbides, nous devons nous arrêter un instant à une propriété générale de tous les symptômes nerveux, à ajouter à celles dont nous avons déjà parlé plus haut la périodicité et la disproportion entre la cause et l'effet. Cette propriété, c'est la tendance à la répétition que prend tout état d'excitation qui s'est souvent reproduit; cet état devient ainsi une *habitude* de l'organisme, il finit par être indépendant de la cause qui l'a primitivement produit, il devient un état morbide propre et peut se transmettre par hérédité.

Si nous voulons admettre pour la substance vivante, outre la nutrition et l'excitabilité, quelque propriété fondamentale plus générale encore, nous la trouvons dans le souvenir, dans la mémoire. Tout mouvement que le protoplasma répète, il le fait mieux la seconde fois que la première. Il semble que certaines modifications matérielles qui se sont produites lors d'un premier mouvement et l'ont facilité, persistent une fois que le mouvement est terminé et s'affermissent de plus en plus à mesure que le mouvement se répète.

Je ne voudrais pas ici indiquer toute la portée de ce principe qui joue un si grand rôle dans la théorie de Darwin, je me borne à signaler cette souvenance, cette habitude du système nerveux central qui se retrouve chez chaque individu pris isolément. Le fin réseau de la substance grise paraît s'habituer aux mouvements qui le traversent le plus souvent et pouvoir plus tard les répéter à la moindre excitation.

Cette excitation de plus en plus faible finit même par nous échapper et il semble alors que le mouvement habituel puisse se produire sans excitation extérieure. Enfin, de quelque part que vienne cette excitation si minime, le mouvement se reproduit. Quand les fruits sont mûrs, il est indifférent qu'un coup de vent secoue l'arbre ou qu'un enfant s'y adosse ; les fruits tombent aussi bien dans un cas que dans l'autre.

Une fois qu'un phénomène est devenu ainsi relativement indépendant de sa cause première, il devient une habitude du système nerveux ; une mauvaise habitude à coup sûr, s'il s'agit de modifications morbides de la sensibilité et du mouvement. Il devient une fonction persistante du système nerveux, fonction qui s'enracine d'autant plus qu'elle se répète plus souvent, et qu'à chaque retour, elle paraît plus indépendante ; nous l'appelons alors une *névrose.*

Nous aurons dans la partie spéciale de notre étude, à propos des maladies par vice de formation, à nous occuper de l'hérédité morbide ; nous verrons que tout protoplasma, et le système nerveux surtout, se modifie d'une façon spéciale, suivant l'habitude qu'il a prise d'une activité anormale ; nous aurons alors à nous expliquer sur l'hérédité des névroses. Ce que nous en avons dit déjà peut suffire pour le moment[1].

HYPERESTHÉSIE.

Comme la sensibilité est une fonction du système nerveux central et surtout de la substance grise de la moelle et du cerveau, il est évident que l'exagération ou la paralysie de la sensibilité doit tenir à une augmentation ou à une diminution des modifications de la substance grise qui se produisent au moment de son fonctionnement et qui nous font percevoir la sensation.

Occupons-nous d'abord de l'exagération de la sensibilité, de l'hyperesthésie dans le sens le plus large du mot. Nous en connaissons déjà une forme principale, la *douleur,* qui résulte de l'excitation périphérique des nerfs sensitifs (p. 124).

Il est probable que tous les filets nerveux qui ont une fonction commune, ont également, dans la substance grise centrale, un foyer commun d'origine où se trouve un nombre plus considérable de cellules ganglionnaires. Pour les nerfs crâniens, nous connaissons d'une façon précise la plupart de

1. [Voir M. Duval, art. *Nerfs, système nerveux,* in *Nouveau Dictionnaire de médecine et de chirurgie pratiques,* t. XXIII; Vulpian, *Physiologie du système nerveux,* 1866 ; Poincaré, *Leçons sur la physiologie du système nerveux,* 1873-1877. Béaunis, *Traité de physiologie humaine,* 1881.]

leurs noyaux d'origine. Mais si l'on examine et que l'on compare une série de coupes faites sur différents points de la moelle, on est également tenté d'admettre pour les nerfs spinaux des noyaux qui varient de longueur et d'étendue suivant le volume de l'organe auquel se rendent ces différents nerfs[1]. Si cela est, on peut supposer que la sensation de douleur, en dehors de sa propagation ultérieure dans le système nerveux central, est due à une excitation anormale du noyau d'origine d'un groupe de fibres nerveuses sensitives. Il est indifférent du reste jusqu'à un certain point que l'excitation des filets nerveux se produise au niveau de leurs expansions périphériques ou sur un point quelconque de leur trajet. Suivant le mode de l'excitation, la douleur sera pulsative, térébrante, lancinante, déchirante, etc. : l'intensité de la sensation douloureuse variera suivant l'intensité de la cause qui l'a produite; mais le siège de la sensation sera toujours à l'extrémité périphérique du filet nerveux excité.

Nous pouvons aller plus loin et dire que l'excitation morbide d'un noyau nerveux central est également rapportée par nous à la périphérie, lors même que cette excitation n'est pas parvenue à ce centre par l'intermédiaire d'un filet centripète (loi de la projection excentrique). Le noyau nerveux central peut être excité par un état morbide du cerveau ou de la moelle dont il est partie intégrante ; nous devons donc séparer les sensations pseudopériphériques, mais réellement centrales, des sensations véritablement périphériques.

Il faut aussi distinguer de la douleur, l'exagération de la sensibilité ou *hyperesthésie* dans le sens étroit du mot. Celle-ci consiste en une susceptibilité plus grande de tout l'appareil sensitif ou de quelqu'une de ses parties, par suite de

---

1. [Ces noyaux sensitifs sont représentés par les amas de cellules nerveuses connus sous le nom de colonnes de Clarke, et se continuent dans le bulbe avec le noyau du trijumeau (Pierret, *Comptes rendus de l'Académie des sciences*, 1876).]

laquelle une excitation, même légère, donne lieu à des sensations relativement vives. Nous observons pendant la fièvre une hyperesthésie générale et très fréquente. Dans le stade d'ascension de la fièvre, cette hyperesthésie manque rarement. Mais il est aussi des hyperesthésies locales, qui peuvent avoir leur siège soit dans les expansions et les terminaisons périphériques, soit dans les noyaux centraux d'origine de certains nerfs sensitifs.

Névralgie.

Ce sont ces dernières surtout qui nous intéressent spécialement, car elles constituent la base d'une variété particulièrement importante de l'exagération de la sensibilité : la *névralgie*. On entend par névralgie une douleur extrêmement vive qui occupe le tronc et les ramifications d'un nerf, sous forme d'accès douloureux de plus ou moins longue durée, séparés par des intervalles de calme complet. La douleur est ressentie sur toute la longueur du nerf, mais elle est surtout prononcée sur certains points, points douloureux qui sont évidement en rapport avec la disposition anatomique des troncs nerveux, puisqu'ils sont constants pour chacun d'eux[1]. La névralgie, comme toute autre douleur vive, s'accompagne de toutes sortes d'irradiations sur d'autres parties de l'appareil sensitivo-moteur et neuro-végétatif ; ces dernières nous occuperont encore à propos des trophonévroses.

Quant à la cause de la névralgie, elle est, en dehors d'un

---

1. [Ces points douloureux, qui ont été si parfaitement étudiés par Valleix (*Traité des névralgies*. Paris, 1841), sont d'une interprétation difficile, si l'on veut bien tenir compte de la loi physiologique d'après laquelle les sensations provoquées sont toujours rapportées à l'extrémité périphérique du nerf. Faut-il admettre une excitation des *nervi nervorum*, ou bien des troubles vaso-moteurs locaux, ou une compression de filets récurrents abandonnant le tronc nerveux pour s'épuiser dans le névrilème, le périoste ou les parties molles voisines? (Voir Hallopeau, art. *Névralgies*, in *Nouveau Dictionnaire de médecine et de chirurgie pratiques*, t. XXIII.)]

grand nombre d'influences prédisposantes parmi lesquelles l'hérédité joue un rôle important, la manifestation terminale d'une excitation durable et constante, quoique parfois peu intense du noyau d'origine, cérébral ou médullaire, d'un nerf donné. Au point de vue symptomatique, il est indifférent que cette excitation vienne de la périphérie ou qu'elle soit née sur place. Mais une fois qu'elle a duré un certain temps, il se produit un état d'hyperexcitabilité spéciale, se traduisant par diverses douleurs prémonitoires, de légers tiraillements, des picotements passagers, auxquels fait directement suite l'accès névralgique. C'est ainsi qu'une exagération de la sensibilité, préparée de longue main, devient une fonction persistante et périodique de la substance grise, une *névrose de sensibilité.*

Par des résections partielles ou une déchirure moléculaire (élongation) du nerf qui sert de voie à la névralgie, nous pouvons, pour un certain temps, suspendre l'excitabilité centripète physiologique et diminuer ainsi l'excitation du noyau nerveux. Pouvons-nous la guérir? c'est ce qui dépend de la nature et du siège de la cause qui la détermine.

ANESTHÉSIE.

A l'état normal, la plupart de nos organes ne nous fournissent aucune sensation ou du moins ne donnent lieu qu'à des sensations vagues et indéterminées ; aussi la diminution ou l'abolition de cette sensibilité ne saurait-elle être un signe de maladie.

Quand nous parlons d'anesthésie, nous n'entendons que la diminution ou l'abolition de la sensibilité de la peau ou des parties avoisinantes des muqueuses, ou encore de celle des organes des sens. A vrai dire, les altérations de la vue, de l'ouïe, du goût et de l'odorat devraient aussi être rangées parmi les anesthésies, mais l'étude de la cécité et de la surdité constitue un chapitre à part en pathologie ; quant à l'anosmie (abolition de l'odorat) et à l'ageusie (abolition du goût), elles sont si peu fréquentes qu'elles ne doivent pas nous occuper ici.

L'anesthésie est donc, au point de vue symptomatique, l'abolition de la sensibilité cutanée. La physiologie distingue plusieurs variétés de sensibilité : la sensibilité au contact, à la pression, à la température, la sensation du lieu où agit une excitation donnée. On a imaginé une foule de méthodes ingénieuses pour reconnaître jusqu'à quel point ces diverses formes de la sensibilité sont conservées et intactes dans les différents cas d'anesthésie. On étudie la sensibilité tactile par le contact léger de la peau, la sensibilité à la pression, à l'aide de poids que l'on fait supporter ou bien au moyen du baresthésiomètre, la sensibilité à la température en faisant toucher des pièces de métal portées à divers degrés de température ou à l'aide du thermo-esthésiomètre, la sensation de lieu avec le compas de Weber. On reconnaît ainsi que les diverses formes de la sensibilité ne sont pas abolies au même degré, bien qu'en règle générale elles le soient toutes plus ou moins.

Le malade lui-même reconnaît d'ordinaire son anesthésie cutanée par une sorte de sensation de duvet, de coton. Le contact de son corps avec ses habits, de ses doigts avec un objet qu'ils tiennent, ne produit qu'une sensation imparfaite. En marchant, il semble au tabétique atteint d'anesthésie des membres inférieurs qu'il est suspendu dans le vide. Aussi lui faut-il pour ses mouvements le contrôle des yeux.

A ces phénomènes négatifs s'ajoutent d'ordinaire certaines perversions de la sensibilité que l'on désigne sous le nom de fourmillement, de chatouillement (paresthésie), qui interrompent l'anesthésie complète et ne remplacent que d'une façon bien imparfaite et fort incommode la perception normale.

La sensibilité générale de la peau tend à disparaître en même temps que la sensibilité spéciale. La peau anesthésiée ne ressent plus la douleur (analgésie); ni la piqûre d'aiguille, ni la brûlure, ni le pincement, ni l'excitation électrique ne donnent lieu à une sensation pénible. Par contre, on rencontre assez souvent une anesthésie douloureuse, c'est-à-dire qu'il existe des troubles de la conduction des nerfs sensitifs, à la suite de tumeurs, par exemple, dans lesquels une anesthésie progressive et complète est entrecoupée par des accès périodiques de douleurs violentes. :

Je signalerai enfin une série de troubles trophiques qui peuvent accompagner l'anesthésie et qui nous occuperont plus tard (trophonévroses, paralysie à la suite de sections nerveuses, etc.).

Quant aux causes de l'anesthésie, il faut citer en première ligne les diverses altérations anatomiques des centres de réception : inflammations, ramollissements, atrophies et tumeurs du cerveau et de la moelle ; en second lieu, les lésions multiples, mais plus rares, des expansions périphériques des nerfs sensitifs : température extrême, cautérisation, traumatisme, compression des troncs nerveux, etc. [1].

---

1. [Outre les anesthésies qui dépendent des lésions matérielles des nerfs et des centres, il en est d'autres, plus communes peut-être, qui jusqu'ici n'ont pu être rattachées à aucune altération connue; telles que l'anesthésie hystérique, les anesthésies liées à diverses intoxications (éther, chloroforme, alcool, plomb, tabac), les anesthésies des maladies générales (diphthérie, syphilis, etc.). Il faut dire cependant qu'en se basant sur l'étude des anesthésies qui dépendent de lésions bien et dûment constatées du système nerveux, il est possible, dans une certaine mesure, de préciser, sinon la nature, du moins le siège de la perturbation qui occasionne ces anesthésies *sine materia*.

Marcé, *Des Altérations de la sensibilité*, th. agrég., 1860 ; Rendu, *Des Anesthésies spontanées*, th. agrég., 1875 ; R. Tripier, *Revue mensuelle de médecine et de chirurgie*, 1830. G. Ballet, art. *Sensibilité*, in *Nouveau Dictionnaire de médecine et de chirurgie pratiques*, t. XXXIII.]

HYPERKINÉSIE, CONVULSIONS.

Si nous jetons un regard sur la structure et les fonctions de l'appareil sensitivo-moteur dans les diverses espèces animales, nous verrons que cet appareil se développe de plus en plus à mesure que l'on arrive dans les espèces plus élevées; et cela, parce que les segments supérieurs de cet appareil deviennent de plus en plus prédominants sur les autres segments du corps et diminuent ainsi l'indépendance fonctionnelle de ces derniers ; parce que les segments supérieurs absorbent une quantité toujours plus considérable de l'excitation qui arrive aux segments inférieurs et que ceux-ci auraient directement transformée. C'est chez l'homme que cette supériorité du cerveau sur les centres inférieurs est de beaucoup la plus développée. Chez lui, la motilité réflexe qui seule traduit encore l'autonomie des centres médullaires, est aussi restreinte que possible. Ne font exception à cette règle que les centres des mouvements automatiques, les centres respiratoire et cardiaque, le centre des mouvements de l'iris, etc. Ces centres, périodiquement excitables, sont constamment sollicités par une cause toujours identique à elle-même, il en résulte les mouvements rythmiques du cœur et de la respiration.

Si nous laissons de côté ces mouvements automatiques qui appartiennent surtout à la vie végétative, il reste ce fait capital que, chez l'homme, les noyaux centraux sensitifs de la moelle transmettent la plus grande partie des excitations qui leur arrivent au cerveau qui les modifie et peut ou les retenir provisoirement ou les transformer en mouvements dans d'autres points du corps ; de telle sorte que dans les conditions normales, il faut à peu près abandonner ce principe suivant lequel les centres médullaires seraient formés par la réunion d'une partie sensitive et d'une partie motrice.

Cette centralisation anatomique du système nerveux conduit à la conscience du moi. La propriété que possède le
cerveau de fixer les excitations centripètes qui lui arrivent,
de permettre ou d'empêcher leur transformation en actes,
constitue une des facultés essentielles du moi : le libre arbitre
qui est la base de toute organisation morale. La science est
forcée d'admettre cette suprématie de la volonté sur la plupart des muscles de notre corps, et en pathologie, la contraction musculaire *morbide* se reconnaît à ce critérium important
qu'elle se fait *en dehors de la volonté*. Ces contractions involontaires se distinguent des contractions volontaires en ce
qu'elles n'ont aucun but ou en ce que leur énergie n'est pas
proportionnée au but à atteindre ; on les appelle *convulsions*
ou *spasmes*[1]. Dans leurs manifestations, elles présentent aussi
des modalités différentes. De tout temps, on les a divisées en
convulsions toniques et convulsions cloniques. On appelle
tonique une contraction unique, mais persistante, énergique
et le plus souvent douloureuse, qui transforme le muscle en
une masse dure et rigide. Les convulsions *cloniques* consistent en une série de contractions successives qui atteignent
soit le même groupe musculaire, soit alternativement une
série de muscles.

Parmi les variétés des convulsions *toniques*, il faut citer :
1° la crampe, qui se porte pour peu de temps sur un seul
muscle ou sur un groupe de muscles (par exemple, la crampe
du mollet) ; 2° le tétanos, qui s'étend à la plus grande partie des
muscles du corps (voy. p. 126) ; 3° la catalepsie, dans laquelle
tous les muscles sont dans un état de contraction moyenne
qui permet au malade, grâce à une augmentation dans l'innervation des antagonistes, de rester dans les positions les

____

1. [On donne plus particulièrement le nom de *convulsions* aux contractions
involontaires des muscles de la vie de relation, et le nom de *spasmes* aux
contractions, morbides par leur énergie ou leur persistance, des muscles soustraits à l'influence de la volonté.]

plus bizarres ; 4° la contracture, qui n'est qu'une contraction indolore, mais persistant quelquefois pendant des années, d'un ou de plusieurs muscles et qui aboutit à l'atrophie.

Les convulsions *cloniques* sont divisées et désignées suivant l'étendue et la violence des contractions involontaires qui les constituent. Nous y trouvons tous les degrés, depuis le tremblement jusqu'à l'agitation et à la projection des membres. Il s'y ajoute un grimacement involontaire quand la convulsion atteint les muscles de la face. Le degré le plus élevé est représenté par ces contractions énergiques, ces secousses violentes et le plus souvent symétriques de tous les muscles, qui impriment au corps des déplacements étendus, le raidissent ou le contournent et produisent ces tiraillements hideux de la face que l'on observe dans les *convulsions* proprement dites.

Si nous recherchons maintenant la *cause* de l'hyperkinésie, nous trouvons tout d'abord une diminution de cette suprématie que le cerveau exerce vis-à-vis des excitations centripètes et centrifuges du système nerveux. Il est impossible d'expliquer autrement la perte de connaissance qui accompagne quelques-unes des formes graves des convulsions et notamment l'épilepsie. En quoi consiste cette diminution? C'est ce qu'il est difficile de dire. Quelquefois il s'agit d'une faiblesse congénitale du cerveau, que cette faiblesse ait été transmise par les parents ou qu'elle soit liée à une altération dans le développement ; quelquefois c'est une anomalie acquise, une inflammation intracrânienne ou une tumeur cérébrale, etc., qui rend le cerveau incapable de modérer les impulsions motrices éveillées par une excitation qui l'atteint.

Pour la production des convulsions qui ont leur point de départ dans le cerveau, il n'est pas besoin d'une excitation centripète bien forte. Les excitants physiologiques qui peuvent atteindre le cerveau suffisent pleinement.

Il en est tout autrement pour les convulsions qui ont leur point de départ dans l'appareil sensitivo-moteur d'un côté ou de l'autre du cerveau, pour les convulsions directes et les convulsions réflexes.

Quand des contractions musculaires sont produites par une excitation directe d'un muscle ou d'un nerf moteur, en dehors du cerveau et de la moelle, ces contractions ont d'ordinaire un caractère tonique. Si le tronc nerveux excité est mixte, elles s'accompagnent de troubles sensitifs et autres. Disons immédiatement que les nerfs moteurs résistent difficilement d'ordinaire aux excitations dont il est ici question et qu'à la place de la convulsion, il se produit bientôt une paralysie. Cela est vrai surtout pour les altérations mécaniques, tandis que des lésions inflammatoires peu intenses qui se reconnaissent à peine au point de vue anatomo-pathologique par une légère prolifération des noyaux de la gaîne nerveuse, sont plus propres à amener des contractions persistantes.

Quant aux convulsions *réflexes*, il n'est pas douteux que seules des excitations centripètes de grande intensité peuvent surmonter l'action d'arrêt qu'exerce le cerveau et donner lieu par l'intermédiaire des centres médullaires à des contractions réflexes. Mais bien plus souvent ce n'est pas tant l'intensité de l'excitation centripète que l'insuffisance de ces actions d'arrêt intracentrales qui augmente l'excitabilité et donne naissance aux convulsions réflexes. Comme cette action d'arrêt repose précisément sur la dérivation des excitations centripètes vers le cerveau, tout ce qui empêche le cerveau de recevoir ces excitations ou rend cette dérivation plus difficile, fera refluer ces excitations vers le centre médullaire qui les a d'abord reçues, et produira les mouvements réflexes.

La démonstration la plus simple de ce fait se trouve dans l'exagération du pouvoir réflexe sur une grenouille décapitée.

Peut-être certains poisons, comme la strychnine, augmentent-ils aussi l'excitabilité réflexe en paralysant les voies de conduction intercentrales. Mais cette hyperexcitabilité réflexe peut encore être produite d'une autre façon, ainsi que le démontre l'histoire du tétanos. Dans cette affection, le pouvoir réflexe est exagéré, soit parce que l'excitation centripète est particulièrement violente, soit parce que d'un point quelconque part une excitation légère, mais toujours égale et continue, qui ne dépasse pas les limites de la moelle, peut même n'être pas perçue, mais détermine peu à peu dans la moelle un état d'*excitabilité exagérée*, se traduisant à un moment donné par une contraction tonique violente de tous les muscles du corps (V. plus haut, p. 127). Il en est de même pour les convulsions réflexes qui se produisent dans le domaine de certains nerfs ; pour le trismus dans le domaine du trijumeau ; pour le tic convulsif ou blépharospasme dans le domaine du facial ; pour le torticolis dans le domaine de l'accessoire ; pour l'éternûment, le hoquet, le bâillement, le rire, le soupir dans le domaine des muscles respirateurs ; pour la crampe des écrivains dans le domaine des fléchisseurs des doigts, etc. A cette catégorie appartient encore la *tétanie*, qui se manifeste par des accès de contraction tonique de certains muscles de l'avant-bras avec une augmentation de l'excitabilité électrique des nerfs moteurs.

Avec le tétanos et la tétanie, nous passons aux névroses de la motilité.

NÉVROSES DE LA MOTILITÉ.

Nous avons vu plus haut (p. 228) ce qu'il faut entendre par névrose et nous avons trouvé dans la névralgie la plus importante des névroses de sensibilité. Le domaine des névroses de motilité est bien plus étendu et plus divers. D'une part, en effet, les tableaux symptomatiques y sont plus variés que pour la névralgie, qui ne donne lieu qu'à des manifestations subjectives, tandis que les convulsions sont objectives, apparentes et différentes suivant les muscles ou les groupes musculaires qui en sont affectés. D'autre part, il est une forme de contraction typique de tout le système musculaire qui est destinée à faire passer le corps de la situation fléchie, repliée qu'il avait dans l'utérus et qu'il garde pendant le sommeil, à une direction droite et aux diverses attitudes qu'il doit prendre suivant les circonstances.

Il semble qu'il existe un point spécial du plancher du quatrième ventricule (centre convulsif), qui ait pour unique fonction de produire ces mouvements compliqués ; que des forces de tension considérables soient toujours en réserve pour faire exécuter à l'occasion ces divers mouvements (cervelet ?) ; que ces forces, si le cerveau est intact, soient dépensées avec choix et mesure selon le mouvement à produire ; qu'au contraire, si l'action modératrice du cerveau est troublée, ces forces soient prodiguées en partie ou en totalité jusqu'à ce qu'elles soient passagèrement ou définitivement épuisées.

Nous avons étudié ailleurs l'accès éclamptique. Dans cette affection convulsive, nous voyons la forme de contraction typique dont nous venons de parler se produire sans mesure et d'une façon désordonnée. Si l'idée que nous nous faisons de la névrose n'excluait pas la notion d'acuité, nous dirions que l'éclampsie est une névrose aiguë. Quoi qu'il en soit, cette même contraction typique peut se rencontrer aussi sous forme de véritable névrose.

Épilepsie.

Un accès de convulsions généralisées qui ne se distingue en rien de l'accès éclamptique (V. p. 122) constitue l'élément principal dans le tableau symptomatique de l'épilepsie. Cette attaque se renouvelle à des intervalles qui varient entre quelques heures et un an ou même davantage, en général de quelques semaines. La vie intellectuelle et affective du malade est atteinte à des degrés divers, d'ordinaire proportionnels à la fréquence des accès. Comme c'est surtout la mémoire et l'imagination qui s'émoussent, il semble que certaines parties délicates de la substance grise du cerveau, qui se perfectionnent pendant le développement intellectuel et facilitent la reproduction d'images antérieures, soient surtout lésées pendant les attaques.

Si nous recherchons les causes de l'épilepsie, nous trouvons dans un quart au moins des cas, une prédisposition héréditaire comme base des modifications épileptiques du système nerveux. Cette proportion arrive à la moitié au moins, si, comme prédisposition héréditaire, nous comptons non seulement l'épilepsie confirmée, mais encore tous les états neuro- et psychopathiques des ascendants.

Nous ignorons encore en quoi consiste l'altération persistante du système nerveux qui se manifeste de temps en temps par des accès épileptiques.

Comme après chaque attaque, la prédisposition à un nouvel accès augmente de plus en plus jusqu'à ce qu'à un moment donné cet accès éclate, il semble au premier abord que l'anomalie consiste en un état d'hyperexcitabilité qui primitivement a été produit sous l'influence de quelque excitation locale, mais qui plus tard, par un effet d'habitude, est devenu indépendant de sa cause première et a constitué une affection propre, héréditaire.

Les expériences sur le développement de l'épilepsie chez les animaux sont favorables à cette manière de voir. Nous savons que chez les cobayes, quatre à six semaines après une lésion de la moelle, du bulbe, des pédoncules cérébraux ou des corps quadrijumeaux, ou bien encore après la section d'un ou des deux sciatiques, l'altération épileptique est complète et se traduit par un premier accès. Nous savons aussi que des cobayes ainsi rendus épileptiques produisent des jeunes qui peuvent également être atteints d'épilepsie [1].

La clinique nous permet aussi de rapporter souvent la première manifestation d'un état épileptique à une excitation locale du système nerveux, à un traumatisme qui a atteint la partie supérieure de la tête, à des plaies, des cicatrices, des tumeurs siégeant sur le trajet des nerfs périphériques, à des ulcérations de l'utérus chez la femme, à des exostoses intracrâniennes, à la compression de la moelle allongée par l'apophyse odontoïde trop saillant, etc.

D'après ces observations, nous serons amenés à placer la cause première du mal dans une excitabilité anormale des centres réflexes de la moelle allongée et de la protubérance.

La faiblesse congénitale ou acquise du cerveau qui rendait cet organe impuissant à modérer l'activité de ces centres réflexes, ne serait plus qu'un élément prédisposant. Cette théorie est-elle acceptable ? C'est là une autre question.

Nous ne devons pas oublier que l'accès épileptique débute toujours par une perte de connaissance et une anémie brusque du cerveau. Personne ne niera que ces deux phénomènes soient étroitement liés à l'explosion des convulsions. Suivant la théorie précédente, l'excitation du centre convulsif déterminerait une excitation concomitante du centre vaso-moteur voisin et entraînerait par là une contraction des vaisseaux cérébraux et les autres phénomènes qui en découlent. Mais si, en étudiant la marche complète de l'accès

---

1. [Ces faits ont été découverts il y a trente ans, par M. Brown-Sequard (*Archives de médecine*, 1856), reproduits par lui de diverses façons (*Archives de physiologie*, 1868, 1870 ; *Bulletin de l'Académie de médecine*, 1869) et confirmés par de nombreux expérimentateurs, Schiff, Westphal, Hitzig, Küssmaul. Ils constituent la base de toutes les théories pathogéniques de l'épilepsie. Voir A. Voisin, art. *Épilepsie* du *Nouveau Dictionnaire de médecine et de chirurgie pratiques*, t. XIII; Grasset, *Maladies du système nerveux*, 1881.]

épileptique, on peut admettre la possibilité de cette excitation, on voit aussi que la pâleur de la face et la perte de connaissance précèdent de deux à dix secondes l'apparition des convulsions, et l'on est plutôt porté à expliquer l'activité exagérée des centres réflexes par une diminution de l'influence modératrice qu'exerce le cerveau anémié. Cette diminution de la modération cérébrale, qui n'est qu'une forme spéciale de la fatigue du cerveau, s'accentuerait de plus en plus jusqu'à ce qu'à un moment donné, elle produirait une perte aiguë de connaissance et donnerait libre cours aux forces de tension motrices.

Je n'aime pas à lancer une hypothèse ; celle-ci cependant me paraît fondée sur des cas nombreux et bien observés dans lesquels l'épilepsie s'est montrée sous l'influence d'excitations toxiques du cerveau, comme dans l'alcoolisme, ou sous l'influence d'une suractivité fonctionnelle, comme à la suite d'une frayeur ou d'une affection mentale. Dans tous ces cas, la quantité de sang contenu dans les vaisseaux cérébraux subit des variations étendues ; ces variations peuvent favoriser le développement de la névrose cérébrale et plus tard y jouer le principal rôle.

L'avenir nous apprendra peut-être à distinguer une épilepsie réflexe et une épilepsie cérébrale, et comme les éléments étiologiques de ces deux formes ne s'excluent pas, on pourra découvrir encore un grand nombre de formes intermédiaires.

Catalepsie et hypnotisme.

A côté de l'épilepsie se place la *catalepsie,* qui est constituée par des accès de convulsions spéciales, cataleptiques dont nous avons parlé plus haut (p. 235). Là encore nous trouvons une abolition ou une diminution de la conscience en même temps qu'une activité exagérée du centre convulsif. Mais ce qui prouve bien que dans ces cas la fatigue cérébrale

est l'élément primitif, ce sont les manifestations si bien étudiées depuis quelque temps de l'hypnotisme (somnambulisme).

Dans ces expériences, on produit artificiellement la catalepsie. Pour cela, on demande à un sujet approprié de fixer,
en concentrant toute son attention, un objet brillant, par
exemple, la tête d'une grosse épingle que l'on tient à quelques pouces de ses yeux. Par ce procédé, le cerveau est au
bout de peu de temps si fatigué qu'il survient un état analogue au sommeil. La sensibilité consciente est complètement abolie ; le pincement, la piqûre, les brûlures ne sont
plus ressenties ; mais au lieu des mouvements conscients se
produit l'état de contraction cataleptique. L'esprit n'est plus
accessible qu'aux données fournies par les sens supérieurs.
Mais les actes auxquels on peut pousser un sujet hypnotisé
en lui commandant à haute voix, en lui présentant divers objets, en excitant son goût ou son odorat, ne sont pas aussi
nets que si le malade avait parfaite connaissance de lui-
même et de ce qui l'entoure ; ils ne sont que la reproduction mécanique d'actes antérieurs ; c'est ce que Charcot a
exprimé sous le nom d'automatisme psychique [1].

---

1. [Ces questions de catalepsie, d'hypnotisme et celle de la suggestion qui
s'y rattache si intimement, ont depuis un certain nombre d'années, attiré à
nouveau l'attention du monde scientifique, et les hommes les plus éminents,
médecins, physiologistes, jurisconsultes, philosophes, n'ont pas craint de
poursuivre rigoureusement une étude qui, à son apparition, avait été
accueillie par bien des sourires. Il nous est impossible de donner ici même
un résumé des expériences si intéressantes sur l'hypnotisme et la suggestion ; il ne faut pas traiter à la légère une question qui peut toucher aux
intérêts les plus graves de la société et de la justice. On sait le retentissement qu'ont eu les expériences de M. le professeur Charcot à la Salpêtrière, et
pour donner une idée de l'importance de ce sujet, il nous suffira de citer le
nom de quelques auteurs qui s'en sont particulièrement occupés : Maury,
Du Sommeil et des Rêves, Paris, 1878 ; Lasègue, *Archives gén. de médecine*,
1865 ; M. Duval, art. *Hypnotisme*, in *Nouveau Dictionnaire de médecine et de chirurgie pratiques*, t. XVIII ; Ch. Richet, *Journal de l'anatomie et de la physiologie*, 1875, *Du Somnambulisme provoqué*, 1881 ; Charcot, *Progrès médical*,
1878 ; P. Despine, *Étude scientifique sur le somnambulisme*, 1830 ; Ball, *Leçons
sur les maladies mentales*, 1881 ; Chambard, th. Paris, 1881 ; Bernheim, *De la
Suggestion à l'état hypnotique et à l'état de veille*, 1884 ; Beaunis, *Revue médicale de l'Est*, 1885, Richer, Landouzy, Th. Ribot, Ballet, Cullerre, *Magnétisme et Hypnotisme*. Paris, 1886, etc.
En Allemagne, les recherches de Heidenhain, Grutzner, etc., ont confirmé
la plupart des faits observés par M. Charcot et ses élèves.]

Chorée.

Un état de faiblesse cérébrale et l'impossibilité pour le cerveau de modérer les impulsions des centres moteurs de la moelle allongée et de la moelle : telle est la base des contractions choréiques. La petite danse de Saint-Guy est une névrose passagère qui se montre vers l'époque de la puberté ; la grande chorée est un des nombreux groupes symptomatiques auxquels peuvent donner naissance les lésions profondes et graves du cerveau.

Dans la petite danse de Saint-Guy, la faiblesse du cerveau n'est que relative ; le développement de cet organe n'est pas encore en rapport avec le développement rapide de l'appareil génital, ni avec les excitations nombreuses qui lui en viennent.

Dans la grande chorée, l'affaiblissement de l'activité cérébrale est absolu et aboutit à une paralysie complète.

Les convulsions choréiques sont dues à des contractions rapides et éparses de certains groupes musculaires. Les bras sont fléchis, puis étendus, les mains passent de la pronation à la supination, les doigts s'écartent, les épaules se soulèvent, la tête se renverse, les yeux se retournent, la langue est tirée hors de la bouche, les dents s'entrechoquent. Au milieu de la marche, une jambe est subitement fléchie et le malade tombe ; pendant le repas, il frappe sa cuiller contre la bouche, il laisse tomber son verre et renverse sa boisson.

A ces convulsions s'ajoutent dans la grande danse de Saint-Guy des mouvements de recul, de propulsion, de latéralité du tronc qui se meut comme une girouette, et une agitation excessive des bras et des jambes.

Le malade, avec la meilleure volonté du monde, est incapable d'empêcher ces mouvements, il sent au contraire qu'il est obligé de prendre garde à ses mouvements volontaires,

parce que c'est à l'occasion de ces mouvements que se produisent surtout les contractions involontaires.

L'intelligence du malade est d'ordinaire obscurcie et affaiblie, la mémoire diminuée, l'appétit et le sommeil troublés [1].

HYPOKINÉSIE, PARALYSIE.

L'impuissance plus ou moins complète, la paralysie ou la
parésie des muscles est plus simple dans ses manifestations
et plus compréhensible dans ses causes que la contraction
spontanée des muscles. Tout ce qui peut troubler dans ses
fonctions l'appareil musculo-moteur en un point quelconque de son trajet, depuis ses origines dans les organes de
la volonté, dans l'écorce cérébrale jusqu'aux terminaisons
nerveuses intramusculaires et à la substance musculaire
elle-même, se traduit symptomatiquement par une paralysie
correspondante de certains muscles ou de certains groupes
musculaires. L'appareil musculo-moteur peut être troublé

---

1. [Les questions d'anatomie et de physiologie pathologiques de la chorée
sont encore entourées de grandes incertitudes. A côté de la chorée vulgaire, de la chorée de Sydenham, de la chorée-névrose, dont M. le professeur G. Sée a signalé les rapports avec le rhumatisme et les maladies du
cœur (G. Sée, *Mémoires de l'Académie de médecine*, 1850. Roger, *Archives
gén. de médecine*, 1866, 1867, 1868), on a décrit depuis une dizaine d'années,
un grand nombre de chorées symptomatiques de lésions cérébrales (Charcot,
Leçons cliniques sur les maladies du système nerveux, Paris, 1877, Raymond,
th. de Paris, 1876. Oulmont, th. de Paris, 1878. E. Demange, in th. de Ricoux,
Nancy, 1882, etc.). Dans ces divers cas, les lésions occupaient un point
quelconque du trajet des fibres motrices étendues du bulbe à la périphérie,
soit la région des pédoncules cérébraux et de la protubérance, soit la région
des ganglions gris centraux et de la capsule interne, soit la région corticale
ou sous-corticale au niveau de la zone psychomotrice ou sensitivomotrice.
Faut-il admettre pour la chorée-névrose, une lésion fonctionnelle, anatomiquement inappréciable de ce même trajet, ce n'est là encore qu'une hypothèse. Quoi qu'il en soit, la coexistence si habituelle des troubles intellec-
tuels avec la chorée (Marcé, *De l'État mental dans la chorée*, in *Mémoires de
l'Académie de médecine*, 1869) plaide en faveur de l'origine cérébrale de
cette névrose, contrairement à l'opinion de certains auteurs qui ont voulu la
rattacher à une maladie de la moelle (Meynert, Elischer, etc). Voir encore
J. Simon, art. *Chorée*, in *Nouveau Dictionnaire de médecine et de chirurgie
pratiques*, t. VII. Grasset, *Traité pratique des maladies du système nerveux*,
1881, Barthez et Sanné, *Traité clinique et pratique des maladies des enfants*,
1884.)]

de diverses façons. On a l'habitude de distraire les lésions des organes passifs du mouvement, des os et des cartilages, ainsi que les troubles fonctionnels purement musculaires, des paralysies nerveuses proprement dites. Bien que les relations intimes du système nerveux avec les os et les muscles n'autorisent pas une distinction aussi absolue, nous nous conformerons à l'usage et nous n'entendrons par paralysies dans le sens strict du mot que celles dans lesquelles le système nerveux est intéressé.

a) PARALYSIES PÉRIPHÉRIQUES.

A part les effets du curare qui agit sur les terminaisons nerveuses intramusculaires, on ne connaît aucune forme de paralysie qui soit limitée à cette partie extrême de l'appareil musculo-moteur. Par contre, sur tout leur trajet périphérique, depuis l'organe central jusqu'à l'entrée des masses musculaires, les nerfs moteurs sont exposés à des lésions nombreuses, surtout traumatiques. Sur ce parcours, des contusions et des déchirures, des plaies par instruments tranchants ou par armes à feu, des fractures osseuses et des luxations, des néoformations inflammatoires et des tumeurs de toutes sortes peuvent produire des altérations complètes ou partielles des filets nerveux et la paralysie des muscles auxquels ils se rendent.

L'expérimentation nous apprend que les filets moteurs n'opposent qu'une faible résistance aux violences mécaniques. Une pression de 18—20 pouces de mercure suffit à interrompre pour un certain temps la conduction motrice. Si l'on sectionne le nerf, il se produit au même instant une paralysie complète des muscles correspondants, paralysie qui persiste quand la réunion des deux bouts sectionnés est impossible, qui disparaît peu à peu, mais d'une façon complète, quand la réunion immédiate réussit. Les altérations anatomo-pathologiques que subissent dans ces conditions le bout périphérique du nerf et les muscles correspondants, sont si typiques et si importantes pour le pronostic que je dois m'y arrêter un peu plus longtemps.

Dans ces modifications anatomiques, nous devons distinguer : 1° un processus de dégénérescence, qui est produit par la section des nerfs; 2° un processus de régénération qui opère la réunion des deux bouts sectionnés, arrête le développement de la dégénérescence et répare le dommage causé.

La dégénérescence commence immédiatement après la section; sur les deux bouts de section la myéline s'est écoulée en partie; la gaine médullaire est comme segmentée sur une certaine étendue. A partir du septième jour, on voit, entre les produits de segmentation qui se présentent sous forme de masses cylindriques et de gouttes arrondies, apparaître des granulations graisseuses qui s'accumulent par places et forment de véritables globules graisseux. Tous ces produits sont résorbés peu à peu. Il ne reste plus qu'une sorte de filament mince, pâle, constitué par la gaîne de Schwann et le cylindre-axe [1]. La fibre nerveuse se conserve ainsi pendant des semaines et des mois en attendant sa réintégration.

Les muscles paralysés restent un peu plus longtemps intacts que les nerfs moteurs. Ce n'est qu'après plusieurs semaines qu'on observe une diminution des fibres musculaires

---

1. [Pour MM. Vulpian et Ranvier, le cylindre-axe se fragmente aussi bien que la myéline, la gaine de Schwann persiste seule sous l'aspect d'un véritable filament. Dans le bout central du nerf sectionné, M. Ranvier a décrit aussi quelques altérations, mais le cylindre-axe y reste intact et conserve pour toute son étendue ses relations avec les centres. (Vulpian, *Leçons sur la physiologie du système nerveux*, 1866, et *Archives de physiologie*, 1869. Ranvier, *Comptes rendus de l'Académie des sciences*, 1871, *Leçons d'anatomie générale du Collège de France, Histologie du système nerveux*, 1877.]

avec effacement de la striation transversale. Mais cette atrophie qui se traduit macroscopiquement par un amaigrissement notable du corps musculaire, aboutit aussi à la destruction et à la disparition complète de la substance contractile[1].

A côté de ces altérations purement dégénératives apparaissent, et cela aussi immédiatement après la section, des processus de régénération qui sont destinés à la réintégration de la voie nerveuse détruite et à la réparation des muscles menacés ou déjà altérés par l'atrophie.

Entre les deux extrémités du nerf s'amasse un tissu connectif jeune, mou, riche en cellules. Parmi ces cellules, on en distingue de plus grandes, fusiformes, dont les deux prolongements polaires se dirigent suivant l'axe du nerf sectionné et en réunissent les deux extrémités au moyen d'une substance protoplasmique. Ainsi se fait, entre le bout périphérique et le bout central, un premier pont qui, en se modifiant, finit par former une véritable fibre nerveuse[2].

Il est évident que ce résultat favorable ne s'obtient que quand la distance entre les bouts périphérique et central n'est pas trop considérable. Mais une fois qu'il est obtenu, non seulement le nerf se reconstitue peu à peu, mais le muscle paralysé reprend sa fermeté, sa consistance et sa contractilité primitives. Comment se fait la régénération de la substance contractile? Cela dépend de l'intensité de la dégénérescence. Tant que la striation transversale subsiste,

---

1. [Vulpian (*Archives de physiologie*, 1872).]

2. [Pour M. Ranvier, ce processus de régénération se fait d'une façon différente : le cylindre-axe des fibres du bout central s'allonge, et marchant vers le bout opposé, constitue ce qu'il appelle le filament cicatriciel. Lorsqu'il est arrivé à la surface de section du segment périphérique, les éléments axiles y pénètrent et deviennent en quelque sorte les centres du processus réparateur. Autour d'eux, apparaît bientôt de la myéline, contenue dans une gaine de Schwann, soit ancienne, soit nouvelle. Ranvier, *Comptes rendus de l'Académie des sciences*, 1873. Laveran, th. doctorat, Strasbourg, 1867. Poinsot, art. *Nerfs* (pathologie chirurgicale), in *Nouveau Dictionnaire de médecine et de chirurgie pratiques*, t. XXIII. Renaut, art. *Nerfs* (anatomie), in *Dictionnaire encyclopédique des sciences médicales*.]

la substance contractile est susceptible de se régénérer. Mais une fois que cette striation a disparu, que le cylindre contractile s'est segmenté en masses homogènes d'apparence cireuse, il faut une néoformation complète dont les matériaux sont fournis par les corpuscules musculaires non dégénérés et même en état de prolifération.

La dégénérescence complète du muscle paralysé qui arrive infailliblement quand la réunion des bouts central et périphérique n'a pu se faire, se produit sous l'influence d'une paralysie vasculaire, due à la section concomitante des fibres vaso-motrices. Cette paralysie vasculaire détermine tout d'abord une hypérémie artérielle ; mais sous l'influence de la dilatation persistante et du relâchement des parois vasculaires, cette hypérémie prend le caractère passif, et appelle, comme les hypérémies veineuses, une prolifération lente du tissu conjonctif. Au milieu de cette prolifération, les fibres musculaires atrophiées disparaissent complètement, les muscles se transforment en des masses fibreuses, dures, aplaties, qui seraient tout à fait homogènes s'il n'existait dans leur intérieur des traînées de tissu graisseux et des rangées de cellules graisseuses.

Telles sont les altérations anatomiques que nous observons sur les nerfs et les muscles dans les cas de paralysie périphérique. D'une façon générale, elles sont connues depuis longtemps. Par contre, on a découvert depuis peu certaines particularités physiologiques qui nous permettent d'établir l'existence d'une paralysie périphérique et de la distinguer de la plupart des paralysies d'origine centrale.

Je veux parler de la *réaction de dégénérescence,* c'est-à-dire de la réaction toute spéciale des parties paralysées vis-à-vis des courants électriques. Quand on électrise le nerf du muscle paralysé, soit au courant faradique, soit au courant galvanique, on constate une diminution progressive, puis un retour de l'excitabilité en rapport avec l'intensité des processus de dégénérescence et de régénération dont nous avons parlé plus haut; mais en appliquant le courant électrique sur le muscle lui-même, on n'observe la même réaction que pour le courant faradique. A l'excitation galvanique, on trouve, au contraire, dans la seconde semaine qui suit la paralysie, une exagération considérable de l'excitabilité qui augmente encore la semaine suivante et qui ne disparaît que graduellement, que la paralysie guérisse ou qu'elle devienne définitive. La contraction elle-même est modifiée, elle n'est plus brusque, comme à l'état normal, mais lente, traînante, bien qu'énergique. En même temps, la loi des contractions subit diverses modifications. La secousse de fermeture du pôle positif (anode) devient plus forte que la secousse de fermeture du pôle négatif (cathode), tandis que la secousse d'ouverture qui, au cathode, est normalement faible et presque nulle, y devient plus forte qu'à l'anode.

Il est évident que ce phénomène tient à une prédominance de la contractilité idiomusculaire sur la contractilité névro-musculaire; mais comment la dégénérescence commençante du muscle entraîne-t-elle cette prédominance ? C'est ce que l'avenir devra nous apprendre[1].

b) PARALYSIES SPINALES.

Quand la moelle est le siège d'une altération anatomo-pathologique qui atteint toute l'épaisseur de l'organe, la paralysie s'étend sur toutes les voies nerveuses qui naissent

---

[1]. [Erb, qui a particulièrement étudié cette réaction de dégénérescence (*Handbuch von Ziemssen*) a conclu de ses recherches que, chaque fois qu'on observe cette forme de réaction, on en peut déduire : 1º qu'il existe des altérations anatomiques notables des nerfs et des muscles; 2º que l'on a affaire à une paralysie périphérique. Ne feraient exception à cette règle que la paralysie infantile et la paralysie saturnine. Cette conclusion est peut-être trop absolue tout en ayant cependant une grande valeur seméiologique. Voir également Duchenne (de Boulogne), *De l'Électrisation localisée*, 1872.]

au-dessous du point lésé. Elle est toujours bilatérale (para-
plégie), .ascendante et compliquée de paralysie vésicale
(paralysie du muscle *detrusor vesicæ*), parce que les nerfs de
ce muscle ont leur origine dans le segment inférieur de la
moelle. Selon le siège de la lésion dans le segment lombaire, dorsal ou cervical de la moelle, nous trouvons une
paralysie symétrique des extrémités inférieures, des muscles du tronc ou des extrémités supérieures. La sensibilité
est troublée sur une même étendue, bien que l'expérience
nous apprenne que la conduction sensitive n'est de loin pas
aussi facilement interrompue que la conduction motrice. Les
malades atteints de paralysie spinale éprouvent tous cette
sensation spéciale et caractéristique comme si leur tronc
était serré par une ceinture, douleur en ceinture ; ils ont
également diverses sensations anormales dans les pieds :
sensations de duvet, de fourmillement.

L'excitabilité réflexe au-dessous du segment lésé est d'a-
bord exagérée, puis diminuée aussi [1].

Le tableau de la paralysie spinale se complique bien plus
quand il s'agit de lésions anatomiques qui, sur un grand
nombre de points, peuvent intéresser une portion du segment
médullaire, sans nulle part le léser dans toute son épaisseur.
C'est ce qu'on observe dans la plupart des cas de dégénérescence grise du cerveau et de la moelle. Ainsi que le nom
l'indique, il se produit dans ces cas une coloration gris-
rougeâtre de la substance blanche de la moelle, qui se rapproche assez de la coloration grisâtre de l'écorce cérébrale.
En même temps, les parties atteintes diminuent notable-
ment de volume. L'essence même de ce processus est en-

---

1. [Nous renvoyons pour plus de détails aux *Leçons sur les maladies du
système nerveux,* 1872-1877, de M. le professeur Charcot, ainsi qu'aux *Leçons
sur les maladies du système nerveux* (moelle épinière), 1879, de M. Vulpian,
à l'ouvrage de Leyden, *Traité clinique des maladies de la moelle épinière,*
trad. par Richard et Viry, 1879; et à l'article *Moelle* (pathologie), in. *Dictionnaire encyclopédique des sciences médicales,* par M. Bernheim.]

core inconnue. Mais la dénomination de dégénérescence grise est assez bien choisie, car cette coloration grise semble résulter d'une disparition de la myéline blanche, brillante, dans les tubes nerveux ; le nom porte donc sur l'altération qui est la cause prochaine du trouble fonctionnel. En même temps que la conduction isolée, qui n'est possible que si les gaînes de myéline sont intactes, diminuent et disparaissent la précision et la séparation des impressions sensitives ou des impulsions motrices simultanées. D'une part, les cercles de sensation de la peau s'étendent de plus en plus et s'entremêlent, finalement la sensibilité consciente s'éteint ou est remplacée par un chaos de paresthésies ; d'autre part, les mouvements combinés se décomposent en leurs éléments et produisent ce que l'on appelle l'ataxie motrice. Chez l'homme sain, les mouvements voulus sont accomplis en une fois, parce que la contraction des divers muscles qui doivent concourir à ce mouvement, est simultanée et coordonnée. Les cylindres-axes qui conduisent les impulsions motrices sont, dans la substance blanche du cerveau et surtout de la moelle, très rapprochés les uns des autres, mais tant qu'ils sont entourés d'une gaîne isolante de myéline, la conduction régulière des impulsions motrices simultanées reste assurée. Mais que cette gaîne de myéline disparaisse, chaque impulsion motrice sera conduite isolément, et le mouvement coordonné fera place à une succession de mouvements différents, en partie même antagonistes. La forme la plus simple de dissociation du mouvement coordonné se trouve dans le tremblement qui survient à l'occasion d'un mouvement intentionnel chez les sujets qui sont atteints de foyers de sclérose disséminés du cerveau et de la moelle[1]. Tant que le malade est

---

1. [Sclérose en plaques. Voir Vulpian, *Notes sur la sclérose en plaques de la moelle*, in *Union médicale*, 1866 ; Bourneville et Guérard, *De la Sclérose en plaques disséminées*, Paris, 1869 ; Charcot, *Leçons sur les maladies du système nerveux*, 1873, et *Progrès médical*, 1879.]

au repos, on ne perçoit rien ; mais dès qu'il cherche à marcher, à se tenir debout, à saisir un objet, il est pris d'un tremblement très prononcé qui devient toujours plus violent, à mesure qu'il s'efforce d'accomplir le mouvement voulu. Les mêmes manifestations se produisent sur la langue et les lèvres quand le malade parle, et à l'occasion des mouvements du globe oculaire.

L'ataxie véritable, celle qui a son expression caractéristique dans le *tabes dorsalis*[1], ne se borne pas à ce simple tremblement, à cette trémulation des membres. En marchant, l'ataxique lance ses jambes de côté et d'autre, sans ordre, sans assurance, et par une brusque extension du genou, son pied vient frapper le sol ; tous les mouvements se font en zigzag et n'aboutissent pas au but sans le contrôle des yeux, car les malades ont perdu en même temps le sens de la position de leurs membres. Ils ne peuvent même se tenir debout, les yeux fermés ; ils chancellent et tombent quand on ne les soutient.

A côté de ces lésions définies de la moelle et des troubles fonctionnels qu'elles déterminent, il existe encore un groupe nombreux de paralysies dites *réflexes*. Ces paralysies succèdent à une excitation périphérique, elles occupent d'ordinaire les deux côtés ; c'est ce qui nous porte à en placer la cause également dans la moelle. On les observe surtout à la suite d'affections graves des organes abdominaux, après la dysenterie, certaines maladies vésicales ou utérines, des accouchements laborieux, etc. ; elles sont insidieuses et souvent incurables. Elles se rapprochent des convulsions réflexes

---

1. [Ataxie locomotrice progressive. Voir Duchenne (de Boulogne), *De l'Ataxie locomotrice* (*Archives de médecine*, 1858), et *De l'Électrisation localisée*, Paris, 1872 ; Jaccoud, *les Paraplégies et l'Ataxie*, Paris, 1864 ; Charcot, *Leçons sur les maladies du système nerveux*, 1873 ; Fournier, *De l'Ataxie locomotrice d'origine syphilitique*, Paris, 1882 ; Hallopeau, art. *Moelle épinière*, in *Nouveau Dictionnaire de médecine et de chirurgie pratiques*, t. XXII.]

dont nous avons parlé plus haut, celles-ci étant dues à une excitation anormale des centres réflexes, celles-là à une excitation exagérée et à l'épuisement de ces centres. Il serait sans doute intéressant de connaître le substratum anatomique de ces troubles. Quelquefois on a pu trouver dans des cas de convulsions et de paralysies réflexes, des traces d'une hypérémie ou d'une infiltration inflammatoire, des foyers d'hémorrhagie ou de ramollissement dans la moelle elle-même ou dans les ganglions intervertébraux ou basilaires. Quelquefois même on a pu poursuivre une névrite ascendante sur toute la longueur de l'arc réflexe. Mais ce ne sont là que des découvertes de hasard, bien que de nos jours il ne soit plus permis de laisser passer sur la table d'amphithéâtre un seul cas de tic douloureux ou convulsif, ou de paralysie réflexe, sans apporter le plus grand soin à l'examen macroscopique et histologique des parties correspondantes du système nerveux [1].

c) PARALYSIES CÉRÉBRALES.

Parmi les paralysies cérébrales, nous devons distinguer celles qui sont produites par une lésion des voies de conduc-

---

1. [Le chapitre des paralysies réflexes (Graves) qui, il y a quelques années à peine, occupait une si large place dans la pathologie nerveuse, se désagrège et se restreint de jour en jour. On connaît les brillantes discussions de M. Brown-Séquard qui les rapportait à un spasme réflexe des artérioles de la moelle, de MM. Jaccoud et Weir-Mitchell qui les expliquaient par l'épuisement nerveux de la moelle à la suite d'une excitation centripète prolongée, de M. Vulpian, qui réfutant ces hypothèses et celle plus récente de Brown-Séquard (*Comptes rendus de la Société de biologie*, 1872) relative aux influences paralysantes qu'exerceraient sur l'action des cellules volontaires de la moelle certaines lésions périphériques, arrive à rapporter presque toutes les paralysies dites réflexes, à une lésion bien nette et bien reconnaissable du système nerveux (névrites, myélites, etc). Il ne reste qu'un groupe très restreint de paralysies dues à une influence inhibitive ou paralysante à distance exercée de la périphérie sur les centres, et pour lesquelles le nom de paralysies par inhibition convient bien mieux que l'ancienne appellation de paralysies réflexes. Brown-Séquard, *Leçons sur le diagnostic et le traitement des principales formes de paralysie des membres inférieurs*, Paris, 1864. Jaccoud, *les Paraplégies et l'Ataxie du mouvement*, Paris, 1864. Vulpian, *Leçons sur l'appareil vaso-moteur*, Paris, 1875. Landouzy, *Des Paralysies dans les maladies aiguës*, th. d'agrég., 1880.]

tion de l'impulsion volontaire de celles, véritablement centrales, qui occupent le siège même de la volonté, l'écorce cérébrale.

Les paralysies des voies conductrices du cerveau succèdent le plus souvent à des hémorrhagies, des ramollissements, des néoplasies inflammatoires ou non inflammatoires, et sont des hémiplégies, c'est-à-dire qu'elles atteignent le côté du corps opposé à l'hémisphère cérébral lésé. D'ordinaire l'extrémité inférieure est la plus fortement atteinte; puis la face qui du côté paralysé est relâchée et sans rides et la langue dont la pointe se dirige vers le côté malade.

Quant aux paralysies vraiment centrales, il n'y a que peu de choses générales à en dire. L'intelligence est intéressée, c'est là un signe pathognomonique; on observe une faiblesse simple ou irritable de la sensibilité, de l'imagination et de la volonté pouvant aller jusqu'à la démence complète (paralysie progressive, démence paralytique). A côté de cela, on trouve des paralysies et des parésies des diverses voies motrices, surtout des muscles qui concourent à la production de la voix et de la parole. Ces paralysies se développent rapidement jusqu'à un certain degré, puis elles s'accroissent lentement ou restent stationnaires ou même diminuent de nouveau. Pour plusieurs d'entre elles, nous pouvons placer avec quelque certitude le siège anatomique du mal dans une région spéciale de l'écorce; la pathologie expérimentale nous y a, en effet, montré les points dans lesquels semblent se concentrer les impulsions volontaires destinées à l'accomplissement d'un mouvement donné[1].

Les lésions anatomiques qui donnent lieu aux paralysies centrales, se bornent d'ordinaire à l'inflammation chro-

---

1. [Voir Charcot et Pitres, *Localisations cérébrales* (*Revue de médecine*, 1883); Charcot, *Leçons sur les localisations dans les maladies cérébrales*; Grasset, *Localisations dans les maladies cérébrales*, 1880.]

nique avec prolifération et rétraction du tissu conjonctif. Bien qu'irréparables en eux-mêmes, les troubles auxquels ces lésions donnent naissance, peuvent, par l'effet de suppléances fonctionnelles, être compensés jusqu'à un certain point, et cela tant que l'extension progressive de la maladie n'a pas rendu ces suppléances impossibles et la paralysie incurable.

EXCITATION ET PARALYSIE PSYCHIQUES.

Certaines modifications pathologiques d'une partie ou de la totalité de l'écorce cérébrale qui, à l'autopsie, ne se révèlent plus que par une hypérémie chronique et ses conséquences, peuvent donner lieu à des symptômes morbides analogues aux manifestations d'un cerveau surexcité ou épuisé, mais du reste normal. Il est parfois difficile de distinguer strictement les actes inexcusables que commet un criminel des mêmes actes accomplis par un malade atteint d'une affection cérébrale. Dans bien des cas, les juges hésitent et s'adressent au médecin. Celui-ci heureusement n'a pas à se prononcer sur l'intégrité cérébrale, mais sur le trouble mental que les moyens médicaux lui permettent de reconnaître. Les considérations suivantes nous fourniront le critérium principal des anomalies psychiques.

Chez un sujet sain d'esprit, les sentiments et les affections, les pensées, les paroles et les actes sont proportionnés aux circonstances actuelles ou antérieures qui les ont éveillés. Dans ce mouvement qui, des impulsions extérieures arrive, en passant par toutes les stations de la vie mentale, aux manifestations motrices, vient s'interposer, avec l'altération anatomique de l'écorce cérébrale, une influence hétérogène qui s'attache à l'organe de l'intelligence, l'irrite d'une façon anormale, le surexcite et le paralyse. Les symptômes de cette excitation sont des symptômes psychiques. Ils se passent dans le domaine des sensations et des idées avec ou sans participation de la volonté, mais se distinguent des états physiologiques en ce qu'ils se produisent sans motif psychique suffisant, sous l'influence d'une pression intérieure à laquelle le malade est incapable de résister. La source de cette pression se trouve précisément dans l'état morbide de l'écorce cérébrale.

On a aussi voulu accorder une valeur spéciale à ce fait que les symptômes psychopathiques ont quelque chose d'excessif. Mais si l'on songe de quelles puissantes manifestations est capable le cerveau normal, on verra facilement que les symptômes psychopathiques ne semblent excessifs que parce qu'ils ne sont pas proportionnés aux causes qui leur donnent naissance ou même qu'ils se produisent sans causes appréciables.

En fait, le seul signe caractéristique des symptômes psychopathiques est qu'ils ne sont pas motivés, qu'ils ne sont pas libres, qu'ils sont forcés.

Les syndromes typiques sont assez nombreux. On peut cependant en distinguer trois formes principales, selon qu'ils sont liés : 1° par une excitation psychique faible; 2° à une excitation psychique forte ; 3° à une paralysie psychique.

Il ne s'agit que d'une excitation psychique *faible*, tant que le malade est capable de traduire au dehors l'excitation intérieure qu'il subit (hyperthymie, hédonie, manie). Dans un cerveau ainsi excité, les idées succèdent aux idées sans lien logique (chasse aux idées). Pour la moindre cause, les idées se transforment en paroles, les paroles en actes. Une agitation désordonnée, une activité continuelle constitue la première étape de cette vie morbide. A un degré plus prononcé, c'est une exubérance de paroles, des chants, des danses, des idées de grandeur et d'orgueil, des actes indécents (nymphomanie); à un plus haut degré encore, des cris, des hurlements sauvages, une agitation extrême, une folle rage de destruction, des efforts musculaires d'une violence étonnante (délire furieux). Avec tout cela, l'excitation extérieure qui a pu donner naissance à cette fureur, est insignifiante et contraste avec la violence de ces manifestations. Mais aussi l'intensité des sensations est considérablement augmentée; ces gens voient et entendent tout; au milieu de leur agitation, ils sont contents et heureux. Ce contentement que comprend seul celui qui a éprouvé le bonheur d'agir, provient précisément de ce qu'ils passent facilement des idées aux paroles, aux désirs et aux actes.

Il semble étrange de me voir considérer la manie furieuse, si violente dans ses manifestations, comme l'expression d'une excitation psychique de faible intensité. Mais elle n'est que pour le vulgaire l'expression la plus parfaite de la folie; le psychiâtre sait fort bien qu'elle est la moins dangereuse parmi les formes de l'aliénation mentale.

Il s'agit d'un *degré plus prononcé* d'excitation psychique dans le cas où le malade n'est plus capable de traduire par des actes les impressions qui l'assaillent; le sentiment de son impuissance lui fait éprouver une tristesse profonde à laquelle il s'abandonne (mélancolie). Dans un pareil cerveau, les idées se succèdent lentement, manquent par moments. Le malade lui-même sent cette pénurie d'idées dont il ne peut se consoler. Les nouvelles excitations qui lui viennent du dehors passent sans laisser aucune trace dans son cerveau vide. Il n'a plus ni désirs, ni espérances, ni inclinations, ni affections. A cette douleur psychique vient s'ajouter une perte d'énergie, un certain état de stupeur (mélancolie avec stupeur). Quelquefois il se produit une véritable explosion d'actes qui peuvent être dangereux pour le malade et son entourage.

Si son esprit est encore assez lucide, le mélancolique ne

s'occupe que de choses tristes. Volontiers il s'absorbe dans la contemplation de sa misère et s'adresse à lui-même les reproches les plus amers ; pour se punir il refuse toute nourriture, cherche à se détruire. Bientôt se développe l'idée qu'il doit être poursuivi, persécuté ; son esprit chagrin se représente les dangers effrayants, les douleurs poignantes qu'il aura à subir. Puis la peur de tous ces maux le pousse à les croire véritables, et prépare ainsi l'idée délirante fixe, qui est d'autant plus tenace qu'elle hante seule ce cerveau désert.

Nous devons nous arrêter un instant à ce produit particulier, je pourrais dire spécifique, des troubles psychiques, à l'*idée délirante*. Elle nous montre comment l'intelligence elle-même peut être atteinte d'une véritable névrose, au même titre que nous avons vu ailleurs survenir d'autres névroses (p. 228). L'idée délirante est une idée à laquelle le malade s'attache d'une façon toute spéciale, et qui pour cela est plus fixe, se répète plus souvent que les autres. Plus le malade caresse souvent le désir que les choses soient telles que les représente cette idée, plus il éprouve souvent la crainte, la peur qu'elles ne soient telles, plus aussi le cerveau s'habitue à cette idée qui finit par se présenter sans même être évoquée par la moindre impression extérieure. Le cerveau excité est comme une terre fraîchement labourée dans laquelle l'idée délirante peut pousser de plus profondes racines ; elle s'y fixe et s'y dresse sans aucune relation avec les autres manifestations de la pensée ; elle devient une partie étrangère, aliénée du moi. Mais si nous oublions l'impression que le délirant produit sur nous-mêmes, nous ne verrons plus qu'une névrose ; l'idée délirante est la sœur de la névralgie.

Les syndromes que nous avons étudiés jusqu'ici supposent un état anatomique du cerveau qui influence, exagère ou rend plus difficile l'exercice de ses fonctions, mais ne les empêche pas tout à fait. On n'observe un arrêt véritable de l'activité cérébrale, une paralysie psychique que quand des altérations, légères par elles-mêmes mais diffuses, lentement mais fatalement progressives, entraînent l'atrophie de l'écorce cérébrale. Ces altérations peuvent se produire aussi bien à la suite d'une psychose aiguë que dans le cours d'autres lésions du cerveau, à condition que celles-ci donnent lieu à une hypérémie persistante ou fréquemment répétée, comme peut le faire l'alcoolisme.

Un affaiblissement, puis une perte complète de toutes les facultés intellectuelles est le symptôme principal de la *paralysie psychique*, que l'on désigne encore sous le nom de faiblesse d'esprit, de démence. La mémoire disparaît la première; il se fait comme des lacunes dans la série des idées et la pensée perd son association logique. La chaleur et l'énergie des sentiments affectifs s'éteint et fait place à une indifférence complète en matière de morale ou d'esthétique. Les désirs et les impulsions ne sont plus dirigés par la volonté et, si faibles qu'ils soient, se pressent dans cet esprit déchu, donnent lieu à des mouvements variés et inconstants, bizarres et désordonnés. Si autrefois une idée délirante s'était développée, cette idée peut persister un peu plus longtemps au milieu de la déchéance générale, mais elle est incapable de faire sortir le malade de son affaissement intellectuel [1].

---

1. [Il faut bien remarquer que ces trois formes du délire : manie, mélancolie, démence, ne sont pas des affections distinctes, des entités morbides ayant une place à part dans le cadre nosologique ; ce sont des conditions morbides de l'intelligence qui peuvent reconnaître les origines les plus diverses et qui participent à l'expression symptomatique d'un grand nombre de maladies différentes. A ce titre, elles appartiennent à la pathologie générale. Un même aliéné peut présenter à diverses périodes de sa maladie, tantôt du délire maniaque, tantôt du délire mélancolique ; quelquefois ces deux formes se succèdent alternativement (folie circulaire) ; la démence est l'aboutissant, le point d'arrivée de plusieurs névroses cérébrales.

Ajoutons cependant que la plupart des auteurs considèrent le délire mélancolique, non comme l'expression d'une excitation psychique forte, mais comme un état de dépression des fonctions psychiques. Voir Falret, *Des Maladies mentales*, 1863 ; Aug. Voisin, *Leçons cliniques sur les maladies mentales et les maladies nerveuses*, 1883 ; Ball, *Leçons sur les maladies mentales*, 1881-1882 ; Régis, *Manuel pratique de médecine mentale*, 1885.]

TROUBLES NEUROVÉGÉTATIFS.

Un fait bien remarquable, c'est que même les processus de la vie végétative sont, jusqu'à un certain point, réglés par le système nerveux. Sans doute l'assimilation est une propriété fondamentale de la substance vivante. Sans doute en dehors de toute tutelle nerveuse, elle peut faire les grandes et belles choses que nous montre le règne végétal. Dans l'organisme lui-même, nous trouvons des états morbides qui ne sont autre chose que des faits d'assimilation libre et dégagée de toute régulation nerveuse, je veux parler des tumeurs. Mais en général, l'irrigation régulière des parties et l'échange élémentaire dans l'intérieur des cellules parenchymateuses sont subordonnés à l'ingérence du système nerveux, et cela à tel point, que c'est le système nerveux qui détermine la valeur quantitative de l'un et de l'autre de ces deux processus suivant les besoins de chaque partie et les ressources de l'organisme.

a) ANGIONÉVROSES.

Nous avons appris (p. 14) à connaître l'appareil si important des nerfs et des ganglions vaso-dilatateurs et vaso-constricteurs, qui règle l'irrigation des diverses parties du corps. Malheureusement, les causes morbides les plus diverses peuvent facilement abuser de cet appareil, et alors surviennent des hypérémies et des anémies qui ne sont plus en rapport avec les besoins des diverses parties, mais constituent le fond ou l'accompagnement de certains troubles spéciaux, que l'on désigne sous le nom d'*angionévroses*. La série des causes occasionnelles de ces troubles, autant du moins qu'on peut les reconnaître, aboutit à une excitation ou à une paralysie du nerf grand sympathique. Certaines blessures accidentelles de la portion cervicale de ce nerf, surtout des plaies par armes à feu, ont fourni aux neuropathologistes et aux ophthalmologistes un champ d'observations importantes et fécondes. La paralysie aussi bien que l'excitation du sympathique cervical se traduit par une série de symptômes caractéristiques que nous rencontrons déjà dans une angionévrose non traumatique, mais dont la cause nous échappe encore, dans la *migraine* ou hémicrânie. On désigne ainsi une variété de céphalalgie occupant la moitié de la tête, survenant par accès et se montrant, chez les sujets qui en sont atteints, à des intervalles variables pendant tout le temps qui va depuis la puberté jusqu'à un âge très avancé. Pendant l'accès, la face est d'ordinaire pâle et défaite; du côté malade, l'œil est petit et congestionné, la pupille dilatée, l'artère temporale tendue et dure; bref, c'est un tétanos douloureux des parties innervées par le sympathique cervical de ce côté, surtout des vaisseaux et de la musculature irienne. Plus tard les symptômes de l'excitation du sympathique cèdent et font place aux symptômes de la paralysie. Dans quelques cas d'hémicrânie, ces derniers même apparaissent dès l'abord. On trouve alors une congestion violente d'un côté de la face, un resserrement des pupilles, et ce qui est surtout caractéristique, une chute légère de la paupière supérieure (ptosis), avec ou sans augmentation de la sécrétion sudorale [1].

---

1. [Outre la douleur spéciale, la migraine s'accompagne habituellement d'un état nauséeux. Ce symptôme est même si constant que Lasègue a pu dire (*Archives générales de médecine*, 1873) que tout mal de tête exempt de complications gastriques ne rentre pas dans la définition de la migraine.

Quant aux théories qui font de la migraine une angionévrose, et la rapportent soit à une excitation du grand sympathique cervical (migraine sympathico-tonique de Du Bois-Reymond), soit à une paralysie de ce nerf (migraine angio-paralytique de Mollendorf), elles ont été discutées par M. Vulpian, qui a montré que les troubles vaso-moteurs ne sont pas constants dans la migraine, et que par là même ces théories sont insuffisantes ou inexactes. S'agit-il d'une névrose spéciale du trijumeau, comme le pense M. Grasset? La question du moins est encore indécise, Vulpian, *Leçons sur l'appareil vaso-moteur*, 1875. Grasset, *Maladies du système nerveux*. Poincaré, *Leçons sur la physiologie du système nerveux*, t. III, 1876.]

Une autre forme d'excitation du sympathique constitue l'*angine de poitrine* ; elle se montre aussi par accès et se traduit par une accélération du pouls, une contraction des artères périphériques, le refroidissement et la pâleur des extrémités et par une douleur violente qui, de la région sous-sternale, s'étend jusque dans le bras gauche. La dilatation du bulbe aortique, la compression et la traction qu'il exerce sur les plexus nerveux ambiants, semblent être la cause de cette douleur [1].

La *maladie de Basedow* est rangée également parmi les angionévroses ; dans ce cas, il s'agit non plus d'une excitation, mais d'une paralysie du sympathique cervical. Le malade, après avoir souffert pendant quelque temps de violentes palpitations, avec ou sans hypertrophie cardiaque, voit survenir un gonflement du corps thyroïde et une saillie toute spéciale des deux globes oculaires. La fréquence du pouls peut aller jusqu'à 140 à 200 pulsations à la minute. Le goître se développe souvent en peu de jours et les fortes pulsations des artères thyroïdiennes, le souffle intense que l'on y perçoit, enfin la turgescence de la tumeur dont le volume augmente ou diminue avec l'intensité de l'action cardiaque, ne permettent pas de douter que nous ayons véritablement affaire à une dilatation des nombreux vaisseaux de la glande thyroïde. Les artères thyroïdiennes et les artères ophthalmiques sont, comme on sait, de véritables soupapes de sûreté pour la circulation cérébrale ; c'est ce qui peut expliquer

---

1. [Les auteurs sont encore loin de s'entendre sur la physiologie pathologique de l'angine de poitrine. S'agit-il d'une névralgie du pneumogastrique (Jaccoud), d'une névrite ou d'une névralgie du sympathique (Peter, Grasset)? Faut-il l'attribuer à une ischémie fonctionnelle ou mécanique du cœur (G. Sée)? Quelque ingénieuses que soient ces théories, malgré les arguments qui ont été apportés pour et contre chacune d'elles, la question pathogénique de l'angine de poitrine est loin d'être résolue, Grasset, *loc. cit.* Jaccoud, art. *Angine de poitrine*, in *Nouveau Dictionnaire de médecine et de chirurgie pratiques*, t. II. Peter, *Clinique médicale*, t. I, 1873. G. Sée, *Du Diagnostic et du Traitement des maladies du cœur*, 1879.]

pourquoi elles sont solidaires l'une de l'autre dans cette angionévrose remarquable à laquelle en tout cas ne participe pas tout le sympathique cervical [1].

Plus est éloigné le point de départ de l'arc réflexe, moins est apparente la participation du grand sympathique. Pour établir la nature nerveuse d'une hypérémie ou d'une anémie, nous cherchons alors d'autres critériums : la rapidité de son apparition ou de sa disparition, la symétrie des manifestations, une névralgie concomitante, une affection simultanée de quelque autre point du corps qui permet d'admettre une hypérémie ou une anémie réflexe, etc.

b) TROPHONÉVROSES.

Nous avons déjà rappelé à diverses reprises que l'assimilation cellulaire elle-même est sous la dépendance du système nerveux; nous avons montré l'importance de l'innervation motrice dans la nutrition de certaines cellules parenchymateuses qui, comme les fibres musculaires, par exemple, sont dans leur fonctionnement particulièrement soumises à l'influence du système nerveux. Après une période d'activité, ces cellules ont besoin d'une plus grande quantité de matériaux réparateurs, et en même temps elles sont plus aptes à retirer ces matériaux du sang. Il s'agit là sans doute de certaines affinités chimiques qui deviennent libres pendant la période de fonctionnement et sont satisfaites après l'absorption d'un peu d'albumine, de beaucoup de graisse et surtout d'oxygène à l'état de combinaison chimique.

Peut-être faut-il admettre aussi une influence vivifiante

---

1. [On trouvera dans les ouvrages de MM. G. Sée (*loc. cit.*) et Poincaré (*loc. cit.*), l'exposé et la discussion des nombreuses théories qui ont été formulées sur le goitre exophthalmique. De toutes ces hypothèses contradictoires, il ressort encore que rien ne prouve « que la cachexie exophthalmique ait pour cause réelle une altération des fonctions du grand sympathique cervical ». Vulpian, *Leçons sur l'appareil vaso-moteur*.]

de l'innervation centrifuge sur les muscles au repos et sur toutes les cellules moins actives de l'organisme. Il semble que pour celles-ci certaines fibres du grand sympathique jouent le rôle de nerfs trophiques. Mais actuellement il n'est pas permis d'aller plus loin. Les cellules transmettent-elles au système nerveux central par l'intermédiaire des nerfs sensitifs les besoins qu'elles éprouvent? Ou bien se fait-il seulement dans les tissus une accumulation de produits excrémentiels, de produits de fatigue et par voie réflexe un lavage plus actif par du sang artériel? Dans cette hypothèse encore il faudrait admettre des nerfs sensitifs qui, en raison de leur influence sur la nutrition, auraient la valeur de nerfs trophiques. Peut-être ces nerfs sensitifs trophiques ne sont-ils autre chose que les nerfs du tissu conjonctif dont nous avons parlé plus haut; mais comme l'excitation des nerfs sensitifs servant aux fonctions de relation peut également produire des hypérémies, nous sommes forcés de leur accorder aussi une influence trophique, moins importante toutefois que celle que nous avons attribuée aux nerfs moteurs de la vie animale [1].

D'après cela, nous pouvons dire :

1° Que connaissant imparfaitement les véritables nerfs trophiques, et ne pouvant encore délimiter d'une façon bien exacte leur champ d'action, nous ne pouvons établir que vaguement l'existence de trophonévroses essentielles ;

2° Que des trophonévroses doivent s'observer à la suite

---

1. [L'influence du système nerveux sur la nutrition des tissus a été démontrée par Waller, Brown-Séquard, Cl. Bernard, Vulpian, Charcot, Jaccoud, Bærensprung, Weir-Mitchell, Erb, Westphal, etc., et grâce aux nombreux travaux de ces expérimentateurs, l'existence de troubles trophiques consécutifs aux lésions des centres nerveux et des nerfs est un des faits les mieux établis de la pathologie. Voir surtout Vulpian, *Leçons sur l'appareil vasomoteur*, 1875 ; Charcot, *Archives de physiologie*, 1868, et Leçons *sur les maladies du système nerveux*, 1872-1873. Quant aux nerfs trophiques de Samuel, malgré l'enthousiasme de Duchenne, qui écrivait : « si les nerfs trophiques n'existaient pas, il faudrait les inventer », leur existence loin d'être démontrée, est niée par la plupart des physiologistes (Charcot et Vulpian, *loc. cit.*).]

de tous les troubles persistants de l'appareil sensitivo-moteur ;

3° Que la qualité de ces troubles n'entraîne pas une différence bien importante dans les altérations trophiques, qu'il faut plutôt tenir compte de l'ingérence plus ou moins complète du système nerveux sur les facteurs de la nutrition.

Ces propositions sont du reste parfaitement d'accord avec nos connaissances actuelles sur les trophonévroses. Les plus anciennement et les mieux connues parmi ces altérations de la nutrition sont celles qui accompagnent toutes les formes élémentaires de troubles sensitivo-moteurs, à condition que ces troubles aient duré longtemps. On les a décrits surtout dans la paralysie, mais on peut observer également des troubles trophiques dans l'anesthésie, la névralgie, les contractures.

Quant aux troubles eux-mêmes, ils ne varient guère ; il s'agit toujours d'une atrophie simple des cellules principales de la partie malade, accompagnée ou non, suivant le siège du mal, d'une dilatation persistante des vaisseaux sanguins de la région. Celle-ci ne tient pas seulement à une faiblesse passagère, mais bien à une paralysie durable de la tunique musculaire des vaisseaux; aussi prend-elle peu à peu un caractère passif. Elle devient le point de départ d'une hypertrophie progressive du tissu conjonctif, comme en produit toute hypérémie veineuse de quelque durée. En même temps les parties insuffisamment innervées sont incapables de résister aux nombreuses irritations qui leur viennent du dehors, il en résulte une plus grande tendance à l'inflammation et même la possibilité de la gangrène. Je me l'explique de la façon suivante : l'affection primitive empêche l'organe central de recevoir les impressions centripètes ; les parties périphériques ne peuvent donc plus abandonner aux centres nerveux une partie des excitations qui leur arrivent, et bon gré mal gré, elles sont forcées de réagir contre la totalité de ces excitations. Ainsi s'expliquent toutes les trophonévroses, comme nous allons le voir dans le rapide aperçu suivant :

Commençons par les trophonévroses secondaires et plaçons en tête l'*atrophie par inaction* des muscles. Nous avons vu plus haut comment cette atrophie se produit après la section des nerfs périphériques, et nous avons appris à connaître avec ses conséquences la paralysie vasculaire qui survient par suite de la section simultanée des nerfs vaso-moteurs (p. 249)[1]. La paralysie vasculaire ne se produit pas quand la paralysie des muscles tient non pas à une lésion des nerfs périphériques, mais à une affection de la moelle. Ainsi, dans la *paralysie spinale de l'enfance*, dans l'*atrophie progressive des muscles volontaires* qui débute d'ordinaire par un amaigrissement des muscles du pouce ; ainsi encore dans la *paralysie saturnine*[2]. Si l'inaction des muscles n'est pas d'origine nerveuse, mais tient à une ankylose articulaire, la fibre musculaire résiste plus longtemps à l'atrophie, et quand une fois elle commence à disparaître, elle est remplacée par un tissu graisseux de nouvelle formation, preuve que les phénomènes de nutrition non musculaire persistent (peut-être par l'intermédiaire du grand sympathique). Un fait analogue se produit dans l'engraissement artificiel et dans cette atrophie énigmatique du système musculaire que l'on observe dans la seconde enfance sur les extrémités inférieures et qui, en raison d'une abondante

---

1. [M. Vulpian n'admet pas l'hypothèse suivant laquelle les altérations subies par les muscles à la suite des lésions des nerfs qui s'y rendent seraient dues à une paralysie vaso-motrice ; il démontre qu'elles ont pour cause la suppression de l'influence trophique que les centres nerveux exercent sur les muscles par la médiation des fibres nerveuses motrices (Vulpian, *Leçons sur l'appareil vaso-moteur*).]

2. [On discute encore pour savoir si la paralysie saturnine est d'origine musculaire (Hitzig), périphérique (Charcot et Gombault, *Archiv. phys.*, 1873) ou centrale (Vulpian et Raymond, th. Paris, 1875).]

production interstitielle de graisse, a reçu le nom de *pseudo-hypertrophie lipomateuse* [1].

Outre ces modifications des muscles, on observe aussi dans les paralysies périphériques certaines altérations de la peau qui se rattachent également à une diminution de la nutrition. La peau s'amincit, devient lisse et brillante, surtout aux doigts (*glossy-fingers*), l'épiderme n'est plus solidement fixé sur le corps papillaire, il se détache facilement en écailles ou se soulève en bulles contenant un liquide séreux. Les ongles s'épaississent et se fragmentent, quelquefois ils se détachent en masse de la matrice unguéale. Les cheveux tombent, etc. Les parties profondes, les os, les articulations s'atrophient également ; seul le tissu connectif lâche se met à proliférer sous l'influence de la paralysie vasculaire ; le membre paralysé est menacé d'une sclérose générale [2].

Il est étonnant de voir combien les parties paralysées opposent peu de résistance aux injures extérieures. Des plaies insignifiantes, des irritations chimiques ou thermiques presque imperceptibles amènent des ulcérations de longue durée. On y observe facilement des escharres (*décubitus*) qui ont une grande tendance à s'étendre.

Je rapporte, comme je l'ai déjà dit plus haut, cette dernière série de manifestations à la paralysie simultanée de la sensibilité qui ne manque jamais dans les paralysies périphériques ; en effet, ces manifestations se montrent surtout à la suite de sections isolées des nerfs sensitifs. Ainsi chez le cobaye, la section de la branche ophthalmique du triju-

---

1. [Les troubles de nutrition qui caractérisent cette affection ont fait songer d'abord à une altération primitive des centres trophiques de la moelle ; mais cette altération, recherchée avec soin, n'a jamais été trouvée (Charcot et Pierret, *Arch. phys.*, 1870 ; Cornil, *Bull. et Mém. de la Société médicale des hôpitaux de Paris*, 1880 ; Barthez et Sanné, *Traité clinique et pratique des maladies des enfants*, 1884).]

2. [Voir l'article *Trophonévroses*, par Leloir, in *Nouveau Dictionnaire de médecine et de chirurgie pratiques*, t. XXXVI.]

meau prédispose l'œil de ce côté à une inflammation qui aboutit à la nécrose de la cornée, à la conjonctivite, etc., si on ne protège pas le globe oculaire contre les irritations extérieures. De même la section des deux nerfs pneumogastriques prédispose à une inflammation pulmonaire qui se réalise par suite du passage des liquides buccaux dans les bronches.

Les convulsions et l'hyperesthésie peuvent entraîner également des troubles trophiques, mais à condition qu'elles soient de longue durée ; les troubles trophiques revêtent du reste les mêmes caractères que dans les paralysies.

On considère comme trophonévroses essentielles une série d'atrophies, d'inflammations, de gangrènes qui ont bien leur origine dans le système nerveux, mais sans qu'on puisse en trouver la cause dans une altération localisée de ce système.

Parmi les atrophies simples, il faut signaler l'*hémiatrophie de la face et des extrémités*. Puis la décoloration brusque des cheveux à la suite d'une frayeur, la chute des cheveux par places dans ce que l'on appelle l'*area Celsi*, leur décoloration par plaques dans la petite chorée.

Les plus intéressants de ces troubles sont encore certaines inflammations de la peau qui se rapportent d'une façon évidente à des affections des nerfs sensitifs, et avant tout l'*herpès zoster*. En même temps qu'un prurit intense, apparaissent sur le trajet d'un nerf sensitif une série de petites vésicules du volume d'une tête d'épingle qui, dans leur disposition, suivent bien exactement le parcours de ce nerf, par exemple d'un nerf intercostal ; après quelques jours, ces vésicules se dessèchent et guérissent. Dans cette affection, Bærensprung et Recklinghausen ont découvert une rougeur inflammatoire du nerf intercostal et du ganglion intervertébral et ont ainsi démontré l'influence de l'altération nerveuse dans la production de cet herpès. Le psoriasis cutané qui se traduit par des poussées de taches rouges légèrement gonflées et une formation abondante d'épithéliums, semble aussi, en raison de la fréquente symétrie de l'exanthème dans le dos, par exemple, reconnaître une origine nerveuse. Provisoirement, je rapporte ces diverses inflammations névrogènes à la réunion de deux éléments étiologiques dont aucun à lui seul ne suffirait à produire le même résultat : 1° à une angionévrose réflexe liée à une lésion locale de certains centres sensitifs ou du moins à une tendance à la dilatation vasculaire ; 2° comme dans l'ophthalmie par section du trijumeau, à l'influence de certaines excitations de la peau qui, à l'état normal, seraient inoffensives, mais qui, par suite de cette même lésion locale, ne peuvent être transmises aux organes centraux et acquièrent ainsi une plus grande énergie.

C'est surtout à cette dernière cause qu'il faudrait rapporter certains cas de gangrène d'origine nerveuse qui, dans leur apparition et leur marche, rappellent le décubitus paralytique : le cancer aqueux (noma), le mal perforant du pied, la gangrène symétrique de la face et la nécrose lépreuse. Dans cette dernière affection, l'anesthésie concomitante déterminée pas la névrite lépreuse met en évidence l'insuffisance de la dérivation centripète des excitations périphériques [1].

---

1. [Pour l'étude *détaillée* de ces trophonévroses, voir Grasset, *Traité pratique des maladies du système nerveux*, 1881 ; Vulpian, *Leçons sur l'appareil vaso-moteur*, 1875.]

PARTIE SPÉCIALE

(Esquisse.)

CONSIDÉRATIONS GÉNÉRALES.

C'est la *cause morbifique* qui détermine l'*espèce morbide*
(*species morbi*). C'est d'elle que dépend le point d'attaque,
je dirais volontiers, tout le plan d'attaque de la maladie. La
cause morbifique décide quel organe sera atteint tout d'a-
bord, quel autre organe sera pris ensuite et de quelle
façon tous deux seront assaillis ; s'il doit survenir de la
fièvre, à quel moment elle devra se montrer, quelle intensité elle devra prendre, quel type elle devra présenter ;
jusqu'à quel point le cœur ou le sensorium seront lésés ;
bref, tout ce qui différencie les maladies les unes des autres
est fixé par la cause morbifique. C'est encore et uniquement
sur une distinction causale, que repose la division des espèces morbides en variétés et sous-variétés.

Mais il va de soi que pour cette classification, nous ne
devons tenir compte que des causes morbifiques réelles et
suffisantes, sans nous occuper des influences accidentelles
qui peuvent s'y rattacher. On pourrait sans doute établir
une division étiologique des maladies suivant l'agent qui
sert de véhicule à la puissance morbifique. Nous pourrions
distinguer ainsi des maladies qui nous viennent par l'alimentation, d'autres qui nous arrivent par l'air, d'autres encore
qui résultent d'un simple contact, des maladies par inoculation, des maladies telluriques, des maladies professionnelles,
etc. Cependant une semblable classification, étiologique il
est vrai, mais uniquement basée sur des apparences extἐ-

rieures, ne saurait se soutenir. Nous tiendrons partout
compte dans la suite des aliments et des vêtements, de l'air
atmosphérique et de l'infection, mais nous n'obtiendrons
des groupes naturels de maladies que si nous prenons comme
base de notre classification l'essence même de la cause morbifique, ses qualités et les conditions biologiques de son
existence.

Suivant cet ordre d'idées, nous établirons cinq catégories
principales auxquelles nous pourrons en ajouter une sixième,
formée du groupe encore important des idiopathies, c'est-à-
dire de ces états morbides dont jusqu'ici la cause réelle nous
échappe : 1° le traumatisme ; 2° le parasitisme ; 3° les vices
de formation et de développement ; 4° le surmènement ; 5° la
sénilité précoce. Il arrive sans doute, il n'est même pas rare,
que plusieurs unités morbides se rencontrent sur le même
individu. Dans ces cas, l'analyse clinique ne se contente pas
de relever simplement les divers éléments étiologiques, mais
elle en tient compte et en première ligne dans le diagnostic,
le pronostic et le traitement ; car de tout temps les médecins
ont été habitués à voir réunis chez un même malade un
certain nombre d'unités morbides. Nous n'avons pas alors
affaire à une seule maladie, comme le croit le malade lui-
même, mais à plusieurs maladies qui peuvent évoluer isolément l'une à côté de l'autre, qui peuvent aussi se mélanger
et former de véritables combinaisons morbides.

I. Maladies traumatiques.

Sous le nom de traumatisme, dans le sens le plus large
de ce terme, il faut entendre toute *influence extérieure qui
modifie violemment* la constitution physique ou chimique d'une
partie du corps ou du corps tout entier. D'après cela, nous
distinguons un traumatisme mécanique, un traumatisme

chimique, un traumatisme électrique, un traumatisme par
apport ou soustraction exagérée de chaleur.

1° TRAUMATISME MÉCANIQUE.

Pour bien comprendre la façon dont notre corps se comporte vis-à-vis des nombreuses influences mécaniques qui
peuvent l'atteindre, il faut tout d'abord se rappeler que sa
conformation générale et la texture de ses diverses parties
sont admirablement combinées pour opposer la plus grande
résistance possible aux traumatismes mécaniques. Les os,
organes fragiles et très sensibles, sont entourés presque partout d'une couche épaisse de tissus mous et élastiques. La
peau a partout une élasticité et une résistance si exquises
qu'elle se laisse distendre jusqu'à un degré incroyable et
qu'elle se prête facilement à des déplacements même étendus, mais de courte durée, des parties sous-jacentes, sans se
rompre elle-même. Cependant tout a ses limites. Il est une
série de traumatismes mécaniques qui modifient d'une façon
durable la connexion des parties les unes avec les autres,
qu'on les appelle incision, morsure, déchirure, choc, compression, piqûre, écrasement ou chute d'une certaine hauteur.

Une *solution de continuité*, c'est là le premier effet, le résultat le plus habituel de tout traumatisme mécanique. Sans
doute elle n'est pas toujours aussi marquée, aussi manifeste
qu'elle l'est à la suite d'une section des parties molles avec
un instrument tranchant ou d'une fracture complète des os.
La compression, la commotion peut quelquefois déterminer
des solutions de continuité dans les éléments les plus fins
d'un organe, sans qu'on puisse, immédiatement après la
lésion, reconnaître aucune altération des parties atteintes.
Mais dans ces cas, la perte irréparable de la fonction (commotion cérébrale) ou la gangrène qui ne tarde pas à se mon-

trer (écrasement sous-cutané à la suite d'un coup de pied de cheval) nous indiquent bien que l'influence du traumatisme pour avoir été d'abord peu manifeste, n'en a pas été moins profonde [1]. En dehors de ces faits, nous avons à considérer dans une plaie récente : l'hémorrhagie qui a eu lieu ou qui persiste encore ; la possibilité de la pénétration d'air ou de particules graisseuses dans le courant sanguin ; la séparation ou la mortification de lambeaux de tissus ; la présence de corps étrangers dans la plaie ; enfin, la qualité des parties atteintes; c'est d'elle que dépendent et l'importance du trouble fonctionnel et les chances locales de réparation.

La réunion des parties divisées par le traumatisme, la réparation par une cicatrice de ce qui a été détruit, l'occlusion du parenchyme que la plaie a rendu béant, bref, la guérison de la lésion, est moins l'effet de quelque puissance médicatrice de la nature que le résultat d'un processus inflammatoire déterminé par l'irritation mécanique des tissus. Il se produit une hypérémie des vaisseaux restés intacts et une exsudation séro-cellulaire qui, de tous côtés, converge vers le point lésé. L'exsudat arrive ainsi aux tissus dont la nutrition a été compromise par suite de la déchirure de leurs vaisseaux et des altérations qu'ils ont subies eux-mêmes. Dans les cas favorables, il ne s'agit que d'une couche de tissus assez mince pour que l'exsudat suffise à la nourrir jusqu'au moment où des vaisseaux de nouvelle formation et

---

1. [Il est bien certain que la commotion peut produire dans la matière organisée vivante des changements statiques et dynamiques sans lésion matérielle reconnaissable. C'est même là ce qui sépare la commotion de tous les autres traumatismes. Aussi M. le professeur Verneuil, après une discussion complète des faits, arrive-t-il à cette définition : série de phénomènes plus ou moins soudains, succédant à un ébranlement mécanique des éléments anatomiques, tissus et organes, caractérisés par une excitation ou une dépression temporaire des propriétés, usages ou fonctions des parties ébranlées et y provoquant des changements anatomiques semblables à ceux qu'on observe normalement dans les phases successives d'activité ou de repos fonctionnels. (Verneuil, art. *Commotion*, in *Dictionnaire encyclopédique des sciences médicales*.)]

une petite quantité de tissu conjonctif auront amené la réunion des bords de la plaie (*première intention*). Dans des cas moins heureux, de plus ou moins grands lambeaux de tissus se mortifient et doivent être détachés et éliminés, comme des corps étrangers, avant que la réunion puisse se faire. Cette guérison par *seconde intention* est obtenue à l'aide d'un tissu de granulations qui dépose une couche de pus entre les parties saines et les portions mortifiées, détache celles-ci et aboutit à une cicatrice dont le revêtement épithélial est fourni par l'épithélium des bords de la plaie.

Ce processus peut être troublé par suite du développement au niveau de la plaie d'un microbe (coccobactérie septique de Billroth). Depuis que Lister nous a appris à empêcher la pullulation de ce microbe et ses effets toxiques sur le sang et les sucs du blessé, les complications fébriles des plaies [1], la septicémie, la pyémie, la diphthérie, l'érysipèle ne s'observent que d'une façon exceptionnelle et ne constituent plus comme autrefois de véritables endémies de villes et de maisons. Nous nous en occuperons plus loin à propos des maladies infectieuses.

La thrombose et l'embolie se rencontrent surtout dans la pyémie à qui elles donnent son caractère métastatique, mais elles peuvent s'observer aussi isolément et constituent un des moyens de propagation de l'inflammation traumatique.

Enfin, nous devons rappeler ici le trismus et le tétanos, qui peuvent devenir des complications importantes et dangereuses de plaies très petites et même cicatrisées [2].

---

1. [Voir Maunoury, *la Fièvre primitive des blessés*, th. Paris, 1877.]

2. [Signalons encore parmi les complications des plaies, le choc traumatique, dénomination vague qui englobe une foule d'accidents très variés (syncope, commotion cérébrale, embolies graisseuses, collapsus algide (Piéchaud, *th. agrég.*, 1880 ; Mansell-Moulin, art. *Shock et embolie graisseuse*, in *Encyclop. internationale de chirurgie*, t I, Paris, 1883)

Enfin mentionnons ici l'influence réciproque des états généraux ou propathies et du traumatisme; influence sur laquelle M. Verneuil a si particulièrement attiré l'attention dans ces dernières années. (Verneuil, *Revue mensuelle*, 1877, 1879, *Encyclop. internationale de chirurgie*, t. I, Paris, 1883).]

2° Traumatisme chimique.

Notre corps est également armé contre les atteintes des agents chimiques. La couche cornée de l'épiderme, dont on connaît l'imperméabilité pour les liquides et la grande résistance aux bases et aux acides les plus énergiques, est un élément de protection des plus favorables. Mais là encore il est des limites. La protection de la couche cornée ne dépasse pas une certaine durée et une certaine étendue. Elle ne résiste à l'action des réactifs chimiques un peu énergiques que si cette action ne dure qu'un moment, et ne s'étend pas au delà de la couche cornée. A partir de l'arcade dentaire et de l'entrée des fosses nasales, les choses changent. Divers processus chimiques se passent dans l'estomac et l'intestin ; certains corps solides y sont décomposés et liquéfiés, et ces corps peuvent, doivent même pénétrer dans l'économie par des voies préétablies. La muqueuse de l'estomac et de l'intestin est disposée de telle façon que la pénétration de ces éléments est aussi facile que possible. Si donc le sens du goût, qui est destiné à nous avertir du passage de tous les agents nuisibles solubles, ne donne pas ou donne en vain cet avertissement, rien ne s'oppose à ce que ces agents nocifs suivent la même voie que les aliments et pénètrent comme eux dans le sang et par le sang dans l'économie tout entière. Déjà l'épithélium pavimenteux de la cavité buccale et de l'œsophage résiste moins aux agents chimiques que l'épiderme ; mais au delà du cardia, les éléments épithéliaux n'ont plus aucun rôle protecteur.

La résistance de l'organisme est plus faible encore quand il s'agit de gaz dangereux. Nous pouvons bien fermer la bouche quelques instants, mais il faut bien qu'à un moment donné nous aspirions les gaz délétères, si nous ne voulons pas nous asphyxier. Sans doute, nous avons là encore le sens de l'odorat qui veille et nous avertit du danger ; mais sous l'influence de la civilisation, de la vie sociale, de la division du travail, ce sens a été si maltraité qu'actuellement l'homme civilisé en général considère le nez comme un organe inutile, embarrassant même. Aussi, que nous le voulions ou non, les gaz nuisibles pénètrent-ils en nous, avec l'oxygène que nous respirons. Même les fines poussières que nous absorbons avec l'air de la respiration ne restent pas toutes adhérentes aux parois humides des voies aériennes pour être de nouveau expulsées par les cils vibratiles de l'épithélium cylindrique. Elles arrivent jusque dans les alvéoles, s'introduisent dans les vaisseaux et les ganglions lymphatiques du poumon, les obstruent ou entraînent même des inflammations chroniques, des scléroses, des suppurations (anthracose, sidérose pulmonaire, phthisie des tailleurs de pierre)[1]. C'est cette même voie que suivent les microphytes pathogènes, cependant ils semblent pénétrer plus directement dans les voies sanguines, ou du moins il en est peu qui s'arrêtent longtemps dans le poumon, ainsi que nous le démontrent leurs manifestations ultérieures[2].

Mais revenons au traumatisme chimique. On l'observe chaque fois qu'une partie de notre corps a perdu sa structure chimique normale, soit d'une façon passagère, soit d'une façon durable, sous l'influence d'une substance liquide ou gazeuse qui présente déjà ou développe au moment de son action des affinités chimiques non satisfaites. Un traumatisme chimique de faible intensité menace seulement la composition chimique des parties atteintes, en d'autres termes, l'excitation chimique éveille l'activité physiologique

---

1. [Balzer, art. *Poumons (pneumonokonioses)*, in *Nouveau Dictionnaire de médecine et de chirurgie pratiques*, t. XXIX.]

2. [On pourrait avec M. Hallopeau (*Traité de pathologie générale*, 1881) placer ici les maladies liées à une alimentation insuffisante, surabondante, de mauvaise qualité ; ainsi que les accidents dus à des modifications de l'air atmosphérique (air confiné).]

des parties sur lesquelles elle porte (*action excitante*). Que cette excitation augmente de durée ou d'intensité, et au lieu d'une exagération nous observerons une diminution d'activité des parties affectées (*action paralysante indirecte*). L'atteinte peut dès l'abord être si violente que l'action excitante n'a même pas le temps de se produire (*action paralysante directe*). Puis vient seulement le premier degré d'une altération chimique plus durable. Celle-ci peut d'abord n'atteindre qu'une partie de la structure moléculaire et la réparation peut se faire après l'élimination des éléments atteints et leur remplacement immédiat par l'assimilation (*action altérante*). A un degré plus élevé, nous trouvons une altération irréparable de la structure moléculaire, qui entraîne l'élimination définitive des parties affectées. Celle-ci peut être immédiate (*nécrose*, mortification, cautérisation) ou bien la mort définitive, l'élimination peut demander un certain temps pour se faire (*nécrobiose*).

Si maintenant nous songeons, d'une part, au nombre et à la diversité des agents chimiques, d'autre part aux différences que présente la composition chimique des parties de notre corps, nous pouvons admettre *a priori* que certains de nos tissus et de nos organes doivent avoir une affinité plus grande pour certains agents chimiques. Et de fait, si nous présentons en même temps et sous la même forme un même agent chimique aux divers organes ou tissus de notre corps, nous voyons que certains organes ou tissus sont atteints de préférence par cet agent. Sur certains points, nous pouvons rencontrer tous les degrés du traumatisme chimique, tandis que les autres parties sont restées complètement indemnes. Nous supposons évidemment que cet agent chimique ait pénétré par les portes d'entrée dont nous avons parlé plus haut, que de l'estomac, de l'intestin ou du poumon, il ait passé dans le sang et se soit distribué à tout l'organisme. En effet, il est des agents chimiques qui peuvent satisfaire complètement ou en partie leurs affinités libres avant de pénétrer dans l'économie ; ainsi les acides minéraux forts forment avec les membranes de l'œsophage et de l'estomac des combinaisons si stables qu'ils ne peuvent être résorbés, même en partie.

Quant à l'influence que le traumatisme chimique exerce sur le reste de l'économie, elle dépend strictement : 1° de l'importance physiologique du point atteint; 2° du degré de l'altération. Comme nous connaissons en général la qualité de la substance chimique et le mode suivant lequel elle a été introduite dans l'économie, nous pouvons le plus souvent prévoir avec quelque certitude les effets qu'elle produira sur l'économie. Nous touchons ainsi à la grande et importante question des poisons et des médicaments et nous pouvons suivre les diverses actions des substances chimiques, soit comme médicaments, soit comme poisons.

Au point de vue pratique, on distingue d'ordinaire les *poisons* des *médicaments*, et comme en pathologie nous n'avons à nous occuper que des intoxications, nous pourrions suivre cette division. Mais au point de vue scientifique, il est plus juste d'étudier toute substance chimique en elle-même, de rechercher sa composition, sa formation et son origine, de voir comment et par où elle peut agir sur le corps humain, quelle est son action locale ; puis d'examiner comment elle pénètre dans le sang et quels sont les points sur lesquels elle agit de préférence. Enfin, se rappelant que son action peut présenter divers degrés d'intensité, il faut rechercher à quelle dose elle peut servir de médicament, à partir de quelle dose elle devient un poison [1].

---

1. [Voir Cl. Bernard, *Leçons sur les effets des substances toxiques et médicamenteuses*, 1857 ; Foussagrives, *Principes de thérapeutique générale,* 1875 ; art. *Médicaments,* in *Dictionnaire encyclopédique des sciences médicales;* Hirtz, art. *Médicaments,* in *Nouveau Dictionnaire de médecine et de chirurgie pratiques,* t. XXIII.]

3° TRAUMATISME THERMIQUE.

a) APPORT DE CHALEUR.

L'appareil important qui est destiné à protéger notre corps contre les influences fâcheuses des grandes variations de température auxquelles est soumise notre atmosphère sur chaque point du globe, l'appareil régulateur thermique, nous a déjà occupés quand nous avons étudié la fièvre. L'action de cet appareil sur tout le corps ou sur une partie du corps seulement est réglée par la sensation d'une augmentation ou d'une diminution de la déperdition locale ou générale de chaleur.

L'élévation exagérée de la température atmosphérique est le plus sûr obstacle général à la déperdition de chaleur. L'appareil régulateur thermique y oppose d'abord une réplétion plus grande des vaisseaux cutanés, puis la production et l'évaporation d'une plus grande quantité de sueur. De notre côté, nous cessons tout travail corporel et nous mettons des vêtements plus légers. Mais tout cela ne suffit pas si la température extérieure s'élève de beaucoup au-dessus de la température du corps, surtout si le temps est calme, si l'humidité de l'atmosphère empêche l'évaporation ou si un travail musculaire énergique augmente encore la chaleur du corps. Dans ces conditions, des ouvriers, des voyageurs, des soldats en marche peuvent, même par des températures de 30° à 36°, être exposés au *coup de chaleur*, à l'insolation [1].

---

1. [A ces causes prédisposantes de l'insolation, il faut ajouter l'influence des vêtements et de la coiffure, et la prédisposition toute spéciale que présentent les alcooliques et surtout les hommes en état d'ivresse au moment où ils ont à supporter une chaleur excessive.

Il faut remarquer aussi que pour la production des accidents d'insolation, il n'est pas nécessaire que le crâne soit directement exposé aux rayons du soleil; le coup de chaleur a été observé dans les espaces clos, mal ventilés, sous des tentes, dans des salles d'hôpital. Du reste la chaleur artificielle produit exactement les mêmes résultats, tout spécialement chez les chauffeurs de bâtiments à vapeur. Voir Le Roy de Méricourt et Obet, art. *Coup de chaleur*, in *Dictionnaire encyclopédique des sciences médicales;* Fonssagrives, *Traité d'hygiène navale*, Paris, 1877; Morache. *Traité d'hygiène militaire*, 2ᵉ édit., Paris, 1886.

L'élévation rapide de la température du sang jusque 40 — 44° C. entraîne une surexcitation du système nerveux central que précède une période de simple excitation. Celle-ci se traduit par de l'inappétence, du dégoût, un malaise général. Puis viennent des hallucinations et une sorte de délire maniaque avec idées de suicide. Le coup de chaleur lui-même est marqué par une perte brusque de connaissance. Si jusque-là le malade a pu se tenir debout, il tombe. Le pouls s'élève à 140 — 160 pulsations, petites, à peine perceptibles, tandis que dans la période prodromale, il était plein et dur. La faiblesse des contractions cardiaques entraîne un état de cyanose générale qu'après la mort on trouve surtout développé dans le cerveau et les poumons. La mort arrive par œdème pulmonaire. Immédiatement après la mort, la température s'élève encore, parfois d'un degré. Puis arrive rapidement la putréfaction. Le sang de couleur laque contient une grande quantité de globules blancs [1].

L'arrêt local de la déperdition de chaleur a les mêmes

----

1. [La physionomie des accidents est extrêmement variable suivant l'intensité d'action de la cause et la prédisposition des sujets. Entre les cas foudroyants qui se terminent par la mort au bout d'une heure ou deux et les cas les plus légers avec simple tendance à la syncope, on peut rencontrer tous les intermédiaires ; aussi les auteurs ont-ils admis non seulement plusieurs degrés, mais encore plusieurs formes dans chaque groupe et même des formes mixtes. Toutefois M. Zuber, dans un travail récent, pense que l'on peut réduire toutes ces descriptions à deux formes cliniques : une forme grave, caractérisée par de l'hyperthermie, une dyspnée extrême, une lésion spéciale du cœur et peut-être du sang, véritable asphyxie par la chaleur, et une seconde moins dangereuse, ressemblant à la congestion du cerveau et de ses enveloppes. Quant à la pathogénie des accidents, elle a été diversement interprétée : les diverses théories peuvent se ranger en trois classes, selon qu'elles font jouer le rôle important, soit à des lésions du système musculaire (Kühne, Schultze, Cl. Bernard, Vallin), soit à des lésions des centres nerveux (Battle, Arndt, Thin), soit à une altération du sang (Wood, Obernier, Chossat, Eulenburg et Vohl). Nous devons renvoyer pour l'étude de cette question à Cl. Bernard, *Leçons sur la chaleur animale*, 1876, et *Revue des cours scientifiques*, 1871 ; Vallin, *Recherches expérimentales sur l'insolation*, in *Archives gén. de méd.*, 1870, et *Du Mécanisme de la mort par la chaleur extérieure*, Arch. gén. de medecine, 1871 et 1872 ; Lacassagne, *De l'Insolation et des Coups de soleil*, in *Bulletin et Mémoires de la Société médicale des hôpitaux de Paris*, 1877, et *Union médicale*, 1878 ; *Précis d'hygiène*, 1879 ; Züber, *Note sur le coup de chaleur*, in *Union médicale*, 1880 ; Bernheim, *Société de médecine de Nancy*, 1885.]

conséquences que l'arrêt général. Il se produit une hypérémie locale, une rougeur vive et une augmentation de la sécrétion sudorale. Mais si, au lieu d'un simple obstacle à la déperdition de chaleur, nous avons affaire à un apport exagéré et non compensé de calorique, nous observerons sur la peau et les parties sous-jacentes, les effets locaux que l'on désigne sous le nom de *brûlures*. L'augmentation de chaleur devient alors une cause d'inflammation, et selon que le processus inflammatoire ne détermine qu'une simple rougeur persistante de la peau, ou aboutit à la formation de phlyctènes, ou entraîne une escharrification complète, nous distinguons un premier, un deuxième et un troisième degré de brûlure. Au degré le plus élevé, les effets locaux du traumatisme thermique ne diffèrent donc en rien des cautérisations que produisent les agents chimiques et ont la même importance au point de vue médical. Cela est vrai surtout pour les cas où la brûlure atteint une grande partie de la surface cutanée. Quand la peau est détruite sur un tiers de son étendue, il se fait un refroidissement continuel et progressif du sang et le malade succombe avec une température de $32 - 30°$. La déperdition exagérée de chaleur par les parties du corps privées de leur épiderme protecteur et fortement hypérémiées, ne peut plus être compensée ni par une augmentation de la production de chaleur, ni par une rétention aussi ingénieuse qu'on voudra la supposer de la chaleur ainsi produite [1].

b) SOUSTRACTION DE CHALEUR.

Nous devons distinguer aussi la soustraction locale et la soustraction générale de chaleur. Nous sommes en général

---

1. [Il se produit en même temps, à la suite de brûlure étendue de la surface tégumentaire, de vastes congestions et des hémorrhagies dans les viscères profonds, la muqueuse intestinale, la plèvre, etc. (Dupuytren). Ces faits doivent évidemment être rapprochés de ceux que l'on observe chez les animaux recouverts d'un vernis imperméable et dont l'explication a donné lieu à tant d'hypothèses diverses.]

bien garantis contre l'abaissement de notre chaleur normale par suite du refroidissement de la température atmosphérique. Pour des différences légères de température, l'appareil régulateur thermique suffit ; pour obvier à un froid plus intense, nous nous servons de vêtements plus chauds.

Un abaissement passager et peu prononcé de la température extérieure a sur notre corps une influence très favorable. Pour diminuer la déperdition de chaleur, les fibres lisses de la peau et les vaisseaux cutanés se contractent et le sang est ainsi chassé vers les organes profonds. Le cœur et le poumon, le cerveau et le foie, en sont plus remplis et leur activité s'exagère. Le cœur bat plus vite. La respiration est plus fréquente et plus profonde. Le sang se charge d'oxygène, et le cerveau, mieux nourri, devient plus libre et se prête mieux au travail. Si cet état se renouvelle à des intervalles convenables, la nutrition générale prend une énergie plus grande, il se fait un emmagasinement de graisse, les fonctions cérébrales se développent, bref, nous observons les remarquables effets que produisent les cures d'eau froide et d'air frais.

Mais si cette déperdition générale de chaleur dépasse certaines limites, il se fait une surexcitation, puis un affaiblissement des fonctions du système nerveux central et surtout de la moelle qui semble particulièrement sensible à l'action d'un froid trop intense.

Nous pouvons observer même la *mort par le froid*. Dans ce cas, ni la régulation thermique, ni les vêtements n'ont pu garder au sang la température nécessaire au maintien de l'excitabilité. La diminution de l'excitabilité du système nerveux se traduit par un ralentissement des mouvements cardiaques et respiratoires, par un sentiment de lassitude qui augmente constamment et pousse les malheureux à s'asseoir et à se laisser aller au sommeil. Cette lassitude est d'autant plus prononcée qu'elle était précédée d'une plus grande excitation déterminée par le reflux du sang de la surface vers les parties profondes et surtout par l'usage de l'alcool. L'alcool, d'ailleurs, abaisse déjà par lui-même la température du sang et ajoute ses effets à ceux du froid; ainsi s'explique ce fait bien connu que la mort par le froid atteint surtout des ivrognes qui, à cent pas du cabaret où ils ont fait une dernière orgie, vont se coucher dans un fossé et s'endorment pour toujours [1].

La congélation de certains membres est l'effet ultime d'une soustraction locale de chaleur; si en effet nous pouvons garantir contre un abaissement considérable de température la plus grande partie de notre corps, certains points sont toujours moins bien protégés que les autres. Malgré le froid, nous voulons voir et entendre, nous sommes obligés de respirer, nous devons nous servir de nos mains et de nos pieds. Il en résulte que par un froid très vif, le nez et les oreilles, les doigts et les orteils sont exposés à se congeler.

Le premier effet d'une soustraction locale de chaleur est la contraction des fibres lisses de la peau, de la tunique moyenne des vaisseaux et des arrectores. La peau pâlit et se rétracte, les doigts et les orteils deviennent blancs et froids comme du marbre. On admet que le froid agit directement sur les fibres musculaires pour les faire contracter. Cette contraction est aussi inutile que la contraction des mêmes élé-

---

1. [L'action physiologique du froid, la mort et le mécanisme de la mort par le froid, ont été parfaitement étudiés par M. Laveran, art. *Froid*, du *Dictionnaire encyclopédique des sciences médicales*. Voir aussi le remarquable article de M. Rochard, *Climats*, in *Nouveau Dictionnaire de médecine et de chirurgie pratiques*, t. VIII.

Dans son *Précis d'hygiène*, 1876, M. Lacassagne arrive à cette conclusion que dans la mort par refroidissement rapide et progressif, c'est le sang qui se refroidit, il diminue la contraction cardiaque, d'où mort par anémie cérébrale ; dans la mort par refroidissement lent et continu, le système nerveux périphérique est d'abord impressionné, les mouvements respiratoires se ralentissent de plus en plus ; il y a congestion cérébrale. Dans les deux cas, l'acide carbonique s'accumule dans le sang.]

ments pendant le frisson fébrile. Il serait même bien préférable que le sang pût arriver rapidement et en abondance dans les vaisseaux largement dilatés de la peau et y apporter une chaleur qui compensât la chaleur perdue. Heureusement dans la plupart des cas, l'excitation produite par le froid s'exagère et il s'ensuit un relâchement des fibres musculaires qui permet l'arrivée du sang. En même temps, se manifeste dans les parties atteintes une sensation de fourmillement qui peut aller jusqu'à la douleur la plus violente et qui nous pousse à produire par des moyens mécaniques, compression, frottements, etc., une hypérémie artérielle et à vaincre l'excitation athermique.

La congélation ne se produit que quand la réaction dont nous venons de parler n'a pas lieu, ou quand, malgré l'irrigation des parties par un sang chaud et abondant, le refroidissement continue et atteint un tel degré qu'il détermine une altération moléculaire persistante des tissus. Nous ne connaissons pas la nature de cette altération ; l'appeler diminution de la vitalité, c'est avouer notre ignorance. Elle se traduit par diverses manifestations qui cependant ne se montrent dans leur complet développement que quand l'action du froid a cessé et que la partie congelée se retrouve dans les conditions habituelles.

A un degré très léger, la congélation ne donne lieu qu'à une rougeur persistante et à un prurit très incommode. Si l'action du froid a été plus profonde, nous observons ce qu'on appelle les *engelures* ; ce sont de petites tuméfactions circonscrites de la peau, de consistance molle, de coloration bleuâtre et qui sont également le siège de violentes démangeaisons et même de fortes douleurs.

Au niveau de ces érythèmes et de ces engelures, les éléments solides de la peau ont perdu leur force de résistance et une partie de leur contractilité et de leur élasticité ; les parois vasculaires surtout se laissent plus facilement distendre sous l'influence de la pression sanguine. Mais c'est surtout vis-à-vis du froid que leur résistance est diminuée ; un froid même passager et peu violent amène une dilatation plus forte et plus durable des vaisseaux et un gonflement plus prononcé du parenchyme. En été, les parties congelées sont indolores, mais dès les premiers froids elles redeviennent douloureuses et se tuméfient de nouveau.

Le degré le plus élevé de la congélation donne lieu à la nécrose. Les parties mortifiées sont éliminées par l'inflammation et la suppuration, à moins qu'une intervention médicale ne vienne, au moment voulu, hâter ce que la nature mettrait des semaines et des mois à produire [1].

MALADIES PAR REFROIDISSEMENT.

Le refroidissement local produit dans certains cas ce qu'on appelle les maladies *a frigore*. Ce sont des états hypérémiques, subinflammatoires ou franchement phlegmasiques, se traduisant par des manifestations locales et ayant une marche cyclique ; celle-ci peut cependant être modifiée par de nombreux accidents, des complications diverses et l'exagération de l'un ou l'autre symptôme. Le froid agit par l'intermédiaire du système nerveux ; l'altération moléculaire des terminaisons des nerfs sensitifs dans la partie refroidie retentit d'une façon qui nous échappe encore sur le système nerveux central et de là sur un point donné du corps où elle se manifeste par une modification des parois vasculaires avec les conséquences que nous avons citées plus haut.

Si nous voulons suivre pas à pas la marche du refroidissement, nous devons nous occuper d'abord de *l'état de la peau au moment où le froid agit sur elle.*

---

1. [Voir Tédenat, *Des Gelures*, th. d'agrég., 1880.]

On sait que rien ne favorise mieux le refroidissement
qu'un échauffement antérieur. C'est quand, après de grands
efforts musculaires, après une course, une danse, une marche forcée, des exercices de gymnastique, la température du
sang s'est élevée, que pour se rafraîchir plus vite le sang
afflue vers les parties superficielles, que la peau est fortement
hypérémiée, c'est alors que le corps est le plus exposé au
refroidissement. A ce moment la peau est plus excitable et
surtout plus sensible au froid que dans l'état normal. Nous en
pouvons dire autant des parties de la peau qui, pour d'autres
raisons, sont plus abondamment irriguées par le sang ou
plus facilement couvertes de sueur, celles, par exemple, qui
sont protégées par les vêtements.

Les maladies *a frigore* s'observent surtout dans la zone
tempérée ; elles ne sont aussi fréquentes ni dans les contrées
tropicales parmi les peuplades qui sont constamment nues
ou à peine vêtues, ni chez les Esquimaux qui, d'un bout de
l'année à l'autre, sont couverts de fourrures. Chez nous, les
vêtements sont ou jetés sur les épaules ou serrés autour de
la taille ; il s'ensuit que les régions lombaire et scapulaire,
habituellement recouvertes par les plis épais et serrés de nos
vêtements, sont toujours à une température plus élevée que le
reste de la peau, transpirent souvent et facilement et sont
d'autant plus sensibles au froid qu'elles sont d'ordinaire
mieux protégées contre son influence. Il en est de même de
la tête que nous couvrons chaque fois que nous allons à l'air,
et des pieds que nous garantissons par des chaussures épaisses et imperméables contre l'humidité et les aspérités des
chemins. Il en est de même de toutes les parties du corps
habituellement recouvertes. Elles sont toutes plus ou moins
délicates, plus ou moins sensibles au froid.

Recherchons maintenant en quoi consiste cette susceptibilité spéciale vis-à-vis du froid. Si nous nous en tenons aux

tissus qui traduisent leur excitabilité par des phénomènes plus marqués, aux muscles et aux nerfs, nous verrons que même une soustraction faible de chaleur produit une contraction violente des muscles ; quant aux terminaisons des nerfs sensitifs, elles présentent sous la même influence cette modification moléculaire qui se traduit pour nous par la sensation de froid et nous invite à nous garantir contre cette déperdition locale de chaleur. Il ne s'agit là, sans doute, que d'une modification physique ; la molécule passe d'un mouvement thermique plus fort à un mouvement plus faible et peut même arriver à une rigidité complète.

Malheureusement, une légère sensation de froid est si agréable que même des hommes intelligents ne se soumettent qu'avec peine et à la suite d'une expérience parfois chèrement acquise, à prendre les précautions convenables pour éviter le refroidissement, et préfèrent quelquefois nier tout simplement l'influence du froid comme cause morbide plutôt que de tenir compte des exigences de notre climat. Il est bien rare que le système nerveux central méconnaisse les avertissements des nerfs cutanés menacés de refroidissement et n'y réponde par des mouvements réflexes appropriés. Les bras et les genoux découverts pendant le sommeil sont promptement ramenés sous les couvertures ; cela se voit tous les jours chez les enfants. Sous ce rapport, l'homme endormi est plus raisonnable que l'homme éveillé, qui n'a pas toujours la force de se refuser une petite jouissance, quelque dangereuse qu'elle puisse être. Parfois aussi nous nous exposons au froid pour des raisons plus avouables ; c'est une trop grande préoccupation intellectuelle qui nous empêche de percevoir le danger du refroidissement ou une force majeure qui ne nous permet pas d'y échapper.

La meilleure précaution contre le refroidissement est sans doute de couvrir suffisamment les parties menacées. Du reste, les mêmes moyens que nous employons contre la congélation, travail mécanique, frictions, etc., peuvent nous servir ici. Il se produit ainsi une réaction, une hypérémie active qui paralyse par l'arrivée d'un sang chaud et abondant les conséquences de la déperdition de chaleur.

Si la déperdition de chaleur n'est pas compensée, il est à craindre que la contraction des vaisseaux cutanés faisant obstacle à l'arrivée du sang chaud, n'ajoute son influence à la soustraction de chaleur par l'air ambiant et ne produise cette rigidité des terminaisons nerveuses que je considère comme la cause prochaine des maladies *a frigore*. Il y a là quelques particularités à signaler. La soustraction de chaleur n'est en général ni intense, ni profonde. C'est d'ordinaire un courant d'air frais à peine appréciable qui amène le refroidissement. Il suffit qu'il agisse sur les couches superficielles de la peau et plus particulièrement sur les terminaisons nerveuses. Dans le corps papillaire de la peau, les terminaisons nerveuses sont logées dans des papilles différentes de celles qui contiennent les anses capillaires ; on comprend donc facilement que le froid puisse agir isolément sur les corpuscules du tact. Peut-être faut-il tenir compte aussi des nerfs épithéliaux. Il résulte de là que le refroidissement se traduit tout d'abord par un léger frissonnement partant du point refroidi et par une sensation d'engourdissement, de fourmillement de la peau. Mais pour percevoir ces fines nuances de la sensation de froid au moment du refroidissement, il faut un système nerveux très attentif ; aussi la plupart des malades ne savent-ils pas comment ni quand leur est venu leur refroidissement.

Le refroidissement menace surtout les parties habituellement protégées qui transpirent sous la moindre influence. Les vêtements trempés par la sueur sont bons conducteurs de la chaleur ; et quand le froid extérieur arrive jusqu'à eux et les refroidit, ils enlèvent aux couches superficielles de la peau une si grande quantité de chaleur qu'il faut des mouvements très énergiques pour s'opposer à cette déperdition de calorique. Si le corps, ainsi recouvert de vêtements humides et soumis à l'influence du froid extérieur, se trouve encore exposé à la pluie, on peut presque à coup sûr annoncer l'apparition d'une maladie *a frigore*.

Si maintenant nous cherchons à élucider le rapport intime qui unit la maladie *a frigore* au refroidissement, nous sommes forcés d'avouer notre ignorance. Autant l'existence de ce rapport est certaine, autant il est difficile de l'expliquer. Dans ce que nous avons vu jusqu'ici, nous n'avons trouvé que bien peu de différences entre le refroidissement et les autres formes de soustraction locale de chaleur. Je disais tout à l'heure que le refroidissement est caractérisé par l'action isolée du froid sur les terminaisons des nerfs sensitifs et une rigidité des corpuscules du tact, peut-être même des nerfs épithéliaux ; il y aurait ainsi une modification des excitations centripètes qui, de la peau comme des autres parties du corps, arrivent constamment au système nerveux. Ce sont ces excitations qui déterminent l'influence que le système nerveux central exerce d'une façon continue sur le tonus des vaisseaux et des masses musculaires. On pourrait donc penser que sur le point refroidi, ces excitations cessent de se produire, d'où résulterait un arrêt dans l'innervation de certains muscles. Cette explication s'appliquerait le mieux aux paralysies *a frigore* de certains muscles et de certains groupes musculaires. Peut-on expliquer de même ces impotences douloureuses que l'on désigne habituellement sous le nom de rhumatisme musculaire ? Dans ces cas, il faudrait supposer une paralysie vaso-motrice s'ajoutant à la paralysie neuro-musculaire. Le plus souvent, c'est une paralysie vaso-motrice qui constitue la base de toute la maladie *a frigore*.

On sait que certains départements du système vasculaire artériel sont directement en rapport avec certains organes, avec certaines parties bien délimitées au point de vue anatomique et fonctionnel du revêtement muqueux et d'autres systèmes membraneux. Or, la maladie *a frigore* est essentiellement constituée par une hypérémie localisée, dépendant moins d'une parésie vaso-motrice, que d'une sorte de paralysie réflexe de la force centrale. Cette hypérémie peut atteindre le cœur, les articulations, les fosses nasales, l'isthme du gosier, le pharynx, le larynx, la trachée et les bronches, l'intestin grêle, la vessie, le poumon, la plèvre, l'œil, l'oreille, etc. L'hypérémie a une tendance à se porter vers les parties superficielles ; la pesanteur agit également pour la localiser, par exemple dans la pneumonie ; d'autres causes d'irritations interviennent encore pour fixer le siège ou l'intensité de l'hypérémie rhumatismale : ainsi l'activité physiologique de tel ou tel organe au moment du refroidissement rend cet organe plus particulièrement impressionnable. Nous savons que le rhumatisme articulaire se développe surtout après des exercices corporels violents et prolongés, après l'échauffement de la danse ; de même l'endocardite, la myocardite et la péricardite. Chez les sujets qui ont déjà éprouvé plusieurs maladies *a frigore*, il se produit d'ordinaire un *locus minoris resistentiæ*. C'est le plus souvent la muqueuse des voies respiratoires, la muqueuse nasale qui devient tout spécialement sensible au froid, à tel point que la zone tempérée a pu être appelée aussi la zone du coryza.

Reste une question très importante : Pourquoi la maladie *a frigore* ne s'en tient-elle pas à l'hypérémie, si intense qu'elle soit, et passe-t-elle à l'inflammation et à l'exsudation ? Deux facteurs peuvent intervenir.

D'une part, il ne s'agit pas là d'une simple fluxion, mais d'une hypérémie neuro-paralytique, entretenue par une altération persistante du système nerveux. Mais quand une hypérémie même artérielle prend un caractère durable, il se fait, par suite de la pesanteur du sang qui remplit la partie hypérémiée, un ralentissement passif de la circulation et une augmentation de pression qui est d'autant plus marquée que les capillaires sont plus extensibles et plus superficiels. Ainsi s'explique la tendance de l'hypérémie rhumatismale à se manifester davantage dans les parties superficielles et à donner lieu à une filtration de sérum sanguin hors des vaisseaux périphériques. Mais c'est alors qu'intervient le second facteur pour produire l'inflammation. Il s'agit d'organismes inférieurs qui, par eux-mêmes, sont incapables de lutter contre les forces de l'organisme, mais qui dans les points où la circulation, partant la nutrition, se ralentit, trouvent un terrain favorable à leur développement, s'y établissent et s'y multiplient. Ce ne sont pas là des microphytes pathogènes spécifiques, mais des microbes vulgaires entraînés par la respiration et les aliments, qui arrivent en partie sur les muqueuses, en partie dans le sang et avec lui dans les diverses régions vasculaires du corps, entre autres dans celles qui sont hypérémiées sous l'influence du rhumatisme. Le processus local peut alors prendre un caractère franchement inflammatoire, purulent et même putride, et des métastases de même nature peuvent partir de ce foyer primitif. Dans ces cas cependant le développement des microphytes n'est que secondaire, ce qui fait que nous ne rangerons pas le rhumatisme parmi les maladies infectieuses [1].

---

1. [On a beaucoup exagéré l'influence du froid comme cause de maladies. Le refroidissement est si fréquent et l'étiologie de la plupart des maladies si obscure qu'on est en général heureux de trouver une circonstance physique comme point de départ d'un mal auquel il faut trouver une cause (Laveran). Mais en laissant de côté les maladies dans l'étiologie desquelles le refroidissement ne joue qu'un rôle indirect et tout accessoire, il en est certainement qui relèvent plus ou moins directement de cet élément étiologique. Qu'il faille une prédisposition individuelle, dont la nature nous échappe, que suivant les sujets, tel ou tel organe soit plus spécialement apte à subir l'influence

Je ne saurais faire ici, même d'une façon succincte, la description de toutes les maladies *a frigore*. Je me contenterai donc de les énumérer. On peut les distinguer en :

1° Inflammations locales des muqueuses ; on les appelle encore inflammations simples ou catarrhales. Les plus fréquentes sont le coryza, la rhinite catarrhale simple, puis la trachéo-bronchite et la laryngite. On observe plus rarement le catarrhe de la conjonctive et du conduit auditif externe. Par contre, l'amygdalite et la pharyngite, ainsi que le catarrhe de la trompe d'Eustache, se rencontrent souvent.

2° Inflammations des organes glandulaires, et avant tout, la forme sporadique de la pneumonie croupale et une variété de néphrite aiguë.

3° Inflammation de l'appareil locomoteur : arthrite et myosite rhumatismales.

du froid, cela n'enlève rien à l'importance de cette cause. Le froid est une des causes les plus communes des névralgies et des paralysies périphériques ; le coryza, la laryngite, la bronchite se développent, tantôt sous l'influence d'un refroidissement général, tantôt sous l'action directe de l'air froid qui pénètre dans les voies respiratoires ; l'angine, la gastrite ou l'entérite aiguë, la phlegmasie de diverses séreuses, la pleurésie, la péricardite, la méningite spinale, la néphrite albumineuse avec anasarque, la pneumonie franche, etc., reconnaissent souvent comme cause un refroidissement. Quant aux rhumatismes, que bien des auteurs placent en tête des maladies produites par le froid, et qu'ils considèrent comme le type des affections *a frigore*, il s'agit là d'une affection diathésique que le froid peut réveiller, mais qu'il ne crée pas.

Reste à déterminer le mode de production des maladies *a frigore*. Bien des hypothèses ont été émises à ce sujet. En laissant de côté l'ancienne doctrine des métastases, abandonnée aujourd'hui, on peut réduire à deux les théories généralement admises : la théorie humorale, qui a régné pendant longtemps, mais qui ne compte plus que de rares défenseurs (Billroth), attribue à la *sueur rentrée*, c'est-à-dire à la rétention des matières excrémentitielles de la sécrétion cutanée et à une sorte d'intoxication qui en serait la conséquence, un rôle que la chimie a été impuissante à démontrer ; la théorie nerveuse qui explique tout par des actions réflexes : soit qu'elle admette une contraction réflexe des vaisseaux cutanés et un refoulement du sang vers les organes internes, soit qu'elle invoque des troubles dans l'innervation vasculaire ou trophiques des parties profondes, survenant par action réflexe à la suite de l'excitation des nerfs cutanés. Cette théorie nerveuse, la plus accréditée, se base surtout sur la physiologie des nerfs vaso-moteurs (Vulpian, *Maladies du système nerveux*, 1877 ; Brown-Séquard et Tholozan, *Journal de physiologie*, 1858). Mais elle prête encore à bien des objections et, malgré son apparence rigoureuse et scientifique, laisse encore indécise la question de pathogénie des maladies *a frigore*.

Voir surtout Laveran, art. *Froid*, in *Dictionnaire encyclopédique des sciences médicales*, et G. Homolle, art. *Rhumatisme*, du *Nouveau Dictionnaire de médecine et de chirurgie pratiques*, t. XXXI.]

4° Inflammations du cœur : endocardite, myocardite et péricardite rhumatismales.

5° Inflammation non spécifique, séro-fibrineuse de la plèvre.

4° TRAUMATISME ÉLECTRIQUE.

Si, jusqu'à un certain point, l'organisme est protégé d'une façon vraiment remarquable vis-à-vis des diverses formes de traumatismes que nous venons d'étudier, il n'en est plus de même pour le traumatisme électrique. Au contraire, comme il existe une certaine analogie entre le courant électrique et l'état d'excitation d'un nerf en activité, il en résulte que l'électricité trouve dans le corps des voies toutes tracées, et que les maladies qui en résultent seraient bien plus fréquentes, si les décharges électriques se rencontraient habituellement parmi les phénomènes de la nature. Mais à part la foudre, l'électricité ne nous fait aucun mal [1], et si le magnétisme a été en un temps considéré comme cause de maladies, ce fut parmi le vulgaire et non parmi les médecins. Au contraire, l'électro-magnétisme a pris une grande importance comme moyen de traitement de certains troubles morbides du système nerveux et, par là, de la plupart des organes. Nous employons le courant constant et le courant interrompu pour augmenter et maintenir l'excitabilité des filets nerveux et de leurs terminaisons jusqu'au moment où aura disparu la cause qui les avait affaiblis et avait arrêté leur fonctionnement.

---

1. [Il faut cependant attribuer à l'électricité atmosphérique une part dans certains troubles d'innervation, dans la sensation toute spéciale de malaise que déterminent les orages, surtout chez des sujets prédisposés ; bien que d'autres éléments : la température, l'état hygrométrique, la pression barométrique y jouent peut-être le rôle capital (Lacassagne, *Précis d'hygiène*, 1876).]

II. Maladies parasitaires et infectieuses.

A côté de la nature inanimée, se dresse la nature animée;
à côté des maladies qui nous viennent par des chocs ou des
plaies, la chaleur ou le froid, le vitriol ou le phosphore,
se dressent celles dont nous menacent les créatures elles-
mêmes. Et ici, je ne veux pas faire allusion aux guerres et
aux grandes effusions de sang, ni aux dangers que les grands
animaux font courir à l'homme et qui se rapprochent des
traumatismes chimico-mécaniques : je veux parler de l'action
meurtrière de ces petits organismes qui se font du corps
humain, leur demeure et leur nourriture et qui se créent
sur ou dans lui une existence parasitaire. Pour certaines
espèces animales et végétales, nous sommes un élément
indispensable à leur existence; d'autres ne se nourrissent de
notre corps que quand les aliments habituels viennent à leur
manquer.

Tous ces organismes animaux ou végétaux viennent à
l'homme du dehors ; ils volent, sautent ou rampent vers lui;
ils lui sont apportés par l'air qu'il respire, par les vêtements
dont il se couvre, par les aliments dont il se nourrit, par la
poussière qui l'enveloppe, par le baiser qu'il reçoit, par le
contact qu'il subit ; ils lui sont inoculés enfin de mille et
mille manières.

Ils prennent pied sur un point quelconque de la surface
du corps, soit sur la peau, soit sur une muqueuse, soit à la
surface interne de l'arbre respiratoire, de l'estomac ou de
l'intestin.

Une fois l'*invasion* accomplie, la vie spécifique de ces
organismes ne tarde pas à se manifester. Les cellules et les
sucs du point où ils se sont établis doivent leur fournir leur
aliment ; les parasites les désagrègent, les dissolvent ou les

absorbent sans modification. L'organisme réagit. Diverses formes d'inflammation se produisent ; mais elles ne constituent qu'une lésion toute superficielle tant que les parasites n'occupent que la surface où ils se sont implantés, tant qu'ils restent *épizoïques, épiphytiques* dans le sens strict du mot.

Les choses changent dès que les parasites eux-mêmes ou leurs produits pénètrent du point d'implantation primitive vers l'intérieur, qu'ils infectent l'organisme. Certains parasites animaux (la trichine, par exemple) y arrivent grâce aux mouvements actifs dont ils sont doués, surtout quand ils ont des organes qui leur permettent de se creuser un chemin. Quant aux parasites végétaux qui n'ont en général aucun mouvement actif, ils n'ont des chances de pénétrer dans l'organisme qu'autant qu'ils sont très petits. Les champignons du volume des moisissures peuvent bien pousser leur mycélium jusque dans les couches inférieures du revêtement épithélial, mais l'entrée dans le véritable parenchyme leur est interdite ; les champignons du volume de la levure de bière ou de la mère de vinaigre n'y peuvent pas pénétrer davantage. Seuls, les schizomycètes sont assez petits pour se servir des interstices cellulaires comme voies d'introduction dans les systèmes sanguin et lymphatique. On peut à peine se figurer la petitesse de leurs dimensions[1].

Du reste, les schizomycètes ne sont pas privés de tout mouvement propre. Les premiers que l'on ait découverts, les formes vulgaires des bacilles de la putréfaction, ont été appelés vibrions, oscillaires, parce que, dans les liquides putréfiés, les petits bâtonnets qui les constituent, se meuvent avec une certaine rapidité et exécutent des oscillations, des ondulations que les premiers observateurs ont assimilées aux mouvements des infusoires. En examinant de l'eau en putré-

---

1. [Leurs diamètres sont compris entre un dix-millième de millimètre et quelques millièmes de millimètre.]

faction, on voit des microbes traverser avec la rapidité de l'éclair le champ du microscope, et quand on laisse évaporer l'eau et qu'on colore le résidu avec du violet de méthyle, on voit que ces microbes sont pourvus de petits filaments extrêmement ténus qui leur servent comme de rames dans leurs rapides mouvements. D'autres schizomycètes ou germes de schizomycètes présentent une mobilité analogue et peuvent, grâce à elle pénétrer dans les parenchymes de l'organisme [1]. Arrivés dans le sang, ils se propagent partout et vont infecter tous les points de l'économie.

Une fois l'infection produite, la lutte pour l'existence que l'homme est obligé de soutenir contre les parasites, change de théâtre ; elle se fait, non plus à la surface, mais dans l'intérieur du corps ; et si les épizoaires et les épiphytes ne nous donnent en général que peu d'inquiétude, puisque, dans le cas où ils arriveraient à nous gêner beaucoup, nous pouvons facilement et sûrement les éloigner ou les rendre inoffensifs, il en est tout autrement pour les *entozoaires* et les *entophytes.*

Les entozoaires, après leur introduction dans le sang, se comportent d'une façon assez simple. Les uns (*filaria hominis et distomum hæmatobium*) choisissent le sang comme lieu de séjour. D'autres ne font qu'y passer pour aller se répandre dans les points favorables à leur développement, tels les embryons du tænia qui doivent passer à l'état d'*échinococcus hepatis* ou de *cysticercus cellulosæ*. Les embryons de trichines semblent ne pas traverser le sang, mais passer directement à travers les tissus pour arriver dans les muscles. Tous les entozoaires déterminent dans le lieu de leur implantation des processus inflammatoires qui, dans certains cas, peuvent entraîner des désordres locaux ou généraux très graves et

---

1. [Koch et Cohn ont même dans ces derniers temps décrit pour chaque cellule de schizomycète un ou même deux cils vibratiles, très mobiles ; mais l'existence de ces cils n'est pas admise par tous les botanistes (De Lanessan, *Man. d'hist. nat. médicale,* 1880).]

même la mort des malades, mais qui, par eux-mêmes, sont simples, non spécifiques.

Bien plus compliquées sont les conséquences de la pénétration des schizomycètes, c’est-à-dire les *maladies infectieuses*.

La simple pénétration de ces parasites peut déterminer déjà des accidents sérieux dans les voies d’entrée. D’ordinaire, ces micro-organismes s’implantent en un point de la surface du corps et s’y multiplient avant de pénétrer dans l’intérieur de l’organisme. Et déjà apparaissent sur le point d’implantation, dans les vaisseaux et les ganglions lymphatiques de la région, des inflammations qui, dès l’abord, ont un caractère spécifique [1].

La notion de l’inflammation spécifique nous a déjà occupés dans la partie générale de cette étude. L’hypérémie et l’exsudation, mais surtout l’irritation inflammatoire, sont réglées par un virus vivant dont l’espèce se reconnaît à certains caractères, toujours identiques et facilement reconnaissables.

La plupart des inflammations spécifiques, liées à l’invasion des microbes, se traduisent par une sorte de nécrose des tissus, soit que cette nécrose précède les autres altérations, comme dans la diphthérie, soit qu’elle n’atteigne que les produits ultimes de l’inflammation, comme dans la tuberculose. Cette nécrose est directement l’œuvre des microphytes. Elle nous découvre la tendance générale de leur activité vitale et peut nous expliquer d’autres manifestations inflammatoires spécifiques. Si certains produits inflammatoires tuberculeux, syphilitiques, lépreux et autres, ne présentent qu’une faible tendance à l’organisation, s’ils s’arrêtent à l’état de tissu de granulation, si certaines cellules se transforment en éléments épithélioïdes, c’est que les parasites

---

1. [Nous en trouverons plus loin un très bel exemple dans la tuberculose par inoculation.]

ont diminué leur vitalité et affaibli les liens qui les rattachent au reste de l'organisme. La découverte récente des bacilles de la tuberculose et de la lèpre, précisément dans ces cellules épithélioïdes, paraît confirmer cette hypothèse. Il est certain en tout cas que ces cellules représentent toujours l'acmé du processus spécifique et que leur apparition précède de peu la nécrose imminente.

Ce n'est qu'au delà de ces cellules quand elles existent, ou immédiatement à côté de l'escharre nécrotique, que se fait une inflammation non spécifique, l'inflammation de réaction. Celle-ci a souvent une influence salutaire en ce qu'elle enkyste les parasites et les rend inoffensifs ou les élimine par suppuration avec les produits de l'inflammation spécifique et protège ainsi l'organisme menacé contre une infection générale.

Quand les microphytes sont une fois arrivés dans le sang, nous voyons apparaître tout d'abord un *état fébrile* que, d'après nos études antérieures (voir *Fièvre, Cause de la fièvre*), nous pouvons expliquer, soit par une influence directe, une sorte de fermentation, soit par une excitation du système nerveux. Pour produire ce résultat, il faut une certaine quantité de virus. Si donc les parasites ne se sont pas multipliés dans leur point d'implantation primitive, si un petit nombre, quelquefois un seul de ces germes morbides, a pénétré dans le sang, il se passera naturellement un certain temps avant que par des divisions successives, ces micro-organismes soient arrivés à un nombre suffisant pour exciter le système nerveux central, pour produire les processus zymotiques. Ce temps de la multiplication des schizomycètes dans le sang a reçu le nom de période d'*incubation*. Il est peu probable que cette multiplication se fasse dans le torrent circulatoire ; au contraire, le gonflement de la rate dans la plupart des maladies infectieuses semble démontrer que la

multiplication a lieu dans les points où le courant sanguin
subit un ralentissement voisin de la stase. De ce foyer et
d'autres semblables, les microphytes vont envahir l'organisme, soit en une fois, soit d'une façon constante, soit par
poussées ; d'après cela, la maladie infectieuse sera caractérisée par un seul accès de fièvre, ou par une fièvre continue
ou par une série d'accès.

Puis se fait une nouvelle *localisation* du poison. Les schizomycètes sont sans doute entraînés dans tous les organes du
corps. J'ai montré dans une étude qui a passé inaperçue [1],
pourquoi ces micro-organismes choisissent de préférence les
artères et surtout les vaisseaux de passage pour leur nouvelle implantation (voir *Inflammation spécifique, Embolie*, etc.,
dans la partie générale). Mais cela ne suffit pas pour nous
expliquer le fait des localisations. Nous sommes tentés de
songer aux intoxications, quand nous voyons certains microbes montrer une véritable prédilection pour certains organes.
Ce sont en général les organes d'excrétion, les reins, le tube
intestinal, la peau, les poumons ; et on pourrait admettre
une prédilection réciproque de ces organes pour les microbes,
comme s'ils essayaient d'éliminer cette *materia peccans*.
Mais il est plus rationnel de penser qu'aux dispositions vasculaires locales s'ajoutent certaines conditions de vitalité
liées à la composition chimique du parenchyme et de rapporter à cette double influence la localisation dans les organes
d'excrétion. L'expérience nous apprend, en effet, que cet
essai d'élimination n'aboutit à aucun résultat et que l'organisme n'arrive à en finir avec ses entoparasites que quand il
les détruit lui-même en les oxydant, au lieu d'être détruit
par eux, quand il les dévore au lieu de se laisser dévorer.
Cette expression qui peut paraître exagérée est cependant

---

1. Ueber *Vasculitis specifica*. Festschrift zum 300jæhrigen Jubiläum der Würz-
burger Universität. Leipzig, bei Vogel.

très juste et peut être prise dans son sens le plus propre. Plus on étudie, plus on voit que les globules blancs, soit dans le sang et la rate, soit dans les tissus et les exsudats inflammatoires, absorbent les microphytes, comme ils entourent de leur protoplasma et absorbent d'autres corpuscules ténus qu'ils peuvent rencontrer.

Les inflammations spécifiques déterminées par ces nouvelles localisations sont très variées, mais très caractéristiques. Elles ont toujours, ainsi que nous l'avons dit, leur point de départ dans les vaisseaux et surtout dans les terminaisons artérielles. C'est autour d'elles que s'accumulent les produits inflammatoires (endo et périvasculite spécifiques). De là, ils pénètrent dans les parenchymes. Mais alors se reproduisent les mêmes métamorphoses que nous avons vues dans les inflammations de la période d'invasion. Nous trouvons dans les foyers d'inflammation primitive du poumon phthisique, les mêmes cellules tuberculeuses que dans les foyers d'inflammation miliaire qui, dans la tuberculose par résorption, s'observent autour des petites terminaisons artérielles. Et ce que nous voyons pour la tuberculose, nous le retrouvons dans les autres maladies infectieuses. Rien n'est plus propre à nous démontrer dans toutes ces affections l'unité de la cause morbide que cette reproduction typique du produit morbide spécifique dans tous les points où la maladie se localise.

Je serais entraîné trop loin si je voulais étudier ici les modifications ultérieures que produisent les microphytes en dehors du sang. C'est là le fait de l'anatomie pathologique à laquelle j'ai dû souvent déjà renvoyer le lecteur. Quant à la conservation et à la propagation des schizophytes pathogènes, en dehors de l'organisme humain, leurs voies et leurs modes d'infection, je me réserve d'y revenir plus loin.

1. Parasites animaux[1].

a) Arthropodes.

Acarus scabiei (sarcopte de la gale). Corps arrondi de 0,2 — 0,4 millimètres de diamètre, muni de longs poils et d'aiguillons courts, dirigés en arrière. Huit pattes courtes, arrondies, dont quatre dirigés en avant, sont pourvues d'un ambulacre terminé par une sorte de ventouse. Entre ces dernières, une tête courte avec deux mandibules et un appareil à succion.

Habite, dans les couches superficielles de l'épiderme, des sillons qu'il se creuse lui-même et par lesquels il descend parfois jusque dans le corps papillaire pour y chercher sa nourriture. La femelle dépose dans ces sillons des œufs dont sortent bientôt des larves à six pattes. Celles-ci se propagent sur une étendue de plus en plus grande de la peau et se transforment après diverses métamorphoses en individus sexués.

Les sarcoptes attaquent d'abord les points où la peau est délicate, l'intervalle des doigts et des orteils, la face interne des bras et des jambes ; plus tard, ils peuvent s'étendre sur une grande étendue du corps.

Ils donnent lieu à un prurit violent qui pousse les sujets qui en sont atteints à se gratter avec force ; cette double irritation enflamme le corps papillaire. On voit surgir de petites élevures rouges qui se remplissent d'une sérosité limpide, et après avoir été déchirées par le grattage, se recouvrent d'une croûte colorée en brun par du sang. Plus tard, toute la surface envahie devient rouge, s'épaissit et subit une desquamation abondante.

Acarus folliculorum (demodex). Corps allongé de 0,2 milli-

---

1. [Voir Chatin, art. *Parasites*, in *Nouveau Dictionnaire de médecine et de chirurgie pratiques*, t. XXVI.]

mètres de longueur avec quatre paires de pattes courtes à la partie antérieure. Parasite inoffensif des follicules pileux ectasiés (comédons), surtout au nez.

Pediculus capitis, pubis, vestimentorum (poux de tête, du pubis, du corps), *cimex lectucarius* (punaise), *pulex irritans* (puce) ; autant de parasites que je ne fais que mentionner.

Pentastorum denticulatum (linguatule) ; arachnide encore peu connue, que l'on a rencontrée à l'état crétifié dans le foie[1].

b) NÉMATODES[2].

Les nématodes parasitaires ont, comme tous les vers arrondis, un corps allongé, cylindrique, inarticulé, et formant un tube contractile. Il contient l'appareil digestif et les organes sexuels, qui s'ouvrent à l'extérieur par deux orifices, buccal et anal, et par un pore génital.

Ascaris lumbricoïdes (ascaride lombricoïde). Le mâle a environ 25 centimètres de longueur, la femelle peut atteindre 40 centimètres. Corps arrondi, comme le lombric terrestre, mais de couleur jaunâtre. Les ovaires renferment un nombre considérable d'œufs un peu allongés, à coque mince de 50 à 60 μ de diamètre. On les retrouve dans les matières fécales de l'homme, mais on ne connaît pas encore leurs transformations ultérieures : on ignore aussi comment et par quelles voies les lombrics jeunes passent dans un nouveau sujet.

Le lombric habite l'intestin grêle de l'homme, mais n'en-

---

1. [On peut y ajouter encore parmi les plus habituels : *Pulex penetrans* (puce-chique), fréquent dans l'Amérique centrale et dont la femelle est un des parasites les plus redoutables de l'homme ; *forficula auricularia* (perce-oreilles), qui a été rencontrée accidentellement dans le conduit auditif; les larves hominivores de *musca lucilia*, de *dermatobia hominis* (cutérèbre d'Amérique), *thyroglyphus Mericourti*, *acarus ricinus* (ricin ou tique), *argas persicus, ixodes rugica* (garapatte du Brésil), *leptus autumnalis* (rouget), etc.]

2. [Voir Vaillant et Luton, art. *Entozoaires*, in *Nouveau Dictionnaire de médecine et de chirurgie pratiques*; t. XIII, et pour de plus amples détails l'ouvrage si important et si complet de Davaine. *Traité des entozoaires*, 1877.]

traîne que rarement des désordres graves ; il peut cependant pénétrer à travers le canal cholédoque dans le foie et y donner lieu à la formation d'un abcès.

Oxyuris vermicularis (oxyure). Ver filiforme ; la femelle a 10 millimètres, le mâle 4 millimètres de longueur. OEufs allongés, aplatis sur une de leurs faces. Habite par milliers le rectum, d'où il sort la nuit jusqu'au dehors de l'anus. Le prurit violent qu'il détermine trouble le sommeil des enfants (l'oxyure est rare chez l'adulte) et les pousse quelquefois à l'onanisme.

Trichocephalus dispar (trichocéphale de l'homme). La femelle, longue de 4 — 5 centimètres, a la partie postérieure du corps renflée, enroulée en spirale ; cette partie contient les œufs oblongs, garnis à chaque extrémité d'une sorte de nodule. Le mâle est allongé ; chez tous deux, la partie antérieure du corps est filiforme. On les trouve en petit nombre dans l'intestin grêle ; ils ne donnent lieu à aucun désordre.

Strongylus duodenalis (*Dochmius*, anchylostome duodénal). Corps cylindrique, à partie médiane renflée, avec une tête bien distincte et munie de 4 forts crochets. Chez le mâle, l'extrémité postérieure est terminée par une sorte de bourse cyathiforme, pourvue de rayons ; chez la femelle, l'extrémité postérieure est pointue.

Sous les tropiques, on rencontre souvent ce parasite dans le duodénum. Il s'accroche à la muqueuse, suce le sang et laisse, comme la sangsue, de petites plaies longtemps saignantes. La chlorose d'Égypte et le béribéri des îles de la Sonde sont attribués à la présence de ce ver [1].

Eustrongylus gigas (strongle géant). Long de 1 mètre envi-

---

1. [On a également attribué à l'anchylostome duodénal, l'anémie des mineurs ou anémie du Saint-Gothard (Perroncito, *Académie des sciences*, 1882, Trossat et Eraud, *Lyon médical*, 1883).]

ron et large de 12 millimètres, rouge. S'observe dans le bassinet, mais plutôt chez les animaux que chez l'homme.

Anguillula stercoralis. — Ver filiforme, long de 1 millimètre, se rencontre par milliers dans l'intestin grêle et le gros intestin et détermine de la diarrhée, de l'amaigrissement, de l'anémie avec une stomatite très tenace. Cochinchine [1].

Trichina spiralis (trichine). — Le plus petit, mais le plus dangereux des nématodes parasitaires d'Europe. Le mâle n'a guère que 1 millimètre et demi de longueur, la femelle atteint 3 millimètres ; leur petitesse et leur transparence empêchent presque de les voir à l'œil nu. Le corps est arrondi, un peu effilé en avant, obtus en arrière. Il présente après l'orifice buccal le commencement de l'œsophage, tapissé d'une série de grosses cellules (glandulaires). Plus en arrière, surtout chez la femelle, presque toute l'épaisseur du corps est occupée par un appareil génital très développé. Celui-ci contient non seulement les œufs à toutes les périodes de leur développement, mais encore des embryons complètement formés qui sortent par la vulve située vers le milieu du corps. Une femelle peut produire plus de 400 jeunes. Cette ponte se fait dans l'intestin grêle du porc, de la souris, malheureusement aussi de l'homme [2].

De l'intestin, les embryons de trichines passent à travers les parois intestinales et entre les feuillets du mésentère, dans le tissu connectif et de là dans les muscles où ils s'arrêtent provisoirement. Les muscles les plus fréquemment atteints sont ceux qui sont situés au-devant de la colonne vertébrale, le diaphragme, les scalènes, les muscles du larynx et de la langue ; aucun muscle cependant n'est absolument préservé.

La trichine pénètre alors dans l'intérieur des fibres mus-

---

1. [*Archives de médecine navale*, t. XXVII, XXVIII.]
2. [J. Chatin, *la Trichine et la trichinose.* Paris, 1883.]

culaires ; elle se nourrit de la substance contractile et arrive à atteindre un millimètre de longueur. Puis se fait ce qu'on appelle l'enkystement du ver. Il s'enroule en spirale et peut persister dans cet état des années, vivant, mais sans quitter le lieu où il se trouve. Cependant la fibre musculaire est complètement détruite, et il se forme une capsule interne appartenant au parasite et une capsule externe connective, vasculaire. La première est homogène, transparente et assez épaisse ; elle se crétifie à la longue et on peut alors, à la coupe d'une viande infectée, reconnaître la trichine à l'œil nu, alors que, jusque-là, il fallait, pour l'apercevoir, un examen microscopique attentif. La capsule externe apporte au parasite les éléments nutritifs suffisants pour l'empêcher de périr.

Le développement ultérieur du ver ne se fait que quand la chair trichinée est mangée crue ou demi-crue. Pour l'homme, c'est la viande de porc ; pour le porc, la chair du rat qui est particulièrement dangereuse sous ce rapport. Le suc gastrique dissout la capsule crétifiée. Les trichines qu'elle contient deviennent libres et passent en quelques jours à l'état de développement parfait.

Peu après l'ingestion d'une viande trichinée, se produit une violente irritation intestinale : un catarrhe douloureux de l'intestin qui peut prendre un caractère cholériforme. A l'époque de la migration des parasites, on voit survenir de la fièvre, des douleurs musculaires et des paralysies qui peuvent devenir directement mortelles, quand elles atteignent les muscles du larynx ou les muscles respirateurs. C'est environ dans la cinquième semaine après l'usage de la viande infectée, que la vie est le plus sérieusement menacée. La mort arrive par suite d'une faiblesse progressive de la respiration avec de la cyanose, de l'anasarque et finalement de l'œdème pulmonaire.

Filaria medinensis (filaire de Médine). — Ver filiforme,

large d'un à deux millimètres et pouvant atteindre un mètre de longueur. Ne s'observe que sous les tropiques, particulièrement en Guinée, et donne lieu à des abcès douloureux de la peau, surtout à la jambe et au talon. Galien, déjà, connaissait ce ver.

Filaria sanguinis hominis. — Le plus petit parasite animal de l'homme ; n'atteint que $0^{mm},35$ de longueur et $0^{mm},006$ d'épaisseur. Se rencontre en grand nombre dans le sang, d'où il passe dans les reins et donne lieu à des hématuries. On ne l'observe que sous les tropiques (Égypte, Inde, Bahia, Guadeloupe) [1].

c) TRÉMATODES [2].

Les trématodes ont un corps aplati, inarticulé, avec un seul orifice, à la fois buccal et anal, qui conduit dans un tube intestinal court, ramifié, et se trouve au milieu d'une ventouse située à l'extrémité antérieure effilée du corps. Immédiatement en arrière de ce premier orifice, se trouve l'orifice génital et plus loin une ventouse plus grande (abdominale) [3].

Distomum hepaticum (douve du foie). — Corps aplati, large, brunâtre, de $2^{cm},8$ de longueur sur $1^{cm},2$ de largeur, arrondi à la partie antérieure, qui se rétrécit en un cou cylindrique. Les nombreuses circonvolutions de l'oviducte forment une tache d'un bleu foncé en arrière de la ventouse abdominale. Sur les bords, se trouvent les glandes vitellogènes ; entre

---

1. [Des recherches récentes ont démontré la présence de cet entozoaire dans le sang et les urines des sujets atteints de chylurie, d'hématurie, dite de l'Île-de-France, et dans les lymphatiques des parties devenues éléphantiasiques, surtout dans l'éléphantiasis du scrotum, dans l'éléphantiasis des Arabes et dans les varices lymphatiques. (Voir Crevaux, *Arch. de médecine navale*, 1884 ; Hallopeau, *Traité de pathologie générale*, 1884 ; Barth, *Ann. de dermatologie et de syphiligraphie*, 1881.)]

2. [Vaillant et Luton, art. *Entozoaires*, in *Nouveau Dictionnaire de médecine et de chirurgie pratiques*, t. XIII ; Davaine, *Traité des entozoaires*, 2ᵉ édition, 1877.]

3. [Ces caractères ne s'appliquent qu'au sous-ordre des distomides ou digénèses, les seuls que l'on rencontre chez l'homme. Il existe, en effet, chez les animaux aquatiques, un autre type de trématodes polystomides ou monogénèses (Davaine). Voy. aussi R. Blanchard, *Zoologie médicale*, 1886.]

elles, les canaux testiculaires. La douve hépatique est androgyne.

Se rencontre à l'état de complet développement dans les voies biliaires de beaucoup de mammifères et donne lieu à la cachexie aqueuse des moutons. On ne la trouve que très rarement chez l'homme.

Je serais entraîné trop loin si je voulais étudier ici les intéressantes métamorphoses de la douve hépatique et le phénomène désigné sous le nom de génération alternante (cercaires, sporocystes, etc.).

Distomum lanceolatum (distome lancéolé). — Se distingue de la douve hépatique par des dimensions moindres et une forme plus allongée, mais a le même siège et présente les mêmes métamorphoses. Leukart découvrit dans la vésicule biliaire d'une bergère 47 de ces distomes.

Distomum hæmatobium (distome hématobe ou sanguicole). Est unisexué. Le mâle, long de $1^{cm},2$ à $1^{cm},4$, a un corps aplati, mais à bords infléchis vers la face abdominale et formant une gouttière qui loge la femelle.

Le distome sanguicole est un fléau de la Haute-Égypte et de l'Abyssinie. De l'intestin, il passe dans le sang et dépose ses œufs dans la muqueuse de l'appareil urinaire et du canal intestinal. Sur ces points, le développement des embryons donne lieu à des ulcérations et est la cause principale de certaines affections rénales et intestinales fréquentes en Égypte.

d) CESTODES [1].

Les cestodes sont des parasites plats, rubanés, de couleur blanchâtre et formés d'une tête (scolex) portée sur un cou très court et d'une série d'articles formant souvent une

---

1. [Davaine, *Traité des entozoaires*, 1877 ; art. *Cestoïdes* du *Dict. encyclop. des sciences médicales.* Vaillant et Luton, *loc. cit.* R. Blanchard, *loc. cit.*]

chaîne très longue. La tête, plus petite qu'une tête d'épingle, est garnie de ventouses ; le cou est un filament très ténu d'où partent les premiers articles sous forme d'anneaux d'abord très étroits. Plus loin, ces anneaux deviennent plus marqués, plus larges et s'aplatissent. Peu à peu, ils acquièrent des dimensions dix fois plus grandes que celles de la tête ; puis viennent les articles dont le développement est complet (proglottis), qui se présentent sous la forme d'une graîne de melon, un peu plus longs que larges et qui se détachent pour être évacués avec les matières fécales. Pendant ce temps, les articles ont acquis des appareils génitaux mâle et femelle ; le dernier, au moment où il est évacué, est d'ordinaire rempli d'œufs. A part deux canaux longitudinaux servant à une sorte d'excrétion urinaire et longeant les bords des proglottis, on n'y trouve pas d'autre organe double. La nutrition se fait probablement par osmose, ce que la forme aplatie du ver rend possible. La coloration blanche des vers rubanés tient à de petites concrétions calcaires qui sont parsemées dans le parenchyme. On prétend que le ver rubané peut accomplir de grands mouvements, s'enrouler, par exemple, sur lui-même ; j'ai pu constater, pour ma part, que les proglottis récemment évacués et encore chauds exécutent des mouvements très rapides.

La plupart des cestoïdes présentent le phénomène de la génération alternante ; les embryons sortis de l'œuf ne restent pas dans le canal intestinal de leur hôte, mais perforent la paroi de l'intestin et pénètrent dans le tissu connectif ou les voies sanguines. Puis ils s'arrêtent dans leur lieu d'élection et se transforment en ver vésiculaire ou hydatide avant de pouvoir, en passant dans un autre organisme, produire un ver rubané.

Tænia solium et *Cysticercus cellulosæ*. — Le *Tænia solium* habite l'intestin grêle de l'homme. La tête, du volume d'une tête d'épingle, est hexacanthe et pourvue de quatre ventouses proéminentes, entre lesquelles s'élève un renflement arrondi, le rostellum. Autour du rostellum se trouve une double couronne de crochets dont la lame recourbée peut se soulever ou s'abaisser autour de deux petites éminences du parenchyme. La face opposée au rostellum est occupée par le cou du scolex. Le scolex produit des articles allongés, dont chacun recouvre, par son extrémité antérieure, l'extrémité postérieure de celui qui le précède. Les ovaires forment de petites grappes adhérentes à un canal longitudinal et médian, qui s'ouvre sur le côté de l'article au milieu d'une petite éminence. Sur cette même éminence, se trouve également l'orifice de l'appareil génital mâle ; et c'est par cet orifice que sort un pénis rétractile que l'on considère comme l'organe de copulation.

Les œufs sont presque ronds, entourés d'une coque épaisse, à striation radiée. Ils passent des matières fécales de l'homme dans l'estomac et l'intestin du porc, où la coque est dissoute et où l'embryon devient libre. Celui-ci commence immédiatement sa migration. Il s'avance dans le tissu connectif lâche et, après de longs détours quelquefois, il atteint les endroits où il a le plus de facilité pour se transformer en hydatide : le tissu connectif des muscles, de la pie-mère cérébrale, du cristallin. Là l'embryon, jusque-là formé par une petite masse protoplasmique avec six petits crochets, se transforme par suite d'une accumulation de sérosité limpide dans son intérieur en une vésicule qui, après deux ou trois mois, atteint le volume d'un pois. C'est sous cette forme qu'on trouve le ver par milliers dans la chair du porc ladrique.

On peut facilement détacher une de ces vésicules et l'on y voit un point blanc dont on peut, par une pression modérée sur le tout, faire sortir une tête de ténia qui était invaginée dans la vésicule. On ignore encore comment cette tête se développe.

De nombreuses observations ont démontré que le ténia arrive dans l'intestin grêle de l'homme par suite de l'ingestion de chair de porc ladrique. Le *Cysticercus cellulosæ* perd ensuite sa vésicule et le scolex, devenu libre, s'attache aux parois de l'intestin et se met à produire ses articles. On a beaucoup exagéré les accidents que produit le ténia; il semble cependant qu'il peut donner lieu à des irrégularités de la digestion, à une tendance à la diarrhée, et chez des sujets délicats et impressionnables, à divers accidents nerveux, même à des convulsions.

La présence du *Cysticercus cellulosæ* chez l'homme est bien plus dangereuse. Il est difficile de dire comment les œufs de ténia passent des matières fécales dans l'estomac de l'homme; il est probable cependant que cela peut se faire par suite de poussières venant des fèces. Ce parasite n'est pas fréquent, mais sa pénétration dans l'œil détermine un trouble du cristallin, une irido-choroïdite et la perte de l'œil; s'il arrive à la pie-mère cérébrale et aux ventricules, il donne lieu à des troubles cérébraux et à de la leptoméningite. Quand les cysticerques siègent dans les muscles et assez superficiellement, on peut parfois les sentir à travers la peau, ce qui a une certaine importance pour le diagnostic.

Tænia mediocanellata (ténia inerme). — Est plus long et plus large que le *Tænia solium*. La tête mesure 2^{mm},5 de largeur; elle est pourvue de quatre fortes ventouses, mais sans rostellum ni crochets. Les proglottis parfaits sont allongés et remplis d'œufs. Mais pour leur développement ultérieur, il faut qu'ils arrivent dans l'intestin du bœuf. De là, les embryons passent dans les muscles et les organes internes. La chair de bœuf ladre sert ensuite de véhicule pour l'infection de l'homme.

Le *Tænia mediocanellata* se rencontre également dans tous les pays, tandis que le *Tænia solium* est plus rare dans les pays du sud. Les phénomènes pathologiques que produit le *Tænia mediocanellata* sont les mêmes que ceux que donne le *Tænia solium*. On ne l'a pas encore trouvé à l'état vésiculeux chez l'homme.

Tænia echinococcus. — Dans l'intestin du chien vit le plus petit des ténias connus, un ver rubané qui n'a que quatre articles et mesure à peine un demi-centimètre de longueur. La moitié de cette longueur est occupée par le quatrième article, qui est seul adulte. La tête est constituée par un véritable scolex avec ventouses, rostellum et couronnes de crochets. L'expérience nous a appris que, par suite de circonstances spéciales, les œufs de ce ténia peuvent pénétrer dans l'intestin de l'homme (et de quelques animaux à sang chaud). Là les embryons deviennent libres et passent à travers la paroi intestinale dans les vaisseaux sanguins et le tissu conjonctif. Par la veine porte, ils arrivent le plus souvent dans le foie, qui est leur siège de prédilection. On peut du reste les observer encore dans le tissu cellulaire lâche sous-péritonéal, dans le tissu connectif sous-muqueux des voies urinaires, dans la langue et en général dans la plupart des organes.

Alors commence la transformation de l'embryon en un kyste à échinocoques, dont l'énorme volume contraste parfois avec les petites dimensions du ténia en question. En même temps qu'une sérosité limpide s'accumule de plus en plus dans son intérieur, il se produit tout à l'entour une membrane qui peut atteindre un millimètre d'épaisseur et qui a la consistance et la coloration laiteuse de l'albumine coagulée. Cette membrane est formée de fines lamelles ; elle contient dans son intérieur des fentes remplies d'un parenchyme granuleux et est recouverte sur sa face interne d'une couche mince de ce même parenchyme. Des îlots granuleux, situés dans l'intérieur de la cuticule, peuvent naître de nouvelles vésicules, qui se remplissent de liquide et s'entourent également d'une membrane propre. Les vésicules secondaires ou vésicules-filles s'accumulent chez l'échinocoque de l'homme dans l'intérieur de la vésicule-mère ; on en rencontre parfois une grande quantité du volume d'un pois à celui d'un œuf de poule, nageant dans une vésicule-mère de la dimension d'une tête d'enfant. Ce n'est que dans l'intérieur des vésicules-filles que se développent d'ordinaire de nouveaux scolex. Il s'en forme trois ou quatre dans de petites masses granuleuses reliées à la vésicule par un funicule étroit ; on trouve parfois un grand nombre de ces masses adhérentes à la paroi de la vésicule. Si la membrane du kyste n'était pas si épaisse et si le développement ne se faisait pas tout entier dans son intérieur, il est probable que ces masses fertiles formeraient, comme pour le cysticerque de la cellulosité des espèces de bourses dans lesquelles le scolex serait invaginé. Mais dans l'état des choses, les scolex d'échinocoques n'ont que peu de chances de se développer. A moins de circonstances toutes spéciales, toute l'hydatide meurt et, dans les cas les plus favorables, est pour ainsi dire enterrée sur place, car elle s'infiltre de sels calcaires.

Dans les cas plus fâcheux, le kyste à échinocoques, dès qu'il a atteint les dimensions d'un œuf de poule, provoque diverses réactions inflammatoires de l'organe dans lequel il s'est développé. Ce qui ne manque jamais, c'est la formation d'une capsule de tissu conjonctif autour de la vésicule. Mais ce n'est pas tout. Un traumatisme, qui atteint la région hépatique, détermine une inflammation violente et la formation d'un abcès qui finit par être évacué au dehors. Dans le poumon, l'élimination ne peut se faire également qu'au prix d'une inflammation suppurative. Elle est plus facile par les voies urinaires. De plus, les kystes à échinocoques sont, en somme, des tumeurs qui peuvent comprimer les organes voisins ; ils donnent lieu à des thromboses et à des embolies quand ils s'ouvrent dans la lumière des vaisseaux.

Chez le bœuf, on rencontre une variété d'échinocoque dans laquelle les vésicules-filles se développent, non plus dans l'intérieur, mais à l'extérieur de la vésicule-mère. Peut-être est-ce cette même variété qui, chez l'homme, donne lieu au kyste hydatique multiloculaire. Dans cette forme, on trouve une partie du foie, de la dimension d'un œuf d'oie, transformée en une masse de tissu conjonctif dense et parsemée de nombreux petits kystes à échinocoques du volume d'une tête d'épingle environ. Au milieu de cette masse, par suite de la difficulté de la nutrition, se montre un foyer de ramollissement que l'on prend d'ordinaire pour un abcès du foie et qui, cliniquement, n'en diffère pas beaucoup.

Botriocephalus latus. — Ce ver mesure jusqu'à 5-8 mètres de longueur. Le cou, filiforme, porte une tête longue de $2^{mm},5$, large de 1 millimètre, en forme de massue, munie latéralement de deux longues fentes qui servent de ventouses (βοθρίον). Les anneaux sont plus larges que longs, seuls les derniers proglottis sont à peu près carrés. Le pore génital se trouve au milieu de la surface plate ; il est entouré de l'utérus replié en rosette, d'une coloration brunâtre et légèrement bombé à l'extérieur.

Il se rencontre dans la Suisse occidentale et dans le nord de l'Europe. On ne sait rien encore de la forme vésiculaire de ce ver [1].

c) INFUSOIRES [2].

Aux infusoires parasitaires que l'on trouve dans le mucus intestinal et vaginal (*Cercomonas intestinalis, Tricomonas*

---

1. [On a signalé exceptionnellement d'autres variétés encore de vers cestoïdes, ainsi les ténias *abietina, nigra, nana, flavo-punctata, madagascariensis, cucumerina,* les botriocéphales *tropicus, cordatus, cristatus* (Davaine, *loc. cit.*).]
2. [Davaine, *loc. cit.* R. Blanchard, *Zoologie médicale,* 1886.]

vaginalis, Paramæcium coli), on peut ajouter quelques protozoaires qui se rencontrent quelquefois dans le foie et les muscles, sans produire du reste aucun accident spécial. Ces organismes unicellulaires, le plus souvent réunis en colonies, ont reçu le nom de psorospermies, et on parle d'utricules psorospermiques quand on trouve ces colonies entourées d'une membrane de $0^{mm},5$ à 1 millimètre de longueur. On en a récemment découvert un grand nombre dans un épanchement pleurétique qui peut-être s'était développé sous leur influence.

2. Parasites végétaux [1].

a) Moisissures [2].

Aspergillus glaucus. — La moisissure verte des murs consiste en filaments (hyphes) allongés, cloisonnés, formant un mycélium lâche, d'où s'élèvent des tubes épais qui se dirigent obliquement en haut. Ces derniers, une fois qu'ils ont atteint 1 demi-millimètre de longueur, se renflent en un capitule arrondi. A la surface de la partie renflée, s'élèvent des prolongements radiés, divergents, les stérigmes, qui, à leur extrémité, détachent des chaînes de spores sphériques au nombre de dix et plus encore.

Quand on injecte ces spores dans le sang d'un cobaye, elles se fixent dans les organes les plus divers, surtout le cerveau et les reins et, sous l'influence sans doute de la température

---

1. [La division et la classification des parasites végétaux, telles qu'elles sont indiquées par M. Rindfleisch, ne sont plus guère admises aujourd'hui. Les recherches de Cohn et de ses collaborateurs ont donné une précision plus grande à la description botanique des espèces et modifié complètement les divisions anciennes; cependant l'histoire de la plupart des champignons parasites est encore fort peu connue. Sans nous arrêter à la place qu'ils occupent dans les classifications, nous nous contenterons de signaler pour chacun d'eux les particularités importantes au point de vue de leur rôle pathogénétique. Voir Cohn, *Beiträge zur Biologie der Pflanzen*; De Lanessan, *Manuel d'histoire naturelle médicale*, 1880 ; Klein, *Microbes et maladies*, 1885.]

2. [Hyphomycètes ou champignons à mycélium.

élevée qu'elles y rencontrent, elles se développent rapidement en un mycélium filamenteux. Il en résulte des inflammations locales qui, suivant le nombre des foyers inflammatoires, peuvent devenir dangereuses et même mortelles [1].

Jusqu'ici, on n'a pas observé de mycose produite spontanément par l'*Aspergillus*. Les spores de l'*Aspergillus niger*, du *Penicillium glaucum*, du *Mucor mucedo* et des moisissures ordinaires n'ont pas la faculté de se développer dans les parenchymes humains. On les a cependant trouvés dans le conduit auditif externe.

Achorion Schönleinii. — Les spores s'implantent dans les déchets épithéliaux du cuir chevelu. Elles forment des filaments minces, articulés, mais peu ramifiés qui, sur des bourgeons latéraux, courts et alternes, portent une courte chaîne de spores ovalaires. Par l'addition d'eau, ces spores se séparent les unes des autres ; elles se gonflent en sphères arrondies, jaunâtres, qui se mettent à germer de nouveau. Quand elles manquent de nourriture, les cellules des filaments mycéliens forment des spores persistantes (acrospores), verdâtres, à deux noyaux.

L'*Achorion Schönleinii* donne lieu au *favus* (*Tinea favosa*) du cuir chevelu. Il forme des croûtes jaunâtres, ayant l'apparence d'un godet, la dimension d'une lentille et plus, qui recouvrent toute la tête. Sous chaque croûte, la peau est un

---

3. [C'est à propos de l'*Aspergillus* que s'est élevée, il y a quelques années entre plusieurs mycologistes distingués, Grawitz, Koch, Lichtein, Leber, une importante discussion sur la question de savoir si certains micro-organismes indifférents ou purement septiques peuvent dans certaines conditions acquérir des propriétés pathogènes. Grawitz avait pensé que les spores des moisissures ordinaires, inoffensives à une température moyenne et dans des milieux acides, peuvent devenir pathogènes par un acclimatement graduel à des températures plus élevées et dans des milieux alcalins. Cette manière de voir a été combattue par Koch, Leber, Gaffky, qui ont prouvé que la mycose produite chez le lapin et le cobaye n'est pas déterminée par les spores de l'*Aspergillus glaucus*, mais par celles de l'*A. flavescens* et *fumigatus*. D'une façon générale, les micro-organismes pathogènes sont pathogènes *ab initio* ; ceux qui ne possèdent pas cette propriété ne l'acquièrent pas par quelque moyen que ce soit (Klein, *Microbes et maladies*, 1885).]

peu amincie, mais reprend bien vite ses propriétés normales après la destruction, du reste facile, du champignon [1].

Trichophyton tonsurans. — Un parasite du cheveu, dont les spores s'amassent au point où le cheveu sort de la peau, mais de là se développent directement dans l'intérieur du cheveu. Elles y forment de longues chaînes de spores placées bout à bout, qui écartent l'une de l'autre les cellules du cheveu et y donnent lieu à des solutions de continuité. Le cheveu tend à tomber une fois que le point malade dépasse de deux millimètres environ le niveau de la peau.

Le développement du parasite donne lieu à des plaques d'alopécie (*herpes tonsurans*). La guérison de cette affection est, du reste, très facile à obtenir [2].

Microsporon furfur. — Produit aussi dans les couches profondes de l'épiderme un mycélium formé de filaments inarticulés qui contiennent des spores dans leur intérieur. Il donne lieu à la formation de taches brunâtres, arrondies, de 1 demi-centimètre à 5 centimètres de diamètre (*pityriasis versicolor*). La poitrine, le dos et les bras sont les lieux d'élection du *Microsporon furfur*.

Oïdium albicans [3]. — Produit un mycélium formé de filaments épais, composés d'une série d'articles à forme rectangulaire, mais arrondis à leurs extrémités et contenant des spores fortement réfringentes.

---

1. [La teigne faveuse se rencontre neuf fois sur dix chez des sujets scrofuleux ; il semble donc qu'une modification encore inconnue de la peau soit nécessaire pour permettre à l'achorion de s'y développer. (Hallopeau, *Traité de pathologie générale*, 1884 ; Balzer, *Archives de physiologie*, 1883.)]
2. [Voyez Alfred Hardy, *Traité pratique des maladies de la peau.* Paris, 1886.]
3. [L'oïdium ou *Saccharomyces albicans* est un champignon appartenant au groupe des saccharomycètes (levures). Chacun des éléments cellulaires qui le constituent est très allongé et produit par bourgeonnement une nouvelle cellule qui s'allonge également. Il se forme ainsi des séries linéaires de cellules cylindriques, séparées l'une de l'autre par une mince cloison, mais formant des sortes de filaments qui ressemblent beaucoup à un mycélium. L'*Oïdium albicans* ne se montre que dans le cas où, sous l'influence d'une phlegmasie ou d'une maladie générale, la muqueuse présente une réaction acide. L'étude anatomique et clinique du muguet a été faite d'une façon magistrale par M. Parrot (*De l'Athrepsie*, 1879.)]

On rencontre ce champignon dans certains dépôts blanchâtres, circonscrits, peu adhérents, des cavités buccale et
pharyngienne, ainsi que de l'œsophage. Il est plus fréquent
chez les nourrissons, mais s'observe aussi chez les adultes
épuisés par une longue maladie. Outre ce champignon, ces
dépôts sont constitués par des cellules épithéliales pavimen-
teuses et des débris d'aliments, et désignés en médecine sous
le nom de *muguet* ou d'aphtes.

b) LEVURES [1].

Sarcina ventriculi [2]. — Dans les maladies chroniques de l'estomac, quand le contenu stomacal subit des phénomènes anormaux de fermentation et de décomposition, on peut trouver
un parasite végétal, constitué par de petites cellules cubiques toujours associées au nombre de quatre et formant des
plaques carrées coupées par des lignes qui se croisent à
angle droit. Il paraît appartenir aux champignons des fer-
mentations.

c) SCHIZOMYCÈTES [3].

Les schizophytes sont les plus petites parmi les plantes,
les plus petits même parmi les organismes vivants. On peut

---

1. [Saccharomycètes ou *Torulaceæ* (Pasteur).]

2. [La sarcine est rangée actuellement parmi les schizomycètes, soit dans
le genre *Ascococcus* (Cohn), soit dans un genre spécial (Wunsche, Hall.]

3. [La découverte des premiers micro-organismes pathogènes ne date guère
que d'une trentaine d'années (Davaine et Rayer, *Comptes rendus Acad. sciences*,
1850) et cependant il est presque impossible d'énumérer même les travaux
les plus importants, les résultats les plus brillants obtenus dans cette voie
si féconde. Citer les noms de Davaine (*loc. cit.*), de Coze et Feltz (*Recherches
expérimentales sur la présence des infusoires et l'état du sang dans les maladies infectieuses*, 1866-1869; *Recherches clin. et expér. sur les maladies infectieuses*, 1872), de Recklinghausen, de Cohnheim, de Letzerich, de Klebs, de
E. Nægeli (*Die niederen Pilze, etc.*, 1876), de Brefeld, de Cohn (*Beiträge zur
Biologie der Pflanzen*), de Büchner (*Zur Aetiologie der Infectionskrankheiten*,
1881), de Flügge (*Fermente und Mikroparasiten*), rappeler les mémorables
découvertes de Pasteur (*Comptes rendus Acad. sciences*, depuis 1857) et de
ses élèves Joubert, Chamberland, Roux, Thuillier, indiquer les recherches de

à peine se figurer la petitesse de leurs dimensions. Cependant il en est parmi les schizophytes pathogènes qu'il est possible d'apercevoir même avec le microscope ordinaire, surtout quand on se sert de certaines méthodes de coloration et d'éclairage. Si bien que, dans ce riche domaine des maladies microphytiques que nous explorons seulement depuis peu de temps, nous avons pu recueillir déjà un grand nombre de données exactes sur l'histoire naturelle des schizophytes pathogènes.

Tous les schizomycètes sont des éléments soit sphériques, soit allongés en bâtonnets, soit contournés en spirale, formés d'une substance incolore, partout homogène et dont la réfringence varie suivant les espèces. En suspension dans l'eau, beaucoup d'entre eux présentent un degré assez prononcé de motilité propre et quand les circonstances sont favorables, quand ils trouvent une nourriture appropriée et une température convenable, ils révèlent immédiatement leur activité vitale toute spéciale et commencent à se multiplier par division simple (σχίσις). Pour cela, ils augmentent d'abord un peu de volume ; mais dès que les petites granulations sphériques ont pris un certain développement, les bâtonnets une certaine longueur, ils se divisent en deux par le milieu.

Chaque schizomycète est entouré d'une couche propre de liquide qui, suivant que les parties ambiantes sont plus ou

---

Chauveau (*Acad. sciences*, 1868, etc.), de Weigert, d'Obermeier, de Hansen, de Neisser, de Grawitz, de Koch, de Laveran (*Traité des fièvres palustres*, 1884), et de tant d'autres, c'est donner à peine une idée du prodigieux mouvement qui a poussé la science dans la voie si brillamment ouverte par Pasteur, Koch et leurs émules. Pour des détails plus complets sur toutes ces questions de maladies microphytiques et infectieuses, nous renvoyons le lecteur aux travaux de Nepveu (*Des Bactériens et de leur rôle pathogénique, Revue des sciences médicales*, 1878), Talamon (*Du Rôle des microbes dans la genèse des maladies, Revue mensuelle de médecine*, 1880), Ch. Bouchard (*Leçons sur les maladies infectieuses, Revue de médecine*, 1881), Du Cazal et Zuber (*Du Rôle pathogénique des microbes, Revue des sciences médicales*, 1881), Jaccoud (*Les Maladies infectieuses*, 1883), Klein (*Microbes et maladies*, traduit de l'anglais par Fabre-Domergue, 1885), et surtout à l'ouvrage si important et si complet de MM. Cornil et Babès (*Les Bactéries, etc.*, 1885).]

moins humides, prend une consistance variable et par conséquent modère ou excite les mouvements propres du champignon, ainsi que les déplacements nécessités par son
développement. Quand les schizophytes se déposent sur une
surface humide, mais non liquide, cette enveloppe prend
une consistance muqueuse ou gélatineuse qui leur permet
bien encore de se multiplier, mais non de se séparer les uns
des autres. Cette couche forme pour toute la descendance
d'un premier parasite une enveloppe commune, et quand les
schizophytes continuent, malgré cela, de se multiplier par
division, ils arrivent à former de grandes colonies, les
Zoogloea de F. Cohn. Celles-ci ont une forme ronde ou du
moins arrondie et peuvent prendre de telles dimensions
qu'elles deviennent visibles à l'œil nu. Leur plus parfait
développement s'obtient sur ces terrains de culture gélati-
neux semi-liquides que, depuis les recherches de Koch, on
emploie d'ordinaire maintenant pour la culture des diverses
espèces de schizomycètes. Les colonies ainsi cultivées ont
des formes et des colorations si diverses et si caractéristiques pour chaque espèce qu'il est plus facile de les distinguer d'après la forme de ces colonies que d'après la forme de
chaque individu [1].

Quant à la coloration de ces colonies de schizophytes,
elle tient uniquement à la couche enveloppante ; si l'on étudie de plus près ces colonies à tons parfois très vifs, jaunes,
bleus ou rouges, on voit que le champignon lui-même est
complètement incolore ; ce qui prouve bien que des schizophytes très différents au point de vue physiologique peuvent
présenter extérieurement une très grande analogie apparente.

Une fois que, sur leur point d'implantation, les schizophytes
ne trouvent plus les conditions nécessaires à leur existence,

---

1. [La technique de ces cultures est exposée d'une façon très claire dans
les ouvrages déjà cités de Cornil et Babès et de Klein.]

on voit se produire chez eux cette modification de développement que, chez les végétaux supérieurs, nous désignons sous le nom de sporulation et d'ovulation. Les bâtonnets cessent de s'accroître ; le protoplasma s'amasse par places sous forme de petites granulations brillantes, arrondies ; chacune de ces petites masses s'entoure d'une couche épaisse de substance enveloppante et constitue un germe qui n'attend plus que le retour de certaines conditions favorables d'humidité, de nourriture, de température, etc., pour s'allonger en bâtonnet et continuer à se diviser.

Certains de ces germes munis d'un flagellum peuvent, par des mouvements propres, aller à la recherche d'un nouvel endroit pour se développer ; la plupart d'entre eux, par suite de la légèreté qu'ils acquièrent en se desséchant, peuvent, sous l'influence du moindre courant d'air, par exemple du courant ascendant qui se forme au-dessus du corps humain, être soulevés et emportés au loin. Aussi, les schizophytes sont-ils une partie constituante de la poussière atmosphérique et sommes-nous obligés de prendre les plus grandes précautions si nous voulons en débarrasser complètement un certain espace. Ce n'est qu'après des pluies de longue durée que l'atmosphère est absolument pure de germes ; et encore cette pureté ne persiste-t-elle pas longtemps [1].

Quant aux conditions de vie des schizophytes, nous arrivons à la distinction parfaitement établie par Pasteur en aérobie et anaérobie [2]. Ces derniers retirent l'oxygène qui est nécessaire à leur développement, en décomposant les éléments de leur terrain nourricier. Aussi sont-ils très aptes à favoriser la putréfaction des organismes morts ; ils constituent le grand groupe des champignons de la putréfaction

---

1. [Miquel, *Sur les Organismes vivants de l'atmosphère*. Th. Paris, 1883.]
2. [Ainsi que le font remarquer MM. Cornil et Babès (*loc. cit.*), cette distinction n'est pas absolue ; certaines espèces de schizomycètes peuvent vivre alternativement dans l'air et sans air.]

dans le sens le plus large du mot. Les autres, ceux qui ne peuvent pas vivre sans oxygène libre, sont un peu plus limités quant au siège qu'ils peuvent occuper. Si, comme les moisissures, ils ne pouvaient se développer que sur la surface humide de leur terrain nourricier, ils n'auraient qu'une importance secondaire. Mais la présence d'oxygène libre dans le sang leur permet également de pénétrer dans l'intérieur de l'organisme ; aussi les schizomycètes aérobies sont-ils nos plus terribles ennemis.

Beaucoup de schizophytes pathogènes ont actuellement leur siège exclusif dans le corps de l'homme. Mais on ne saurait admettre qu'il en a toujours été de même ; bien plus, d'après la théorie de Darwin, il est probable que certains schizophytes se sont peu à peu accommodés à l'homme comme à leur terrain nourricier et ont subi, pour arriver à se spécialiser ainsi, diverses modifications dans leurs propriétés vitales. L'apparition de nouvelles maladies infectieuses montre que, de nos jours, ces processus d'adaptation et de transformation sont encore possibles. Quant à prétendre qu'il faille, pour chaque nouvelle épidémie, une nouvelle adaptation et une transformation nouvelle, c'est là une hypothèse non seulement invraisemblable, mais complètement inutile ; en effet, un seul cas morbide suffit à produire d'innombrables germes dont quelques-uns seulement ont besoin d'être conservés pour pouvoir en temps et lieu donner naissance à une nouvelle épidémie.

Comment se fait cette adaptation ? C'est là un point encore bien discuté de l'histoire des microphytes. D'après Büchner, élève de Nægeli, des cultures artificielles ont montré qu'un certain champignon du foin qui, extérieurement, ressemble au schizophyte du charbon, est incapable, pris directement sur le foin, de végéter quand on l'inocule dans le sang d'un animal d'ailleurs approprié. Mais si on le cultive dans des solutions albumineuses d'abord froides, puis chaudes, il acquiert de plus en plus cette propriété jusqu'à égaler à la fin le microbe du charbon. Ces résultats, s'ils étaient reproduits par d'autres observateurs, nous donneraient une idée de la marche des cultures. En attendant, ils paraissent confirmés par l'étude de certaines maladies infectieuses pour lesquelles il semble que les microbes se soient d'abord acclimatés dans les produits muqueux ou purulents de telle ou telle région de la surface du corps avant qu'ils aient essayé et réussi à pénétrer dans l'intérieur de l'organisme. On s'explique l'apparition en apparence subite de certains fléaux, tels que le choléra, la syphilis, la diphthérie, en admettant qu'un microbe, jusque-là épiphytaire, a acquis la faculté de se développer en endophyte et de produire ainsi une maladie infectieuse en apparence nouvelle [1].

A l'adaptation du microbe à l'homme s'oppose heureusement aussi une adaptation de l'homme au microbe. L'organisme humain apprend à triompher des atteintes du microbe. Il y arrive aussi bien à la suite d'un combat rude, mais heureux qu'il a eu à soutenir contre un nombre considérable de micro-organismes puissants, qu'à la suite de la lutte moins violente qu'entraîne l'inoculation d'éléments affaiblis, artificiellement atténués ou primitivement imparfaits. Par quel mécanisme, par quelle modification de nos tissus s'obtient cette immunité qui résulte soit d'une première atteinte, soit d'une inoculation artificielle (vaccination)? C'est là une question encore pendante et sur laquelle nous ne pouvons formuler que des hypothèses [2]. Mais ce qui est certain, c'est que cette

---

1. [Cette assertion de Büchner, touchant la transformation d'un microphyte inoffensif en microphyte pathogène, et *vice versâ*, a été discutée longuement par Koch, qui nie absolument cette transformation si les cultures sont tout à fait exemptes de contamination. Nous avons déjà signalé un fait pareil pour l'aspergillus. (Klein, *Microbes et maladies*, 1885.)]

2. [Deux théories sont en présence pour expliquer cette immunité bien réelle, mais dont l'explication est encore difficile. Suivant une première

immunité affaiblit ou arrête le développement de bien des maladies infectieuses. Et ce qui est vrai pour chaque individu pris isolément l'est également pour le genre humain tout entier. Les épidémies aussi présentent d'abord une période d'accroissement, puis vient une période d'activité décroissante une fois que l'espèce humaine s'est accommodée au schizomycète en question. En partie, par l'absorption de petites quantités de virus dilué parce qu'il s'est répandu de plus en plus sur la surface du globe, en partie par l'hérédité, comme pour la syphilis, la tuberculose, la lèpre, le virus pénètre dans des masses de plus en plus considérables d'individus, et leur apporte une immunité relative contre une infection ultérieure [1].

Mais arrêtons-nous là, pour ne pas enlever tout intérêt à l'étude de chaque schizophyte en particulier. Ce que j'en ai dit suffit pour nous montrer avec quelle facilité la théorie parasitaire s'adapte à l'étude des maladies infectieuses et pour me justifier d'être résolûment entré dans la voie nouvelle.

Comme nous sommes libres de choisir, parmi les propriétés vitales des schizophytes pathogènes, celle que nous préférons pour en faire la base de notre division, nous n'hé-

------

hypothèse, les organismes, en se développant dans le corps pendant la première maladie, consumeraient un composé chimique nécessaire à leur existence ; grâce à l'absence ultérieure de ce composé chimique, une nouvelle infection par le même organisme n'est plus possible, l'individu est protégé (*théorie de l'épuisement*). Suivant une seconde théorie, les organismes, en se développant et en se multipliant dans le corps pendant une première atteinte, produiraient directement ou indirectement une substance qui agirait comme une sorte de poison contre une seconde invasion du même organisme (*théorie de l'antidote*). (Klein, *Microbes et maladies*, 1885.)]

1. [Il faut tenir compte aussi de l'état de réceptivité ou d'opportunité morbide. Si, dans une épidémie, tous les sujets ne sont pas atteints, c'est qu'ils ne présentent pas les conditions spéciales, mais encore indéterminées, qui sont nécessaires au développement des agents infectieux. (Jaccoud, *les Maladies infectieuses*, 1883 ; Ch. Bouchard, *Étiologie et pathologie générales*, leçons résumées par Landouzy, in *Revue de médecine*, 1881.)]

orsitons pas à adopter celle qui constitue le point de départ
de la doctrine des miasmes et des contages [1]. Cette doctrine
se fonde dans sa division sur le degré d'adaptation du champignon à l'organisme humain, et cette distinction s'accommode jusqu'ici avec les plus stricts desiderata de la botanique [2]. *Suivant le substratum sur lequel le microphyte pathogène* [3] *acquiert les qualités qui le rendent propre à envahir et à infecter l'organisme humain,* nous distinguons :

1° Des microphytes qui habitent et se développent en dehors de l'homme, surtout sur un sol riche en substances

[1. Cette doctrine a été clairement établie par M. le professeur Bernheim (de Nancy) dans son savant article *Contagion* du *Dictionnaire encyclopédique des sciences médicales*. « Il y a infection, dit M. Bernheim, quand il y a maladie locale ou générale produite par un poison différent des poisons ordinaires, en ce que, placé dans des conditions favorables, il peut se multiplier indéfiniment. Si la substance infectieuse a la propriété de se multiplier dans le milieu extérieur à l'organisme, je l'appelle miasme. Si elle se multiplie dans ou sur l'organisme, de manière à être transmissible par voie médiate ou immédiate, je l'appelle contage ; si elle est susceptible de se multiplier dans l'organisme et en dehors de l'organisme, elle est à la fois miasme et contage. »]

2. De Bary, *Vergleichende Morphologie und Biologie der Pilze*, p. 519.

3. Je dois faire remarquer que je ne considère comme connus et ne m'occuperai ici que des microphytes pour lesquels il est prouvé qu'ils sont l'unique cause d'une maladie infectieuse bien définie. C'est dire que je ne considère comme tels que ceux qui ont pu être cultivés et dont les produits de culture ont reproduit, après inoculation, tous les symptômes de la maladie primitive. Je ne m'écarterai qu'exceptionnellement de cette règle.

[Il y a peu d'années, on admettait encore que la présence constante d'un parasite dans une maladie autorisait à conclure à un rapport de cause à effet. Depuis les recherches qui ont établi la nature parasitaire de la tuberculose, on est devenu plus exigeant, et pour pouvoir affirmer la spécificité d'un microbe pathogène, il faut, après avoir montré que ce microbe existe, soit dans le sang, soit dans les tissus, dans tous les cas de maladies et dans ces cas seulement, prouver encore 1° que ce microbe, isolé par des cultures artificielles successives et introduit dans le corps d'un animal sujet à la maladie, la lui communique, et 2° que tout animal ainsi inoculé contient le microbe dans les mêmes points que le premier animal mort de la maladie et peut le transmettre de nouveau à d'autres.

Mais une preuve aussi complète est difficile, peut-être même impossible à faire pour un grand nombre de maladies infectieuses propres à l'espèce humaine. Rien ne prouve, en effet, que, pour beaucoup de contages, il existe un terrain autre que le sang humain sur lequel ils puissent évoluer ; et comme l'inoculation à l'homme est presque toujours impraticable, on est obligé de s'en tenir à une démonstration incomplète et à une hypothèse vraisemblable.

Les microbes pathogènes agissent-ils directement par eux-mêmes ou indirectement par les produits de décomposition ou de désassimilation qu'ils émettent (ptomaïnes)? C'est là une autre question qui a son importance, mais qui n'en laisse pas moins le rôle prépondérant aux microbes dans l'étiologie des maladies infectieuses.]

organiques mortes, humide, mais aéré, et qui de là peuvent
accidentellement pénétrer dans le sang de l'homme par la
respiration. Là ils se multiplient, déterminent une maladie
générale fébrile, mais ne se retrouvent pas dans les excrétions du malade sous forme de spores susceptibles de germer. Ces microphytes restent donc confinés dans certaines
localités parfois très étendues, mais ne sont dangereux que
pour les sujets qui les habitent ou y séjournent; ils donnent
lieu aux endémies. *Microphytes miasmatiques, miasmes.*

Le principal représentant des maladies produites par les
microphytes miasmatiques est la *malaria* avec toutes ses variétés: la fièvre intermittente simple, la fièvre intermittente
anormale et larvée, la paludéenne pernicieuse, rémittente ou
continue, la cachexie palustre. On ne connaît pas encore le
microphyte de la malaria. Klebs et Tommasi ont attiré l'attention sur un bacille qu'ils ont découvert dans l'air infecté
par la malaria et provenant des environs de Rome, et Mar-
chiafava a décrit un état granuleux, peut-être de cause parasitaire, des globules rouges [1].

2° Microphytes qui, de même que les miasmes, végètent
en saprophytes sur un terrain nourricier placé en dehors
de l'homme, et de là (air atmosphérique, eau potable) ont
le pouvoir d'infecter l'homme et de produire en lui une
affection caractéristique; dans l'organisme, grâce à la haute
température du sang, il se fait une multiplication rapide

---

1. [M. Laveran a recherché l'agent infectieux de la fièvre intermittente
dans le sang, et il en a décrit trois formes qu'il désigne sous les noms de
n° 1, n° 2 et n° 3, et qu'il considère comme les différentes phases de l'évolution des parasites. Ce sont surtout les corps n°s 1 et 2, et plus particulièrement encore les filaments mobiles minces, transparents, ondulés qui partent
de ces derniers ou sont parfois libres dans le sang, qui sont considérés par
M. Laveran, comme les parasites de la malaria; les corps n° 3 n'étant que
les cadavres de ces parasites. Ce seraient non pas des schizomycètes, mais
des protozoaires appartenant au règne animal. (Laveran, *Nature parasitaire
des accidents de l'impaludisme. Description d'un nouveau parasite trouvé dans
le sang des malades atteints de fièvre palustre.* Paris, 1881. *Acad. sciences,* 1882.
Traité des fièvres palustres, 1884.)]

des champignons; ceux-ci se retrouvent en grand nombre dans les excrétions et les exhalaisons des malades; ils végètent en dehors de l'homme jusqu'au moment où ils ont de nouveau l'occasion d'infecter l'homme. Pour ces microphytes, le corps humain devient de plus en plus le lieu de prédilection pour leur développement et ils s'émancipent du terrain extérieur à l'homme. Le microphyte est ainsi susceptible d'être transporté; la maladie, au lieu du caractère endémique, prend de plus en plus le caractère épidémique; mais dans sa propagation, le mal reste lié à certaines localités, surtout aux centres de populations et aux grandes voies de communication. *Microphytes miasmatico-contagieux; miasmes-contages.*

Parmi les maladies produites par les microphytes de ce groupe, c'est la *dysenterie* qui se rapproche le plus des formes miasmatiques pures. Puis la *fièvre jaune*, le *choléra*, enfin la *fièvre typhoïde.* Quant aux agents végétaux de ces maladies infectieuses, les recherches faites pour les découvrir n'ont pas encore complètement abouti et l'on comprend que nous n'avancions que très lentement dans ces découvertes, si l'on songe aux dangers qu'elles font courir à ceux qui osent les entreprendre [1].

Bacille du choléra asiatique. — R. Koch a découvert dans l'intestin des cholériques, très peu de temps après la mort, un bacille très petit, légèrement recourbé (bacille en virgule), qui se montre en si grande abondance et d'une façon si exclusive que le contenu intestinal ressemble à une véritable culture. Avec les déjections du malade, le microbe

---

1. [Pour la *dysenterie,* il n'existe encore que quelques faits isolés dans lesquels les observateurs ont signalé des micrococcus et des bactéries dans les lésions ulcéreuses et nécrosiques du gros intestin. (Babès, *Journal de l'anatomie,* 1884; Cornil et Babès, *loc. cit.*)

Dans la *fièvre jaune,* de Lacerda avait décrit des parasites qui ont été niés par Cornil et Babès; les recherches de ces derniers observateurs n'ont pas encore abouti.]

passe dans l'eau souterraine, et l'eau, de puits serait dès lors le moyen de propagation de la maladie. Le bacille se développe volontiers sur la plupart des terrains de culture artificiels; entre autres, très rapidement dans la peptone-gélatine. Les colonies du bacille se reconnaissent à leur aspect transparent, leur coloration laiteuse; elles sont formées de longs filaments qui, en se brisant, donnent probablement naissance au bacille virgule [1].

Bacille de la fièvre typhoïde. — On considère jusqu'à nouvel ordre, comme l'agent infectieux de la fièvre typhoïde, un bacille assez grand, surtout large, qui a été trouvé tout d'abord par Eberth dans les ganglions mésentériques infiltrés sous l'influence de l'inflammation typhoïde. Ce bacille se développe surtout dans la gélatine en la liquéfiant rapidement. C'est un vrai champignon de putréfaction, mais il est peu abondant. Il passe à l'homme par l'eau de boisson [2].

3° Microphytes qui se sont complètement émancipés de tout terrain non animal, mais qui sont d'autant plus liés au corps animal ou humain. Ils s'y développent et produisent, pendant le cours de la maladie infectieuse, des germes qui, transplantés sur un homme sain, mais en état de réceptivité, sont capables de se multiplier et de devenir pathogènes. *Microphytes contagieux; contages.*

Les maladies produites par des microphytes contagieux peuvent se diviser en quatre classes :

a) La première comprend des contages qui, pour leur parfait développement, exigent encore l'intervention de certaines influences telluriques, atmosphériques et autres

---

1. [Les recherches de Koch ont été confirmées par M. Cornil. Cependant la spécificité du bacille de Koch a été mise en doute par M. Straus (*Académie de médecine*, 1884) et niée par Finckler, Lewis et d'autres observateurs. (Cornil et Babès, *loc. cit.*)]

2. [Les bacilles d'Eberth ont été retrouvés et étudiés par Cornil et Babès (*Journal de l'anatomie*, 1884, et *Les Bactéries*, 1885), mais les résultats des inoculations ont jusqu'ici été toujours négatifs.]

peu connues. A cet ordre, appartiennent certaines épidémies historiques, parmi lesquelles je citerai seulement la *suette miliaire,* puis la *dengue,* l'*influenza,* la *fièvre de foin,* la *méningite cérébro-spinale épidémique,* le *typhus pétéchial* et le *typhus récurrent* [1]. Avec le typhus récurrent, nous trouvons pour la première fois un microphyte pathogène bien connu.

Spirillum Obermeieri. — Filament mince, contourné en spirale, de 0%,15 à 0%,2 de longueur, doué de mouvements rapides et complexes, qui s'observe dans chaque goutte de sang tiré de la veine du malade au moment de son accès de fièvre. A un grossissement de 400 diamètres, on en trouve toujours 1, 2 et même plusieurs sous le champ du microscope. Avec la crise, qui s'accompagne de sueurs abondantes, le parasite disparaît du sang.

Malheureusement, on n'a pu encore le cultiver. Par contre, les inoculations faites avec du sang tiré au moment de l'accès ont parfaitement réussi; Munch l'a tout particulièment démontré par des auto-inoculations. Mais de quelle façon se fait la transmission du microbe dans le cas de contagion normale? Il n'est même pas possible de formuler aucune hypothèse à ce sujet [2].

b) Le second groupe de maladies contagieuses nous présente des virus qui primitivement se développent, non pas dans l'organisme humain, mais chez les animaux et que, pour cette raison, on décrit sous le nom de zoonoses. Ces virus ne peuvent se transmettre à l'homme que par inoculation (morsure, plaie, etc.) et déterminent chez lui une maladie un peu différente de celle qu'ils produisent chez l'animal, mais assez caractéristique cependant pour qu'on ne puisse

---

1. [L'agent infectieux de la *grippe* a été recherché par Letzerich dans le sang, mais les micrococcus qu'il a décrits ne semblent pas pathogènes.]

2. [Koch, cependant, serait parvenu à cultiver les spirochætes d'Obermeier, et aurait pu étudier quelques-unes de leurs propriétés, et surtout leur sensibilité à la chaleur, qui expliquerait leur disparition pendant les périodes qui séparent les accès fébriles. (Cornil et Babès, *loc. cit.*)]

douter de l'unité de l'infection. Dans ce groupe, qui comprend'le *charbon*, la *morve*, la *rage,* l'*actinomycose*, le *charbon symptomatique*, nous trouvons les microphytes pathogènes les mieux connus.

Bacillus anthracis. — Bactéridie charbonneuse [1]. Bâtonnet assez grand, raide, mais complètement immobile, qui s'observe en nombre considérable dans le sang des animaux charbonneux (bêtes à cornes, moutons, cerfs, etc.). Ces bâtonnets, cultivés sur un terrain approprié, à une température d'au moins 19° C., se multiplient rapidement par division, produisent de longs filaments qui se segmentent, donnent naissance à des spores brillantes, arrondies, au nombre de 1 à 2 dans chaque bâtonnet et présentent une résistance très grande à la chaleur, à la sécheresse, à l'action de l'alcool.

Si le virus charbonneux est inoculé dans une petite plaie de la peau, il détermine chez l'homme une violente inflammation cutanée qui produit la nécrose des points avoisinant le lieu d'inoculation et transforme celui-ci en une eschare noirâtre tranchant fortement sur les parties rouges, œdémateuses (anthrax, charbon). Introduit avec les aliments, le virus charbonneux pénètre dans le sang et détermine une maladie générale caractérisée par des ulcérations intestinales, de la fièvre, des hémorrhagies, des phénomènes cérébraux graves, et se terminant habituellement par la mort.

Les bacilles du charbon peuvent, quand ils sont soumis à une température de 53° C. ou traités de diverses manières, devenir moins virulents et servir à des vaccinations préventives. Mais ces vaccinations ne donnent encore aux troupeaux qu'une certaine immunité vis-à-vis de l'inoculation charbonneuse et non contre la contagion par l'intestin.

---

1. [Découvert par Davaine, en 1852 (*Académie des sciences*), décrit par Pollender, 1855 ; inoculé par Davaine (*Académie des sciences,* 1864 à 1873), cultivé par Pasteur (*Académie des sciences,* 1877), atténué par Toussaint, Pasteur, Roux et Chamberland, Chauveau (*Comptes rendus de l'Académie des sciences*).]

Toutefois, les premières observations de Buchner et les recherches de Pasteur sur l'atténuation du virus charbonneux permettent d'espérer pour plus tard une immunité complète par ces vaccinations [1].

Microbium lyssæ. — Pasteur a montré que le virus de la rage est susceptible d'augmenter et de diminuer d'intensité par les cultures. Il est atténué par des inoculations et des réinoculations sur le singe; il est renforcé par l'inoculation sur le lapin et le cobaye. L'inoculation du chien avec un virus rabique atténué, le rend réfractaire vis-à-vis de la rage. Le microbe de la rage n'est pas encore connu [2].

Actinomyces (Champignon étoilé). — Champignon qui, sur un terrain approprié, forme de petites masses jaunes du volume d'un grain de pavot et plus encore, dont s'élèvent des filaments nombreux, ténus, inarticulés, mais dichotomiquement ramifiés. A l'extrémité de ces filaments, se forment des renflements en massue, très réfringents, assez volumineux, qui se segmentent en petites parcelles. Tout le champignon est d'une couleur jaune, allant jusqu'au brun.

Les fragments de ce champignon s'introduisent par la bouche et se portent volontiers dans les anfractuosités des caries dentaires. Il se forme alors des fistules dentaires et des abcès sous-maxillaires dont le pus renferme les éléments jeunes de l'actinomycète. De là, ils se propagent par les vaisseaux lymphatiques et sanguins. Partout où se développe le champignon, il donne lieu à des abcès; dans la

---

1. [Nous ne pouvons pas exposer ici la théorie de l'atténuation des virus telle que l'a formulée Pasteur, ni les objections qui ont été faites par Koch à la vaccination charbonneuse. On trouvera un exposé complet de la question dans le travail de M. Chamberland, *le Charbon et la vaccination charbonneuse,* Paris, 1883, et dans Cornil et Babès (*loc. cit.*).]

2 [La vaccination rabique nous fournit un bel exemple de la façon d'atténuer un virus en le faisant passer successivement par divers organismes différents. Pour atténuer son virus, M. Pasteur inocule un fragment de substance cérébrale d'un chien enragé dans le cerveau d'un lapin, puis le virus provenant du lapin à un singe. Dans ce dernier organisme, le virus s'atténue tellement, qu'il devient un vaccin pour le chien. (Pasteur, *Congrès de Copenhague,* 1884.)]

langue, le tissu connectif rétropéritonéal, médiastinique et sous-cutané, il détermine des inflammations analogues à celles de la pyémie chronique.

L'actinomycose a été observée rarement chez l'homme, plus souvent chez les bêtes à cornes [1].

Le *charbon symptomatique* [2], qui ne s'observe que chez les bêtes à cornes, est produit par un bacille qui est tellement atténué sous l'influence d'une haute température, qu'il peut alors servir avec succès pour des inoculations préventives [3].

c) Dans un troisième groupe, il s'agit de contages qui appartiennent tout d'abord à l'homme, mais qui peuvent à l'occasion être transportés sur certaines espèces animales et en particulier leur être inoculés. Chez les animaux, la maladie présente sans doute quelques différences avec la même maladie chez l'homme, de même que dans le groupe précédent, la maladie chez l'homme différait quelque peu de ce qu'elle était sur l'animal. Les *fièvres traumatiques* accidentelles, l'*érysipèle*, la *septicémie*, la *pyémie*, la *diphthérie* et la plus importante de toutes les affections infectieuses, la *tuberculose*, appartiennent à ce groupe.

Micrococcus erysipelæ. — Petites granulations arrondies, groupées en chaînettes, sans mouvement propre. Découvert dans le tissu cellulaire de la peau et cultivé par Fehleisen

---

1. [L'actinomycose a été décrite d'abord chez le bétail par Bollinger, puis chez l'homme par Israël et Ponfick (*Die Actinomycose des Menschen*, Berlin, 1882). Les données actuelles sur cette affection sont résumées dans Friket (*De l'Actinomycose de l'homme et des animaux*, *Revue de médecine*, 1884), Klein (*Microbes et maladies*, 1885), Artigalas (*les Microbes pathogènes*, 1885).]

2. [Le charbon symptomatique a surtout été étudié et distingué du charbon vrai ou sang de rate par MM. Arloing, Cornevin et Thomas (*Revue de médecine*, 1881, 1883, 1884). Les mêmes physiologistes sont arrivés à isoler le micro-organisme et à l'atténuer.]

3. [Le microbe de la *morve* a été décrit d'abord par Lœffler et Schültz en 1882 et par MM. Bouchard, Capitan et Charrin (*Gaz. hebdom.*, 1882). Il aurait été déjà décrit en 1881, par Babès à Buda-Pest (*Journal de l'anatomie*, 1884). C'est un bacille à peu près analogue à celui de la tuberculose, mais réagissant différemment vis-à-vis des réactifs colorants. Il a pu être isolé, cultivé et inoculé à des cochons d'Inde, des lapins, des chevaux et a reproduit la maladie. (Cornil et Babès, *loc. cit.*)]

dans du bouillon-peptone-gélatine jusqu'à pureté parfaite. Son inoculation produit une inflammation de la peau avec une fièvre rémittente, très intense. L'inflammation change de place. Dans les parties qui entourent les plaques érysipélateuses, on trouve une zone infiltrée de micrococcus qui se distingue facilement de la zone suivante infiltrée de petites cellules, et dans laquelle les micrococcus ne sont plus visibles. L'infiltration par des micrococcus et l'exsudat inflammatoire s'étendent surtout par le réseau lymphatique superficiel de la peau [1].

Les microphytes de la *diphthérie*, de la *septicémie* et de la *pyémie* n'ont pas pu être cultivés jusqu'ici. Mais les diverses recherches auxquelles on s'est livré ont démontré que, parmi les microphytes de la putréfaction, il est un grand nombre d'espèces, qui peuvent, chacune sur une espèce animale différente, produire des états septicémiques. Aussi est-il probable que, pour l'homme également, certaines espèces de champignons de la putréfaction peuvent devenir dangereuses, l'une en se portant principalement sur les surfaces bourgeonnantes et les muqueuses et y produisant une inflammation diphthéritique ; l'autre, en passant directement d'une plaie récente dans le sang, sans donner lieu à une inflammation locale et en déterminant une fièvre grave et rapidement mortelle (septicémie) ; une troisième amenant sur son passage des inflammations phlegmoneuses, des infiltrations purulentes, des tromboses, des embolies, des abcès métastatiques, ainsi qu'une forte fièvre rémittente (pyémie).

Il est facile de résumer les quelques résultats qu'ont donnés les recherches faites en vue de découvrir ces microbes. Nous connaissons un micrococcus, reconnaissable à sa coloration

---

1. [Les recherches de Fehleisen ont été contrôlées et confirmées par M. Cornil (*Société médicale des hôpitaux*, 1883). Les streptococcus de l'érysipèle ont été cultivés et inoculés au lapin et même à l'homme par Fehleisen (*Zur Aetiologie des Erysipels*, 1883).]

jaune et à sa forme en grappe, le *Staphylococcus pyogenes aureus*. Rosenbach le découvrit d'abord dans le pus d'une ostéomyélite aiguë ; plus tard, on le trouva également dans d'autres inflammations phlegmoneuses, panaris, etc., et on le considéra comme pathogène. Outre celui-ci, on voit encore dans ce même pus un staphylococcus blanc et d'autres microbes, mais qui ne sont pas tous pathogènes. Les produits de culture du *Staphylococcus aureus* inoculés sur le bras ont donné lieu chez Garsé, qui tenta l'expérience sur lui-même, à un anthrax du bras[1].

Bacillus Kochii. — Le bacille de la tuberculose est, avec le bacille de la lèpre, le plus petit des microphytes pathogènes que nous connaissions. Il est remarquable par une membrane enveloppante qui ne se laisse pénétrer que par les solutions alcalines fortes. Ainsi s'explique la difficulté qu'il y avait à colorer ce bacille au moyen des divers réactifs colorants pour le rendre accessible au diagnostic microscopique. Ainsi s'explique encore sa résistance et son extension sur toutes les régions habitées par l'homme. Il est mélangé à l'air, surtout dans les lieux où se trouvent des crachats de tuberculeux desséchés par l'air et le soleil. Mais comme ces crachats sont expectorés aussi bien sur les grandes routes que dans les habitations où ils sont reçus plutôt dans des crachoirs ou des linges, il arrive que le bacille tuberculeux est répandu dans

---

1. [A la doctrine de Verneuil qui expliquait la *septicémie* et la *pyémie* par une sorte d'empoisonnement par la sepsine (théorie toxique ou chimique, Verneuil, *Académie de médecine,* 1871) s'en est opposée depuis les recherches de MM. Coze et Feltz une autre, la doctrine parasitaire (Davaine, Vulpian, Pasteur, Koch, Bouchard), qui n'a pas encore dit son dernier mot, mais a déjà obtenu quelques résultats importants. (Hallopeau, *Traité de pathologie générale,* 1884 ; Cornil et Babès, *loc. cit.*)

Nous en pouvons dire autant de la *fièvre puerpérale.* (Doléris, *la Fièvre puerpérale et les organismes inférieurs,* th. Paris, 1880 ; Arloing, *Recherches sur les septicémies,* Lyon 1884.)

Quant à la *diphthérie,* sa nature parasitaire n'a pas encore été nettement établie, malgré les recherches de Talamon (*Progrès médical,* 1881), de Klebs, de Cornil (*Arch. de phys.,* 1881), de Lœffler (*Journal des connaissances médicales,* 1884), de Babès (*Journal de l'anatomie,* 1884), de Cornil (*les Bactéries,* 1885), malgré toutes les probabilités qui sont en sa faveur.]

toutes les localités habitées par l'homme, dans les endroits malpropres plus sans doute que partout ailleurs.

Le bacille tuberculeux s'implante surtout à la surface humide de l'arbre respiratoire. Mais il ne peut se développer ni chez tous les individus ni sur tous les points. La plupart des hommes sont réfractaires vis-à-vis de ce bacille, et chez ceux qui sont susceptibles d'en être infectés, il existe encore divers degrés de réceptivité. Parfois, il semble qu'un état catarrhal de la muqueuse bronchique doive préparer le terrain au bacille ; le plus souvent, ce catarrhe n'est que le premier effet de l'implantation. Diverses conditions locales interviennent encore pour en favoriser le développement. Ce n'est qu'au sommet du poumon, c'est-à-dire dans les points qui prennent moins part à l'excursion respiratoire du thorax et qui, par conséquent, reçoivent moins d'air, que se dépose (du moins chez l'adulte) le bacille tuberculeux, tandis que le reste du poumon demeure provisoirement intact. Enfin, certains points déterminés, les points où les bronches pénètrent dans les alvéoles, sont les lieux de prédilection du microbe, etc.

Ce qui se produit une fois que le bacille tuberculeux a pris pied dans le poumon, est du ressort de l'anatomie pathologique ; je ne dois pas revenir ici sur des faits que j'ai si souvent et si longuement décrits. Je me permettrai seulement de jeter un coup d'œil sur le processus histologique élémentaire des inflammations produites par le bacille de la tuberculose, sur les inflammations spécifiques tuberculeuses. La première manifestation de ces processus consiste en une infiltration cellulaire du tissu conjonctif sous forme de nodules, de travées et d'autres intumescences irrégulières mais toujours circonscrites. La forme nodulaire, miliaire, de ce premier produit de l'inflammation tuberculeuse est la plus fréquente ; elle est si typique que pendant longtemps le

tubercule miliaire fut considéré comme l'élément spécifique
de la tuberculose. Bien que nous ne puissions plus aujour-
d'hui lui accorder le monopole de la spécificité, le tubercule
miliaire aura toujours une signification très importante pour
le diagnostic de la tuberculose.

Si nous étudions les foyers tuberculeux récents, miliaires
ou non, nous voyons immédiatement que la disposition des
éléments qui les compose présente un caractère typique. Le
centre des nodules ou l'axe des travées tuberculeuses est
occupé par de grandes cellules épithélioïdes dont le protoplasma, finement granuleux, est fortement réfringent, et qui
contiennent plusieurs noyaux, quelquefois groupés deux à
deux. Si l'on y regarde de plus près, on trouve presque toujours, au milieu de ces grosses cellules, quelques cellules
géantes avec de nombreux noyaux excentriques et présentant plusieurs nucléoles. A l'extérieur, les cellules épithélioïdes sont entourées d'une large zone de cellules rondes.
Cette dernière zone seule contient encore des capillaires
perméables, tandis que plus vers le centre, les vaisseaux
sont complètement oblitérés et ne peuvent plus être injectés,
même à forte pression [1].

Le bacille de Koch se trouve plus spécialement dans les
cellules géantes dont nous avons parlé tout à l'heure. Le
protoplasma finement granuleux de ces cellules enveloppe

---

1. [C'est aux travaux français de MM. Grancher, Thaon, Malassez, Charcot que
revient l'honneur d'avoir réhabilité la conception unitaire de Laënnec, battue
en brèche par l'école de Reinhard et de Virchow, et d'avoir établi définitivement l'anatomie pathologique de la tuberculose pulmonaire. (Grancher, *Arch.
phys.*, 1872, 1878. *Société de biologie*, 1872, 1877. *De l'Unité de la phthisie*,
th. doct. Paris, 1873. Thaon, *Recherches sur l'anatomie pathologique de la tuberculose*, th. doct. Paris, 1873. *Mouv. méd.*, 1872. *Société de biologie*. Malassez,
Société de biologie, 1877. Charcot et Gombault, *Société de biologie*, 1877, et
Progrès médical, 1878. Charcot, *Société de biologie*, 1877, *Cours de la Faculté
de médecine*, 1877 et 1878. Cette doctrine française a été développée et défendue en Allemagne, par M. le professeur Rindfleisch dès 1874, dans un travail
remarquable : *Die chronische Lungentuberculose* (*Deutsch. Arch. f. Klin. Med.*,
1874). Voir Hanot, article *Phthisie* du *Nouveau Dictionnaire de médecine et
de chirurgie pratiques*, t. XXVII.]

d'ordinaire plusieurs de ces bacilles qui y sont disposés sans ordre. Mais on trouve également des bacilles libres entre les cellules épithélioïdes, tantôt isolés, tantôt réunis par petits groupes. Il semble que la pénétration et le développement du bacille aient produit : 1° une inflammation circonscrite avec exsudation cellulaire ; 2° l'augmentation des cellules de l'exsudat pour former des éléments épithélioïdes ; 3° le développement de quelques-uns de ceux-ci en cellules géantes. Il est à supposer que la production des cellules géantes tient à la pénétration du bacille dans le corps cellulaire.

Si, d'après cela, nous avons déjà quelque raison de rendre le bacille de Koch responsable de tout le processus inflammatoire tuberculeux, nous y sommes encore plus autorisés si nous étudions les métamorphoses régressives toutes spéciales que présentent les produits tuberculeux. Je veux parler de la nécrose caséeuse qui, à une certaine époque, a été, de même que le tubercule miliaire, considérée comme l'élément pathognomonique de la tuberculose.

La nécrose caséeuse, de même que la diphthérie, donne lieu à un produit d'une coloration jaunâtre ou même blanc laiteux, qui, même dans les stades ultimes de la dégénérescence, une fois que le ramollissement et la dissolution ont donné à cette substance primitivement solide une consistance grumeleuse ou même pâteuse, présente une grande ressemblance avec certaines espèces de fromages.

Dès le début de la caséification, on voit à l'œil nu la granulation grise demi-transparente prendre un aspect trouble, blanchâtre. L'examen histologique nous montre une transformation des cellules en masses opaques, granuleuses, irrégulières, mal délimitées, dans lesquelles les divers réactifs ne permettent plus de reconnaître les noyaux. Sur des coupes, on voit souvent toute la masse parcourue par des travées fibreuses. Les faisceaux sont disposés en tourbillons

autour de certains points du foyer caséeux. Je crois qu'il y a
là un essai de formation d'un tissu de cicatrice. Mais toute
cette masse est si serrée et même sur des coupes très minces
si opaque, que l'on doit renoncer à y découvrir autre chose.

Une fois la dégénérescence caséeuse complète, les parties
mortifiées restent un certain temps sans changement ; puis
elles subissent de nouvelles transformations chimico-phy-
siques, désignées sous le nom de ramollissement du foyer
caséeux. Les éléments albuminoïdes coagulés subissent une
sorte de digestion et se transformeraient, ainsi que nous le
voyons dans les nodules caséeux du cerveau, en une sérosité
claire, jaune verdâtre, s'il ne se faisait auparavant une ouverture du foyer de ramollissement vers l'extérieur et une
évacuation des éléments désagrégés. Ces masses à demi
dissoutes, formant une sorte de bouillie, méritent bien
d'être comparées à du fromage. Mais elles ne sont pas caractéristiques, car on peut trouver les mêmes détritus dans
des abcès dont le pus s'est desséché.

Mais revenons au poumon, ce lieu de prédilection du bacille de Koch. Par suite de l'inflammation tuberculeuse, de la
caséification et du ramollissement, certains lobules d'abord,
puis la moitié, puis la totalité d'un lobe sont frappés de
mort et éliminés. La dénomination de phthisie est alors parfaitement exacte.

Du poumon, la maladie se propage. Les crachats riches en
bacilles tuberculeux inoculent toujours de nouveaux points
de la muqueuse, surtout ceux où ils subissent des frottements ou des pressions énergiques ou ceux encore qui sont
recouverts d'un épithélium protecteur moins solide. L'inoculation se fait surtout au niveau du larynx, le long des
cordes vocales, dans les replis de la glotte ; ce sont là les
points d'élection des ulcérations tuberculeuses. Les crachats
déglutis produisent dans l'intestin grêle et le gros intestin

l'ulcération tuberculeuse des follicules lymphatiques et la phthisie intestinale. C'est de cette façon que, rarement cependant, le nez, la langue, le pharynx et l'estomac peuvent être atteints.

Suivant un second mode, la propagation du virus et de l'inflammation tuberculeuse se fait par les voies lymphatiques du poumon. Le bacille tuberculeux y produit une lymphangite spécifique se traduisant à l'œil nu par une éruption de nombreux tubercules miliaires, formant des traînées le long des vaisseaux lymphatiques. Le bacille arrive ainsi, d'une part, aux ganglions bronchiques, d'autre part, à la surface de la plèvre. Les ganglions se tuméfient et subissent la dégénérescence caséeuse ; sur la plèvre, les phénomènes sont plus compliqués.

Il est des cas où l'éruption de tubercules miliaires provoque une inflammation circonscrite et des adhérences des deux feuillets pleuraux. Dans ce cas, par un effet de contact, la plèvre costale s'inocule également et à l'autopsie nous trouvons sur une même étendue les deux feuillets couverts de tubercules miliaires et quelques nodules dans les voies lymphatiques environnantes.

Dans d'autres cas, la pleurésie prend par elle-même une plus grande intensité et une plus vaste extension ; les phthisiques sont, comme on sait, particulièrement prédisposés à la pleurésie. Celle-ci peut revêtir la forme adhésive ou la forme purulente. Mais il serait encore prématuré de dire jusqu'à quel point dans la pleurésie des tuberculeux le bacille constitue l'élément causal, jusqu'à quel point il faut rapporter l'inflammation pleurale à l'hypérémie collatérale des vaisseaux de la plèvre, conséquence nécessaire des troubles survenus dans l'intérieur du poumon.

Les bacilles peuvent pénétrer également dans les voies sanguines du poumon et par elles dans la circulation générale. Nous en trouvons des colonies non seulement dans les veines pulmonaires, mais encore sur tous les points du corps ; l'éruption de tubercules miliaires nous indique la généralisation de l'infection. Les tubercules disséminés sont surtout nombreux dans le foie, sur les séreuses, sur la choroïde. Nous avons, du reste, de bonnes raisons pour ne pas rattacher trop étroitement la tuberculose miliaire généralisée à la phthisie pulmonaire. Celle-ci n'est pas forcément suivie d'une infection générale. Il est des cas nombreux où la tuberculose du poumon n'entraîne pas même la tuberculisation des ganglions bronchiques ; d'autres, plus fréquents encore, qui se terminent par la caséification et la crétification des ganglions, et dans lesquels l'obstruction des voies lymphatiques s'oppose à la généralisation de l'infection. N'oublions pas non plus que, dans le tableau habituel de l'inflammation tuberculeuse, les produits spécifiques sont entourés d'une aréole de tissu embryonnaire contenant des vaisseaux sanguins, et pouvant à l'occasion amener la séquestration des masses caséeuses. Cette séquestration peut se terminer par la suppuration et l'élimination ; elle peut aboutir aussi à l'enkystement et à la tolérance des parties mortes. Dans tous les cas, elle indique pour l'organisme la possibilité de se débarrasser de nouveau des microphytes qui y ont pénétré et permet de considérer souvent la tuberculose pulmonaire comme une maladie locale et par conséquent curable [1].

Toutefois, on ne saurait nier que la tuberculose pulmo-

---

1. [Il nous est impossible d'entrer ici dans tous les détails que comporte cette importante question de la tuberculose pulmonaire considérée comme maladie infectieuse et parasitaire. On trouvera l'étude expérimentale de la tuberculose pulmonaire jusques et y compris la découverte de Koch, résumée dans notre thèse d'agrégation (Schmitt, *De la Tuberculose expérimentale*, th. d'agrégation, Paris 1883).

Parmi les travaux français les plus complets sur cette question, nous devons signaler ceux de Villemin (*Études sur la Tuberculose, etc.*, Paris, 1869); P. Spillmann (*Arch. gén. de médecine*, 1868, et *De la Tuberculisation du tube digestif*, th. agrég., Paris, 1878); Ch. Bouchard (*Leçons sur les maladies infectieuses, Revue de médecine*, 1881); H. Martin (*Recherches anatomo-pathologiques et*

naire entraîne une modification profonde de tout l'organisme et qu'entre autres phénomènes, elle donne lieu chez les descendants des phthisiques à une prédisposition innée pour la tuberculose. C'est dans ce sens qu'on peut dire de la tuberculose qu'elle est héréditaire, sans qu'on puisse cependant préciser ce qui, au moment de la procréation, est transmis des parents aux enfants. On est frappé de la prédisposition morbide des sujets scrofuleux par hérédité pour les diverses causes d'inflammation. Les moindres causes, qui chez l'homme normal passent presque inaperçues, ont sur eux une influence notable. L'anémie et la délicatesse du système vasculaire ajoutent encore, chez eux, à cette prédisposition maladive. Aussi les inflammations scrofuleuses débutent-elles d'ordinaire par une hypérémie qui dès l'abord donne lieu à une dilatation excessive des capillaires et des veines. Et cependant, la marche ultérieure de l'inflammation ne répond en rien à la violence de cette première atteinte. Le courant sanguin se ralentit dans ces vaisseaux dilatés et relâchés. Dans les points où l'on peut suivre le processus à l'œil nu, sur la conjonctive, par exemple, on constate l'accumulation du sang dans les vaisseaux, la contorsion des petites veines, etc., mais l'échange sanguin est faible, le sang a une coloration plus foncée, bleuâtre.

____

expérimentales sur la tuberculose, th. Paris, 1879 et *Arch. de phys.*, 1880-1881); Hanot, art. *Phthisie* du *Nouveau Dictionnaire de médecine et de chirurgie pratiques*, t. XXVII; *Rapport de l'inflammation et de la tuberculose*, th. d'agrég., 1883; art. *Tuberculose*, in *Nouveau Dictionnaire de médecine et de chirurgie pratiques*, t. XXXVI); Raymond, *Arch. gén. de médecine*, 1883; Debove, *la Tuberculose parasitaire, Clin. de la Pitié*, 1883; G. Sée, *De la Phthisie bacillaire des poumons*, Paris, 1884; Cornil et Babès, *les Bactéries*, 1885.

Ajoutons que dans quatre cas de tuberculose inoculée, MM. Malassez et Vignal ont trouvé, non pas des bacilles, mais des micrococcus immobiles, réunis en zooglées, et ont décrit, sous le nom de *tuberculose zoogléique*, cette tuberculose sans bacilles. En continuant leurs inoculations, ils ont pu trouver le bacille de Koch dans une quatrième série. Ces masses zoogléiques et les bacilles ne sont-ils que deux états différents d'un même microbe? d'une façon générale, existe-t-il une relation entre ces deux éléments? C'est ce qu'il est encore impossible de décider. (Malassez et Vignal, *Arch. phys.*, 1883; Castro-Sofia, th. Paris, 1884.)]

Puis vient l'exsudation ou plutôt un phénomène analogue à l'exsudation. On n'observe ni migration rapide des globules blancs hors des vaisseaux, ni sécrétion abondante, ni suppuration intense. Il se forme bien un exsudat cellulaire, mais l'exsudation est faible. Les cellules ne dépassent guère les limites des vaisseaux. Elles s'accumulent dans le tissu cellulaire périvasculaire et forment ainsi une infiltration parenchymateuse qui, même dans les cas les plus favorables, ne disparaît que très lentement. Les sécrétions superficielles sont épaisses et ont une grande tendance à se dessécher.

Ces inflammations menacent surtout la peau, les muqueuses, les articulations des scrofuleux, c'est-à-dire les points qui sont plus particulièrement exposés aux excitations accidentelles, mécaniques ou chimiques. Les recherches actuelles n'ont pas encore pu démontrer que le bacille de Koch joue un rôle dès l'apparition de ces inflammations. Mais il est certain qu'il se rencontre dans les produits d'inflammation secondaire qui de tout temps ont été considérés comme les plus importants, comme pathognomoniques même de la scrofule ; je veux parler des engorgements ganglionnaires scrofuleux. Même avant la découverte du bacille, on admettait déjà que les dégénérescences caséeuses hyperplastiques qui, dans la scrofulose, atteignent si souvent les ganglions du cou et d'autres régions du corps, n'étaient en réalité que des inflammations tuberculeuses. Aujourd'hui, le fait est démontré et nous explique en même temps la nature d'une série d'autres manifestations tuberculeuses [1].

Il peut arriver en effet, et heureusement cela arrive sou-

---

1. [Les rapports de la scrofule et de la tuberculose ont été parfaitement étudiés par M. Quinquaud (thèse d'agrégation, Paris, 1883) ; il ressort de son travail qu'un grand nombre d'adénopathies, d'ostéites, de caries, d'abcès froids, d'arthrites et de synovites fongueuses, autrefois attribuées à la scrofule, appartiennent véritablement à la tuberculose. Voir aussi Brissaud, art. *Scrofule* du *Nouveau Dictionnaire de médecine et de chirurgie pratiques*, t. XXXII ; Grancher, art. *Scrofule*, in *Dictionnaire encyclopédique des sciences médicales.*]

vent, que les ganglions caséeux soient enkystés pour longtemps ou élimininés à la suite d'une périadénite suppurée et
qu'ainsi l'organisme soit protégé contre l'influence fâcheuse
du virus qu'ils contenaient. Mais il est évident aussi que ces
ganglions peuvent être le point de départ d'une infection
générale de l'organisme par les bacilles tuberculeux et donner lieu à une tuberculose miliaire aiguë. Aussi, cette maladie générale si dangereuse qui produit une fièvre violente et
entraîne rapidement la mort, est-elle plus fréquente chez les
sujets qui autrefois avaient été entachés de scrofule, que
chez ceux qui sont atteints de tuberculose acquise, sans avoir
jamais présenté aucun signe de scrofulose. Mais bien souvent les manifestations de la scrofule se mêlent à celles
d'une tuberculose localisée, surtout dans le cas où ce n'est
pas le poumon, mais un autre organe : les os, le cerveau,
les reins, le testicule, la muqueuse uro-génitale, etc., qui est
le siège de la phthisie tuberculeuse [1].

Ces formes mixtes ne sont encore qu'imparfaitement connues, et du reste dans toute cette question de la tuberculose
il est encore bien des détails, bien des points importants
même qu'il est nécessaire d'approfondir. Personne n'est plus
disposé que moi à reconnaître le caractère tout provisoire
des faits que j'avance.

La tuberculose est transmissible aux animaux. Nous la
trouvons dans la pommelière des bêtes à cornes, et nous
pouvons rendre tuberculeux des lapins et des cobayes en
leur inoculant des produits tuberculeux de l'homme. En
4 à 6 semaines, la tuberculose par inoculation donne lieu
à une maladie générale rapidement mortelle. A l'autopsie,

---

1. [Parmi ces tuberculoses locales, une des plus importantes est sans contredit le lupus, dont la nature tuberculeuse (du moins pour les formes vulgaire et scléreuse) a été démontrée par Leloir (*Soc. biologie*, 1882), Cornil et
Leloir (*Soc. biologie*, 1883), et plus récemment par Koch (1884).]

nous trouvons dans les divers organes des nodules et des infiltrations jaunâtres, constitués par de petites cellules, et subissant la dégénérescence caséeuse.

d) Le dernier groupe de maladies contagieuses appartient exclusivement à l'espèce humaine. Les microphytes de cette catégorie se refusent à se développer sur tout autre terrain, et ne se propagent que par transmission directe de l'homme à l'homme. Pour la variole, la scarlatine et la rougeole, la transmission se fait par l'air ; pour la syphilis, par inoculation ; pour la coqueluche et d'autres catarrhes contagieux (gonorrhée), par le contact de la sécrétion catarrhale avec la muqueuse d'un sujet sain. La lèpre occupe une place à part.

Le *virus scarlatineux* pénètre dans l'organisme humain avec l'air inspiré et son action locale se traduit par une violente irritation inflammatoire de l'isthme du gosier et du pharynx. Puis il arrive dans le sang et après une période d'incubation de 7 à 10 jours, il détermine une fièvre très intense et une forte accélération du pouls. Alors apparaît une éruption sous forme de rougeur diffuse mais intense et suivie d'une desquamation de la couche cornée de l'épiderme. C'est à ce moment que le malade est le plus contagieux. Il semble que les microbes soient déposés en partie dans les couches superficielles de la peau et deviennent libres au moment de la chute épidermique. L'apparition assez fréquente d'une inflammation rénale indique que le poison s'élimine aussi par les voies urinaires. Une première atteinte confère d'ordinaire une immunité contre toute atteinte ultérieure [1].

---

1. [Des microbes ont été décrits dans le sang scarlatineux, par MM. Coze et Feltz (*loc. cit.*) ; Pohl en a signalés à la surface de l'épiderme desquamé ; Crooke y a découvert des bacilles, enfin des essais d'inoculation et d'atténuation ont été tentés par Stickler (1884). Tous ces faits demandent confirmation. On en peut dire autant de l'agent infectieux de la rougeole, de ces bactéries que MM. Cornil et Babès ont découvertes dans le mucus nasal et bronchique et dans les îlots de pneumonie rubéolique. (Cornil et Babès, *Arch. de phys.*, 1883, et *les Bactéries*, 1885.)]

Le *virus rubéolique* est absorbé également par la respiration, et arrive ainsi dans le sang. Après 13 jours environ, il donne lieu à une fièvre assez intense dont la défervescence coïncide avec l'apparition d'une éruption caractéristique. D'abord au cou et aux tempes, puis sur la poitrine et le reste du corps se dessinent des taches rouges, quelquefois légèrement proéminentes et papuleuses. Après quelques jours, il se fait aussi une desquamation et c'est également à ce moment que la contagion est surtout à craindre. Là encore il semble que le virus soit éliminé à la surface de la peau. Dans quelques cas, l'irritation inflammatoire se porte plus spécialement sur les voies d'absorption : les muqueuses nasale et bronchique. L'immunité que donne une première atteinte est moins complète que pour la scarlatine. Il est des sujets qui ont pris la rougeole jusque trois fois.

Un avenir prochain nous démontrera sans doute si nous connaissons ou non le véritable microphyte de la *variole*. Jusqu'à nouvel ordre, on considère comme tel une forme spéciale de micrococcus que l'on trouve dans la lymphe variolique [1].

Le poison variolique se transmet par l'air du malade. Après 10 ou 12 jours, un frisson annonce l'apparition d'une fièvre qui diminue à peine le troisième jour, au moment de l'éruption cutanée. Cette éruption présente une série de particularités anatomiques pour l'étude desquelles je renvoie à mon traité d'histologie pathologique. Ce sont des taches d'un rouge vif qui se montrent d'abord à la tête, puis sur le reste du corps. Le cinquième jour après le frisson, ces taches se transforment en papules, et le sixième, en vésicules remplies d'une sérosité claire (lymphe variolique). Chaque vésicule a

---

1. [Cependant, malgré les recherches poursuivies dans le laboratoire de Koch, il a été impossible de cultiver ces bactéries à l'état de pureté ; et peut-être ne s'agit-il là que de bactéries de la suppuration. (Cornil et Babès, *loc. cit.*; Balzer, art. *Variole,* in *Nouveau Dictionnaire de médecine et de chirurgie pratiqués,* t. XXXVIII.)]

une structure aréolaire qui tient à ce que l'exsudat ne soulève pas les cellules épidermiques en masse, mais les sépare en couches et en lamelles. Le neuvième jour, à la place de la vésicule, se trouve une pustule ; des globules de pus se sont mêlés à la sérosité. Cette pustule, d'une coloration jaune-paille, entourée d'une auréole d'un rouge foncé, a un aspect tout à fait caractéristique. Le douzième jour environ, les pustules varioliques commencent à se dessécher ; il se produit une démangeaison intense qui pousse le malade à se gratter et rend ainsi plus profonde la lésion primitivement superficielle et la cicatrice qui devra la remplacer.

L'intensité et l'extension de cette éruption mesurent le danger que le processus variolique fait courir au malade. Plus les lésions sont étendues (variole confluente), plus l'altération vasculaire est profonde (variole hémorrhagique), plus le pronostic est sérieux. Il faut tenir compte encore des diverses complications et des lésions consécutives du système nerveux, des yeux, du poumon, etc.

L'immunité que confère la variole est absolue. Heureusement cette immunité peut s'acquérir aussi par l'inoculation du cowpox (*vaccine*), et de telle sorte que pour ceux qui ont été inoculés avec le virus vaccinal, la variole n'est plus à craindre ou du moins ne se présente plus que dans ses formes les plus atténuées [1].

Malgré les recherches les plus minutieuses, on n'a pu encore démontrer d'une façon certaine le microphyte de la *syphilis* [2]. Ce semble être un bâtonnet assez analogue au bacille de la tuberculose, lent à se développer, qui paraît si

---

1. [Cohn et Weigert, puis Straus (*Soc. biologie,* 1882) ont décrit pour la vaccine un micrococcus spécial, mais qui n'a pu être cultivé.]

2. [Klebs, Aufrecht, Birsch-Hirschfeld, avaient trouvé chacun des microbes différents qu'ils n'avaient pas réussi à cultiver, quand tout récemment Lustgarten (*Soc. imp. de médecine de Vienne,* 1884, *Wiener med. Jahrb,* 1885) décrivit des bacilles se rapprochant de ceux de la lèpre et de la tuberculose situés dans des cellules existant au bord de l'infiltration cellulaire ou dans

adhérent au terrain sur lequel il s'est fixé, qu'il ne peut se transmettre à un autre homme, c'est-à-dire être inoculé, qu'avec une parcelle de ce terrain. L'inoculation se fait d'habitude au moment du contact intime des parties génitales pendant le coït. Il se fait de petites éraillures de la peau qui constituent les portes d'entrée du virus. A ce niveau, se produit une légère rougeur qui se montre pendant les premiers jours, puis disparaît de nouveau et passe le plus souvent inaperçue. Cependant le poison se multiplie au point d'inoculation, se propage un peu tout autour, est absorbé par les vaisseaux lymphatiques de la région et apporté aux ganglions correspondants. Il est probable qu'à ce moment déjà une partie du virus a traversé les ganglions et a pénétré dans le sang. Toutefois, la plus grande partie s'amasse provisoirement sur le lieu de l'inoculation et les ganglions qui en dépendent. Sur ces points, il produit, après une période de 28 jours environ, une violente irritation des tissus. Il en résulte une infiltration cellulaire, dense, dure, du tissu connectif qui entoure le point d'inoculation, c'est la sclérose initiale, ainsi qu'une tuméfaction et une induration analogue des ganglions de la région. Sur la partie sclérosée se développe le chancre dur ou chancre de Hunter ; les ganglions tuméfiés restent dans cet état pendant fort longtemps sans subir d'autre modification (bubons indolents).

Après une nouvelle période d'environ quatre semaines, tout l'organisme est infecté, et une réaction générale contre le virus ne tarde pas à se manifester. Outre une fièvre éruptive parfois très prononcée, il se produit diverses inflammations superficielles de la peau et des muqueuses. Toutes les variétés d'exanthèmes peuvent se montrer sur la peau des

le tissu voisin, entre les cellules épithéliales du corps muqueux, au niveau des papules syphilitiques, ou encore dans la lumière des vaisseaux lymphatiques et dans les cellules migratrices du chancre. Mais il ne réussit non plus à les cultiver, ni à les inoculer.]

syphilitiques. Il est des syphilides érythémateuses, papuleuses, pustuleuses, squameuses. Les cheveux tombent souvent, etc.

Plus on tarde à traiter la syphilis, plus l'inflammation spécifique atteint les parties profondes ; d'abord les yeux (iritis syphilitique) et les testicules, puis le cerveau, le système osseux, le foie et les autres organes.

A la syphilis tardive se rapporte la production d'un tissu particulier qu'en raison de sa consistance molle et élastique on a désigné sous le nom de gomme. Il est d'abord rosé et vasculaire, plus tard blanchâtre et forme des nodosités arrondies qui atteignent en moyenne le volume d'un pois et se réunissent souvent par groupes. Le microscope y montre de grandes cellules embryonnaires, serrées les unes contre les autres et subissant çà et là la dégénérescence graisseuse. Ces gommes ne s'observent pas seulement dans les organes profonds, mais encore dans la peau et les muqueuses. Elles y occupent la couche connective et y forment de petites tumeurs qui se ramollissent, se rompent et produisent des lésions profondes[1].

Le virus syphilitique ne peut être détruit que dans l'organisme, il ne peut pas être éliminé. En aucun point il ne peut franchir la couche épithéliale, pas plus pour passer de l'intérieur sur l'extérieur que pour venir de l'extérieur dans l'intérieur du corps. C'est là un fait que nous prouvent certains cas de transmission héréditaire de la syphilis. Le sperme d'un homme syphilitique, l'ovule d'une mère syphilitique transmet la syphilis aux enfants. Mais quand la mère n'est devenue syphilitique que dans les derniers mois de sa grossesse, elle ne transmet pas la maladie à son enfant.

---

1. [Voir Rollet, art. *Syphilis*, in *Dict. encycl. des sciences médicales* ; G. Homolle, art. *Syphilis*, in *Nouveau Dictionnaire de médecine et de chirurgie pratiques*, t. XXXIV ; Fournier, *Leçons sur la syphilis*, 2e édit., 1881 ; Mauriac, *Leçons sur les maladies vénériennes*, 1883 ; L. Jullien, *Traité des maladies vénériennes*, 2e édit. Paris. 1886).]

Le virus aurait en effet à traverser, outre la double paroi capillaire, la couche épaisse des épithéliums placentaires, ce qui lui est impossible [1].

La thérapeutique a fréquemment à agir sur cet élément. Heureusement nous possédons dans le mercure un médicament qui présente au plus haut degré la propriété de rendre inoffensif le virus syphilitique dans les sucs de l'organisme.

Gonococcus Neiser. — Si l'on étudie, à l'aide des procédés de coloration appropriés, la sécrétion purulente de l'uréthrite et de la vaginite gonorrhéique, on reconnaît facilement qu'une partie des globules de pus contiennent dans leur intérieur, à côté du noyau, un groupe de micrococcus assez gros, au nombre de 4 à 20 environ. On trouve ces mêmes éléments libres dans la sérosité à côté des globules de pus.

Il semble donc que, dans l'infection blennorrhagique, des gonococcus soient transportés sur une muqueuse saine, qu'en quelques jours, ils s'y multiplient et qu'ils aillent ensuite, à travers l'épithélium, pénétrer dans les couches profondes. Quand ils ont ainsi atteint le parenchyme riche en vaisseaux et en nerfs de la muqueuse, il se développe une inflammation et les globules blancs qui sortent des vaisseaux absorbent dans leur protoplasma les gonococcus qu'ils rencontrent. Ainsi chargés, ils continuent leur chemin et arrivent en partie avec la sécrétion purulente à la surface du canal, en partie à travers les lymphatiques dans l'intérieur de l'économie. Pendant que, d'une part, la sécrétion opère l'élimination du virus, la résorption, d'autre part, semble menacer l'organisme d'une infection générale. Autrefois on parlait beaucoup de métastases blennorrhagiques, aujourd'hui tous ces faits ont besoin d'être contrôlés [2].

---

1. [Voir H. Blaise, *De l'Hérédité syphilitique*, th. d'agrég., Paris, 1883.]
2. [Un certain nombre d'auteurs ont cherché à cultiver le gonococcus de Neisser, mais il ne semble pas qu'ils y soient absolument parvenus. Cependant, l'inoculation des cultures aurait réussi chez l'homme entre les mains de

Bacillus lepræ. — Bien que jusqu'ici on n'ait pas réussi à cultiver le bacille de la lèpre, à plus forte raison à démontrer par l'inoculation sa nature pathogène, on ne saurait douter que le bacille découvert par Armauer Hansen soit bien la cause de la lèpre (éléphantiasis des Grecs)[1].

La lèpre nous présente une affection qui a changé de caractère dans le cours des siècles. Il y a mille ans, c'était un fléau répandu dans toute l'Europe et les côtes de la Méditerranée, qui se communiquait par simple contact, forçait à séparer les lépreux du reste des hommes et à les enfermer jusqu'à leur mort dans ce qu'on appelait les léproseries. De nos jours, on ne la rencontre plus que dans certains pays, sur les côtes de la Norwège, de l'Espagne, de l'Italie et de l'Asie, et elle n'est de loin plus aussi terrible qu'autrefois. Non pas que la maladie en elle-même, les déformations et les mutilations qu'elle entraîne, soient moins prononcées qu'à l'époque de sa plus grande puissance ; mais la lèpre n'est plus guère contagieuse. On recueille avec soin et l'on peut compter les cas dans lesquels on a pu démontrer la contagion. Babès découvrit le bacille dans la gaîne radiculaire des cheveux. Par contre, la transmission héréditaire de la lèpre est aujourd'hui encore considérée comme possible et même comme probable dans la plupart des cas. Il semble donc que la nature du bacille se soit modifiée ; des modifications semblables paraissent s'être produites dans la qualité du virus syphilitique.

La lèpre est avant tout une maladie de la peau. Sur les

Bokaï et de Bockhardt ; d'autre part, Welander (*Gaz. méd. de Paris*, 1884) a réussi avec des liquides de sécrétion blennorrhagique contenant des micrococques, tandis qu'il échouait avec les mêmes liquides stérilisés. (Cornil et Babès, *loc. cit.*)

L'agent infectieux de la *coqueluche* a été recherché par beaucoup d'observateurs : Letzerich, Henke, Tschauer, Bürger ; mais aucun d'eux n'a pu reproduire la maladie par l'inoculation de produits de culture des éléments qu'ils considéraient comme pathogènes.]

1. [Ces bacilles ont été parfaitement étudiés, en France, par M. Cornil (*Soc. méd. des hôpitaux*, 1881) et par Babès (*Arch. de phys.*, 1883, et *Soc. de biologie*, 1883).]

parties du corps les moins protégées, les plus exposées aux violences extérieures se produisent par plaques une rougeur et un gonflement, puis une infiltration cellulaire sous forme de nodosités, de tumeurs ; les parties proéminentes, le nez, l'arcade sourcilière, le pavillon de l'oreille, le menton, les joues, les lèvres, les phalanges sont les premières atteintes. Tout prouve que le bacille de la lèpre pénètre et se développe sous l'influence de violences extérieures. Il n'est pas difficile, sur des coupes fines d'une peau lépreuse, de reconnaître d'innombrables bâtonnets très fins et très courts. Ce sont les plus petits parmi les bacilles pathogènes connus. On les trouve par groupes dans les grosses cellules des nodules lépreux, mais ils se rencontrent aussi au milieu du tissu en dehors des cellules.

Après la peau, le système nerveux périphérique est le siège de prédilection des néoformations lépreuses. Les infiltrations qui occupent les gaînes nerveuses produisent une insensibilité de la peau (lèpre anesthésique) et cette tendance aux gangrènes partielles que nous avons appris à connaître à propos des trophonévroses[1].

Sous le nom de *Mycosis fongoïde*, Alibert a décrit une affection de la peau assez rare qui se caractérise par la production de nombreuses excroissances rouges, spongieuses, par un prurit intense, plus tard par la fièvre, une diminution progressive des forces et se termine par la mort. J'ai pu, dans de nombreux capillaires du corps papillaire, du derme et du tissu graisseux sous-cutané, trouver des bouchons obstruant la lumière des vaisseaux et constitués par des colonies de streptococcus. Partout où existaient ces bouchons capillaires, on trouvait d'épaisses infiltrations sous forme de tumeurs arrondies. On signale le même fait pour

____

1. [Signalons ici les recherches récentes de M. le professeur Leloir (de Lille), sur la lèpre en Norwège (*France médicale*, 1885).]

la *verruga peruana* qui se rapproche beaucoup du mycosis fongoïde, mais qui est très contagieuse, ce qui n'est pas le cas pour l'affection dont nous venons de parler[1].

III. Vices de formation et de développement. Maladies d'évolution.

REMARQUES PRÉLIMINAIRES.

Il est bien certain que les troubles de développement et de croissance doivent former un groupe spécial dans notre classification naturelle basée sur l'étiologie, et cependant on se heurte à bien des difficultés quand on cherche à découvrir la cause prochaine, commune et carastéristique de tous ces troubles. Tout ce que nous pouvons dire, c'est que les maladies qui appartiennent à ce groupe se rapportent souvent à certains états spéciaux des organismes dont procède l'organisme malade, que nous avons affaire à des maladies innées ou plutôt congénitales.

---

1. [Après cette longue série, nous n'avons pas encore épuisé la liste des maladies que l'on a voulu ranger parmi les maladies infectieuses et dont on s'est efforcé de découvrir l'agent parasitaire. Nous ne nous arrêterons pas longuement à l'endocardite ulcéreuse (Cornil et Babès), à l'ictère grave, à la gangrène (Hallopeau, *Bull. de la Soc. clinique*, 1880 ; Mollière, *Académie de médecine*, 1883), aux oreillons (Capitan et Charrin, *Soc. de biologie*, 1881), au rhumatisme articulaire aigu, au xanthélasma (Balzer), au goitre endémique, au furoncle (Pasteur, *De l'Extension de la théorie des germes à l'étiologie de quelques maladies connues, Académie des sciences*, 1880), mais nous devons dire quelques mots d'une autre affection plus importante : la pneumonie.

Depuis longtemps déjà, un certain nombre d'auteurs tendent à considérer la pneumonie comme une affection générale (Bernheim, *Leçons de clinique médicale*, Nancy, 1877), infectieuse (Traube, Jurgensen, etc.) ; d'autres en ont étudié le parasite (Klebs, Eberth, Salvioli et Zöslein), mais la question est surtout entrée dans une phase nouvelle avec les recherches de Friedländer (*Soc. méd. de Berlin, Semaine médicale*, 1883) ; de Talamon (*Progrès médical*, 1883) ; de Cornil et Babès ; d'Afanassiew (*Soc. biologie*, 1884) ; d'Artigalas (*les Microbes pathogènes*, 1885). Il résulte de ces recherches que l'agent infectieux de la pneumonie est un micrococcus ovoïde, qu'il est possible d'isoler et de cultiver et qui, injecté dans les poumons d'un lapin, détermine une pneumonie ou une pleurésie fibrineuse. La démonstration semble donc faite ou à peu près, qu'il existe une pneumonie fibrineuse provoquée par l'invasion et la multiplication d'un microbe ; mais à côté de cette forme, il est prudent d'en maintenir une autre dans laquelle il s'agit d'une plegmasie simple et non infectieuse (Hallopeau, *la Doctrine de la fièvre pneumonique, Revue des sciences médicales*, 1878, et *Traité de pathologie générale*, 1884).]

La maladie congénitale peut se manifester de diverses
façons. Le cas le plus simple est celui dans lequel un vice
dont est atteint le père ou la mère se reproduit plus ou
moins complètement chez l'enfant [1].

L'ovule, de même que le spermatozoïde, doit renfermer
dans une disposition intime et invisible de ses éléments les
plus fins, l'idée de l'organisme futur, et dans des conditions
favorables cette idée doit se traduire par un plan de développement local et individuel. Quand, au moment de la fécondation, les deux facteurs, l'ovule et le spermatozoïde se rencontrent, chacun apporte le même *plan de développement de
l'espèce,* mais pour chacun aussi la *teinte individuelle* diffère,
et sous ce rapport nous pouvons observer les variétés les plus
grandes. Je ne veux pas seulement parler ici des particularités tenant à la race, de la forme du crâne et de la face, de
la coloration de la peau et des différences dans la poussée
des cheveux ; je ne tiens compte que des nombreux accidents réellement pathologiques qui peuvent donner au plan
de développement de l'espèce, tel qu'il existe dans l'ovule
et le spermatozoïde, son cachet individuel. Les affections organiques de toute nature, qu'elles soient acquises ou elles-
mêmes congénitales : l'hydrocéphalie, la tuberculose pulmonaire, les tumeurs, les anomalies de toutes sortes, le défaut
ou l'excès de susceptibilité de certains organes ou systèmes
pour les excitants vitaux physiologiques qui dépend également
ment de certaines particularités anatomiques, toutes ces
affections déterminent sur le plan de développement de

---

1. [Parmi les travaux français les plus importants sur cette question, nous
citerons le remarquable ouvrage de I. Geoffroy Saint-Hilaire : *Histoire générale
et particulière des anomalies de l'organisation* ou *Traité de tératologie,* Paris,
1832 ; ceux de Dareste : *Recherches sur la production expérimentale des monstruosités* ou *Essai de tératogénie expérimentale,* Paris, 1877 ; de Martin : *Histoire
des monstres,* Paris, 1880 ; les articles de Verneau : *Monstruosités,* in *Nouveau
Dictionnaire de médecine et de chirurgie pratiques,* t. XXIII ; de Davaine : *Monstres,* in *Dict. encycl. des sciences médicales,* et l'ouvrage de Lucas : *Traité
philosophique et psychologique de l'hérédité naturelle,* Paris, 1850.]

l'espèce contenu dans le germe mâle ou femelle, diverses modifications qui peuvent influer sur le développement des enfants. Ces modifications produites par des états pathologiques des parents se traduisent en général par un ralentissement, plus rarement par un arrêt véritable de formation, qui donne lieu à certains points faibles ou à des vides dans le plan de développement individuel.

Si donc chacun des deux facteurs présente, dans le plan de développement qu'il apporte et au même endroit, quelques points faibles, il est évidemment bien plus à craindre que le développement des enfants ne soit plus imparfait sur ces points ; c'est ainsi qu'on peut expliquer l'influence fâcheuse des mariages consanguins sur les enfants qui en naissent.

Par contre, tous les points faibles de l'un des facteurs peuvent être compensés dans le plan de développement de l'autre par des parties fortes ; ainsi deux parents à moitié sains peuvent engendrer un enfant complètement sain [1].

Mais les maladies congénitales nous montrent qu'il ne s'agit pas toujours d'une simple addition ou d'une soustraction. De même que dans la formation du visage, l'enfant prend le nez, les yeux, la bouche, etc., tantôt du père, tantôt de la mère, de même aussi il choisit les autres organes avec les points faibles qu'ils peuvent présenter, plus ou moins modifiés par le plan de développement de l'autre facteur.

Il est bien plus difficile de s'expliquer comment il arrive que deux parents parfaitement sains donnent naissance parfois à plusieurs enfants qui tous sont affectés d'une même

---

1. [Ces faits ont été résumés par M. Peter dans la formule suivante : « Influence neutralisante d'un facteur sur l'autre, ou conspirante d'un facteur par rapport à l'autre, telle est la double loi de l'hérédité relative aux facteurs. » Cette influence de l'hérédité n'est cependant ni nécessaire, ni fatale ; car, ainsi que le dit encore M. Peter : « par cela qu'il vit, le produit possède une individualité qui lui est propre et en vertu de laquelle il réagit d'une façon personnelle sur les influences du milieu. » (Peter, *Leçons de clinique médicale*, Paris, 1873.)]

imperfection. Comme il s'agit d'ordinaire, dans ces cas, de malformations, c'est-à-dire de vices par excès ou par défaut dans la poussée formative, nous sommes obligés d'admettre que le plan de développement de l'espèce a été influencé d'une manière fâcheuse, par l'action combinée des plans de développement individuels des deux germes générateurs.

Il arrive quelquefois qu'une ou même deux générations soient exemptes de malformations congénitales et que la génération suivante seule présente, comme par un effet de souvenance, le vice dont était atteint le deuxième ou troisième ascendant. Ces cas nous démontrent la ténacité avec laquelle le protoplasma conserve et reproduit les impressions qu'il a subies longtemps auparavant. Mais de là à faire remonter ce souvenir du protoplasma jusqu'à l'origine ancestrale la plus reculée, jusqu'aux espèces animales qui, selon la doctrine de Darwin, auraient précédé l'espèce humaine, à désigner certaines anomalies du développement sous le nom de crâne de singe, disposition des poils analogue à celle du singe, pouce de singe, jambe de singe, etc., il y a loin et je ne saurais m'y résoudre.

Avant de passer à l'étude plus détaillée de ces diverses anomalies, nous devons encore fixer les limites de ce qu'il faut entendre par vices de formation. Nous ne devons pas nous occuper ici des maladies infectieuses héréditaires, surtout de la syphilis héréditaire, dans laquelle l'enfant reçoit de ses parents un capital de virus syphilitique qui ne tarde pas à produire de gros intérêts. Il existe aussi des états pathologiques innés, mais non pas congénitaux, qui sont liés à des altérations organiques intra-utérines, par exemple à des inflammations traumatiques, emboliques, etc. Ce dernier groupe ne présente pas de criterium qui permette de le distinguer d'une façon certaine des vices de développement; aussi devrons-nous en parler ici.

Cela posé, nous distinguerons, *suivant l'époque où se manifeste le trouble du développement,* des vices de la première ébauche embryonnaire, des vices du développement intra-utérin et des vices du développement extra-utérin, surtout de la croissance.

1° VICES DE LA PREMIÈRE ÉBAUCHE EMBRYONNAIRE.

(Monstres doubles.)

Les faits de cet ordre remontent au moment de l'apparition de la ligne primitive dans l'*area pellucida* de la tache embryonnaire. Quand il n'existe qu'une seule ligne primitive, on s'expliquerait difficilement comment cette première ébauche embryonnaire pourrait donner lieu à un trouble marqué du développement. Mais il en est autrement quand deux ébauches embryonnaires doivent trouver place dans une même aire transparente[1]. On observe bien de temps en temps des jumeaux dans un même chorion ; il faut donc qu'ils se soient développés dans un seul ovule. Il semble pour le moins possible que deux lignes primitives soient disposées dans l'aire transparente de telle façon que les deux embryons ne se gênent pas réciproquement dans leur développement. Peut-être faut-il pour cela une *area pellucida* particulièrement développée. Quelle que soit, en effet, la disposition des deux ébauches embryonnaires dans la même aire transpa-

---

1. [Deux théories sont depuis longtemps en présence pour expliquer la production des monstres doubles : l'une admet la division partielle d'un germe primitivement unique ou diplogénèse ; cette doctrine a été défendue par Broca, par Pouchet, pour ne citer que les contemporains les plus illustres ; l'autre explique les monstres doubles par la soudure de deux germes qui, distincts d'abord, se sont peu à peu rapprochés, soudés sur une plus ou moins grande étendue ; elle a eu pour défenseurs I. Geoffroy Saint-Hilaire, Paul Bert et surtout Dareste, qui s'est attaché à prouver que la fusion doit, ne peut se produire que pendant la formation des embryons et qu'elle résulte toujours d'un état particulier de la cicatricule déterminant dans le blastoderme, l'apparition de deux foyers de formation embryonnaire. C'est à cette seconde théorie que se rattache complètement M. Rindfleisch. (Dareste, *loc. cit.* ; Martin, *loc. cit.*)]

rente, l'étude des monstres doubles nous apprend que les deux embryons peuvent se souder l'un à l'autre, et par là même déterminer un trouble réciproque de leur développement.

Admettons que chacune des deux lignes primitives se trouve vers le bord de l'*area opaca* et supposons que, l'une des lignes restant immobile, l'autre suive tout le tour de cette aire opaque ; nous obtiendrons ainsi toute la série des monstruosités doubles [1].

Le cas le plus habituel est celui dans lequel les deux ébauches embryonnaires se trouvent vis-à-vis l'une de l'autre dans le même méridien de la tache embryonnaire, les deux extrémités antérieures se trouvant face à face. Dans ce cas, l'union (*pagatio*) des deux embryons se fera sur la ligne médiane antérieure, mais sur des points différents et avec des conséquences diverses au point de vue du développement, selon l'époque à laquelle la soudure s'est produite.

Si chacun des produits a pu se développer isolément pendant quelque temps, ils restent tous deux plus ou moins indépendants l'un de l'autre, et il se forme des jumeaux qui ne sont réunis que par une partie du corps, par exemple le sommet de la tête (*céphalopages*), la région fessière (*pygopages*), le sternum (*xiphopages*) ou l'ombilic (*omphalopages*). Dans ces cas, il s'en est évidemment fallu de peu que deux jumeaux normaux se soient produits. Nous trouvons, au contraire, un trouble de développement très marqué dans ce qu'on appelle le *janiceps*. On désigne sous ce nom un mons-

---

1. [Et Geoffroy Saint-Hilaire (*Considérations zootomiques et physiologiques sur des veaux bicéphales, nommés hypognathes,* in *Mémoires du Muséum,* t. XIII, 1827) avait remarqué dès ses premières études sur les monstres composés que leur union se fait toujours par les faces similaires de leur corps et par leurs organes analogues, et il avait formulé ce fait dans une loi générale (*Loi de l'attraction des parties similaires* ou de *l'affinité de soi pour soi*). Cette loi a été reconnue exacte par la plupart des tératologistes, mais cette rencontre des parties similaires, qui est un fait incontestable, échappe encore à toute explication.]

tre formé de deux corps réunis par une énorme tête à deux
faces. Il faut admettre pour ces cas que les deux axes (cordes dorsales) se sont réunis par leur extrémité antérieure
correspondant à la selle turcique. Les deux moitiés de la
tête appartenant au même embryon n'ont donc pas eu assez
de place pour se souder. Mais rien ne s'opposait à ce que la
moitié gauche de la tête de l'un des embryons ne se réunît
à la moitié droite de la tête de l'autre pour former une face
commune. Et c'est ce qui est arrivé. Chacune des deux faces
du janiceps est formée par moitié de l'un, par moitié de l'autre
fœtus. Quand l'un des visages communs se développe davantage, ce qui peut tenir à ce que les deux axes ne se sont pas
exactement opposés, l'autre face s'atrophie ; les oreilles seules restent comme le vestige de cette face (*synote*).

On appelle *thoracodidyme* un monstre formé de deux corps
bien développés réunis par la partie antérieure du thorax
jusqu'à l'ombilic.

Le *gastro-* et l'*hypogastrodidyme* sont formés également de
deux corps soudés au-dessous d'un ombilic commun.

Quand la deuxième ligne primitive, au lieu d'être directement opposée à la première, est rejetée sur le côté, nous
trouvons des monstres à union latérale. Le *diprosope* correspond au janiceps, en ce sens qu'il s'agit là encore de la fusion
de l'extrémité antérieure des axes embryonnaires. Nous trouvons également dans ce cas une tête énorme surmontant
deux corps séparés. Mais les deux têtes sont placées l'une à
côté de l'autre. Au point d'union, les oreilles manquent ; quelquefois aussi les deux yeux internes sont fondus en un œil
commun de grande dimension. Quand il existe une fusion
latérale complète des deux corps, on obtient le *mésodidyme* ;
cette monstruosité, dans laquelle la moitié droite d'un individu est reliée à la moitié gauche de l'autre par une partie
médiane indifférente, s'observerait chez les poissons, mais

on ne l'a jamais rencontrée chez l'homme [1]. Par contre, on trouve assez souvent des monstres (*anadidymes*) chez lesquels deux têtes (*dicéphales*) ou deux troncs (*dicormes*) sont portés par un seul corps. On rencontre tous les degrés possibles de cette anomalie. Pour l'expliquer, il faut admettre que les deux lignes primitives étaient très rapprochées l'une de l'autre par leur extrémité antérieure et qu'elles se sont développées toutes deux vers un même point de la périphérie de l'*area pellucida*. Plus elles sont rapprochées à l'origine, plus ces deux lignes primitives ont de tendance à se réunir, à se recouvrir et à se confondre en une ligne unique.

Il existe un groupe particulier de monstres doubles dans lequel un seul des deux embryons arrive à son complet développement, tandis que le second s'atrophie de plus en plus. On désigne le premier sous le nom d'*autosite*, le second est le *parasite*; on leur applique également la dénomination de *fœtus in fœtu*.

On sait que, même chez les jumeaux bien conformés, l'un peut être bien vigoureux, tandis que l'autre est faible et très petit. On a quelquefois considéré, à tort, le jumeau le plus faible comme un produit plus jeune et on a voulu se servir de ce fait pour admettre la possibilité d'une conception pendant la grossesse.

Quelquefois les deux jumeaux différemment développés forment un monstre double. Chez l'*épicome*, on trouve sur la tête de l'autosite une seconde tête dont le sommet adhère au sommet de la première. Il s'agit là, d'un céphalopage qui s'est atrophié d'un côté. Chez l'*épignathe*, le parasite est réduit à la mâchoire inférieure qui est fixée sur le côté et en arrière de la mâchoire inférieure de l'autosite. L'*hétérodidyme* est un autosite viable qui porte, à la façon du thoracodidyme, un

---

1. [Lereboullet, *Recherches sur les monstruosités du brochet, observées dans l'œuf*, (*Ann. des sciences nat. zool.*, 1861, 1863, 1864).]

petit parasite assujetti sur le devant de la poitrine. Chez le *notomèle* et le *pygomèle*, le parasite est réduit à une seule extrémité fixée entre les épaules ou sur le sacrum de l'autosite.

Dans tous ces cas, il s'agit de ce que l'on a appelé *fœtus in fœtu* par *implantation ;* dans le *fœtus in fœtu* par *inclusion,* dans l'inclusion fœtale, le parasite est renfermé dans l'autosite ou du moins recouvert par la peau de l'autosite. Les tumeurs congénitales du coccyx et du palais fournissent les faits les plus importants de ce groupe. On trouve, par exemple, à la partie inférieure coccygienne de la colonne vertébrale, des tumeurs pouvant atteindre le volume d'une tête d'adulte et recouvertes de toutes parts par la peau. La masse principale de ces tumeurs est constituée fréquemment par du sarcome mélanique ; mais dans son intérieur, on découvre diverses parties d'un corps fœtal, des membres entiers, quelquefois des os plats, ou des éléments ressemblant à un maxillaire et garnis de dents, etc. On rencontre également à la partie toute supérieure de la colonne vertébrale des tumeurs fixées par un pédicule sur la selle turcique, passant par le voile du palais dans l'intérieur de la cavité buccale, et formant même hors de la bouche des masses irrégulières. Pour ces tumeurs aussi, la partie essentielle est composée d'un tissu sarcomateux. Mais entre les diverses masses, on voit pendre des bras ou des jambes incomplètement développées, ou bien on y découvre un visage reconnaissable à deux points pigmentés représentant les yeux et à un orifice buccal.

2° Vices du développement intra-utérin.

(Vices de formation.)

La science moderne s'est attachée avec une véritable prédilection à étudier le mode de formation de l'ensemble et des diverses parties de notre corps. Avec un peu d'imagination, nous pouvons déjà nous représenter ce processus ininterrompu qui, à travers les diverses transformations des feuillets de l'embryon, aboutit à la forme définitive du corps humain. Ce n'est pas ici le lieu de décrire, même d'une façon très succincte, comment les feuillets s'épaississent, se replient, se soulèvent, se renversent, se cloisonnent ou résorbent leurs cloisons, jusqu'à ce qu'enfin leurs bords arrivent à se souder et à constituer la première cavité du corps. Un grand nombre de monstruosités et de malformations congénitales de certains organes sont l'expression des troubles qui peuvent survenir dans ces diverses évolutions, soit qu'elles tiennent à une imperfection du germe lui-même, soit qu'elles dépendent d'une altération pathologique ou d'une situation défectueuse de l'embryon [1].

C'est à un défaut dans la poussée formatrice qu'il faut rapporter en première ligne l'occlusion incomplète des diverses cavités du corps, les *fentes congénitales* [2]. Le diverticulum de Meckel dans l'intestin grêle est le premier degré d'une occlusion tardive de l'ombilic, puis vient la *hernie congénitale de l'ombilic* et l'éventration complète avec procidence d'un ou

---

1. [C'est à I. Geoffroy Saint-Hilaire que revient l'honneur d'avoir démontré l'importance si considérable de l'arrêt de développement dans la production des monstruosités. Ce fait, entrevu déjà par Harvey, par Haller, par Wolff, a été entièrement confirmé par les recherches expérimentales de Dareste. Suivant la définition de ce dernier observateur, l'arrêt de développement consiste dans la permanence d'un état embryonnaire qui n'est ordinairement que transitoire, et il peut se manifester de trois façons : 1° un organe ne se forme point (ex. acéphalie) ; 2° un organe reste arrêté dans certaines conditions embryonnaires, il continue alors à s'accroître, mais il diffère de ce qu'il est chez les êtres adultes de la même espèce (ex. fissure spinale, bec-de-lièvre) ; 3° un organe, qui n'est que transitoire pendant la vie embryonnaire et qui doit disparaître à une certaine époque, persiste au delà de l'époque ordinaire de sa disparition (ex. persistance du canal artériel) ; 4° enfin l'arrêt de développement peut se produire sur les annexes, sur l'amnios en particulier, et retentir par là sur le développement de l'embryon (arrêt du développement de certaines parties ou de tout l'embryon, déviations congénitales de la colonne vertébrale et des membres, adhérences). La démonstration expérimentale de ces principes est fournie par Dareste dans son remarquable ouvrage sur la *Production des monstruosités*.]

2. [Pour l'étude pathogénique de chacune de ces anomalies, nous renvoyons au *Traité de tératologie* de I. Geoffroy Saint-Hilaire.]

de plusieurs organes abdominaux. On peut y ajouter également la fente vésicale (*epispadias*) qui peut se traduire par l'absence de la paroi antérieure de la vessie et du pénis, et même par l'écartement des os du pubis et l'absence de la paroi abdominale jusqu'à la hauteur de l'ombilic. Du côté de la poitrine, nous trouvons l'*hiatus du sternum*, une fente longitudinale de cet os, qui peut être écartée sous l'influence des tractions musculaires, mais est complètement recouverte par la peau.

La réunion imparfaite des arcs pharyngiens et de leurs prolongements donne lieu, du côté de la face, au *bec-de-lièvre* et à la *gueule-de-loup* ; du côté de l'oreille et du cou, à la *fistule congénitale du cou*. Pour les deux premières anomalies, il s'agit d'une soudure incomplète des bourgeons maxillaires supérieurs avec l'os intermaxillaire que forme le bourgeon incisif. On peut rencontrer tous les degrés de cette anomalie depuis une légère encoche de la lèvre supérieure, surtout du côté gauche, jusqu'à un hiatus double de la largeur d'un doigt et qui divise non seulement la lèvre jusque vers la région orbitaire, mais encore le voile du palais et la voûte palatine osseuse. La fistule congénitale du cou résulte de l'occlusion incomplète d'une fente pharyngienne, surtout de celle qui se dirige vers l'oreille.

Il est assez fréquent d'observer une occlusion imparfaite de la cavité cérébro-spinale. Mais on rapporte d'ordinaire ce vice de conformation moins à un défaut du *nisus formativus* qu'à un *état hydropique* précoce du cerveau et de la moelle, à un hydrocéphale interne [1]. L'*hydrocéphalie* est la forme la plus faible de ce vice de conformation. Quand l'hydrocéphalie se forme au moment où le cerveau et la moelle sont

---

1. [Disons cependant que des tératologistes éminents : Meckel, Geoffroy Saint-Hilaire, Dareste, expliquent l'anencéphalie par un arrêt de développement et la font ainsi rentrer dans la loi générale. (Dareste, *loc. cit.*)]

encore à l'état vésiculaire, ces vésicules se rompent, le cerveau et la moelle cessent de se former et il en résulte l'*anencéphalie* ou l'*amyélie*. Dans ces cas, on ne trouve, comme de raison, aucune tendance à la formation d'une boîte crânienne ou d'un canal médullaire. J'ai déjà signalé plus haut (p. 51) la ressemblance si frappante que présentent, au point de vue de la face et du corps tout entier, tous les anencéphales (têtes de grenouilles). Quand le système nerveux manque, l'individualité disparaît.

Quand la période du développement est plus avancée et que l'hydropisie se produit en un point plus localisé du système nerveux, on trouve ces fentes locales du crâne et de la colonne vertébrale que l'on désigne sous le nom d'*encéphalocèle* et de *spina bifida*. Les os et la peau qui recouvrent le cerveau se développent ou s'arrêtent dans leur développement, suivant que le cerveau lui-même s'est développé ou non.

Une pression extérieure d'une certaine durée ne pourrait empêcher le développement du fœtus dans l'utérus qu'autant que le liquide amniotique serait en trop petite quantité, ce liquide paraissant destiné à contre-balancer l'influence fâcheuse d'une pression de ce genre. Ces conditions sont remplies dans les cas de *germinus papyraceus*. Dans ces cas, l'un des jumeaux, bien développé, occupe toute la cavité utérine, tandis que l'autre a été véritablement comprimé contre les parois de l'utérus et s'est transformé en un cadavre petit et aplati. Il s'agit également de jumeaux atrophiés dans les cas de monstres *acardiaques*, chez lesquels, outre le cœur, manque également la tête (*acéphale*) ou bien la tête et le tronc (*acorme*), ou qui sont transformés en une masse informe, recouverte de peau (*anide*) [1].

---

1. [Nous avons signalé plus haut, d'après Dareste, l'importance que l'arrêt de développement de l'amnios présente dans la production de ces monstruosités.]

On explique par une compression partielle, les cas dans lesquels l'une ou l'autre extrémité est restée trop petite. Ainsi le cerveau et la boîte crânienne peuvent ne pas se développer (*microcéphalie*). Dans d'autres cas, les lobes antérieurs seuls avec les bulbes olfactifs et les nerfs optiques se sont atrophiés ; alors manquent aussi la région moyenne de la partie antérieure du crâne et de la partie supérieure de la face jusqu'à la moitié externe des deux yeux, qui se réunissent en un immense œil médian (*cyclopie*). Ailleurs ce sont les extrémités inférieures qui s'atrophient et se confondent (*sirènes*), et dans ces cas, l'implantation vicieuse des membres inférieurs montre que leur réunion les a empêchés de prendre leur direction normale. Les *luxations congénitales* des extrémités et les *pieds bots* peuvent également être attribués à un trouble de l'évolution normale, lié à un défaut d'espace dans l'intérieur de l'utérus.

Le dernier groupe de malformations intra-utérines, et le plus intéressant pour le médecin, porte sur les métamorphoses très importantes, mais un peu compliquées, que subit la circulation embryonnaire pour donner naissance au cœur et aux gros vaisseaux ; par lesquelles les organes génitaux passent de l'état indifférent à l'état masculin ou féminin et suivant lesquelles se forment des canaux d'excrétion séparés pour l'intestin, la vessie et l'appareil génital.

Si le tube cardiaque primitif s'incurve vers la droite, non seulement la pointe du cœur sera dirigée à droite, mais on observera une inversion complète des organes asymétriques ; le foie sera à gauche, l'aorte à droite, la veine cave à gauche (*inversion des viscères*)[1]. Dans d'autres cas, la crosse de l'aorte entre la sous-clavière et le canal artériel peut subir un

---

1. [Dareste (*loc. cit.*) a consacré un long chapitre à l'étude des causes et des particularités de l'inversion des viscères ; nous ne pouvons qu'y renvoyer le lecteur.]

arrêt de développement ; le sang est alors forcé de suivre les
voies collatérales dilatées de la mammaire interne, de la
sus-scapulaire, de la cervicale transverse et d'autres artères
du tronc pour arriver aux parties irriguées par les ramifications de l'aorte descendante. La formation tardive des cloisons du cœur est, par contre, d'un effet salutaire dans le cas
où se produit de bonne heure une *sténose inflammatoire de
l'artère pulmonaire et des valvules pulmonaires*. Dans ce cas, le
sang qui, après l'accouchement, ne peut arriver au poumon
par les voies habituelles, passe à travers le trou ovale resté
perméable et par une fente de la cloison ventriculaire pour
arriver dans le cœur gauche, l'aorte, et par le canal artériel
pénètre ainsi dans le poumon. C'est là une conformation bien
défectueuse, comme nous le voyons par l'étude de la *cyanose*,
mais qui, pour un temps est compatible avec la vie [1].

Les vices de conformation de l'appareil génital portent
d'ordinaire sur la moitié inférieure des canaux de Müller
qui doivent former l'utérus. Il se produit un *utérus bicorne*
quand les conduits de Müller ne se sont soudés en un canal
unique qu'à partir de l'orifice interne ; un *utérus bipartitus*
quand ils se sont bien réunis, mais que leurs cavités sont
restées séparées par une cloison, un *utérus unicorne* quand un
seul des conduits de Müller s'est développé. L'utérus manque
quand les deux conduits se sont atrophiés.

Quand les organes génitaux n'évoluent pas vers un type
bien défini, masculin ou féminin, on obtient *l'hermaphrodisme*. Cette malformation est d'ordinaire plus prononcée sur
les organes externes que sur les organes internes, et quand
on étudie au microscope une glande génitale, on trouve qu'il

----

1. [Voir H. Gintrac, art. *Cyanose*, in *Nouveau Dictionnaire de médecine et de
chirurgie pratiques*, t. X ; Grancher, art. *Cyanose*, in *Dictionnaire encyclopédique
des sciences médicales* ; Cadet de Gassicourt, *Traité clinique des maladies de
l'enfance*, t. II, Paris, 1882.]

s’agit en réalité d’individus masculins. Une petite fente située à la face interne du pénis et partant du méat constitue la première tendance vers l’hermaphrodisme. A un degré plus avancé, cette fente pénienne s’étend jusqu’à l’extrémité du pénis, qui prend l’aspect du clitoris, tandis que le prépuce forme de chaque côté un repli longitudinal. Ces plis longitudinaux ressemblent d’autant plus à des petites lèvres que le pénis lui-même prend davantage l’aspect d’un clitoris. Plus en dedans, on trouve l’utricule prostatique transformé en un organe d’une certaine longueur et dont le fond dépasse de beaucoup la prostate atrophiée ; on rencontre les ligaments ronds et les ligaments larges, ceux-ci contenant les glandes génitales. Au lieu du scrotum, on trouve de chaque côté un repli qui rappelle parfaitement les grandes lèvres. D’ordinaire, ces replis sont vides ; mais il est des cas dans lesquels un des testicules du moins est descendu ; du reste, l’hermaphrodisme est, en règle générale, plus prononcé d’un côté que de l’autre. On n’a observé qu’une seule fois chez l’homme, un hermaphrodisme vrai dans lequel les testicules et les ovaires se rencontraient sur le même individu. Dans ce cas, les organes génitaux externes avaient plutôt l’apparence mâle.

C’est vers la quatrième semaine de la vie fœtale que le *cloaque* qui comprend les extrémités du rectum, de l’urèthre et chez la femme du vagin se cloisonne pour former à chacun de ces conduits un orifice séparé. Quand l’une ou les deux de ces cloisons n’arrivent pas assez bas, le cloaque persiste et il en résulte une infirmité surtout fâcheuse par suite de l’inocclusion de la vessie.

On rencontre plus fréquemment l’*atrésie simple de l’anus,* qui résulte de ce fait que la dépression anale n’est pas assez profonde pour se mettre en communication avec la partie inférieure de l’intestin.

3° VICES DE DÉVELOPPEMENT QUI NE SE MANIFESTENT QUE PENDANT LA VIE EXTRA-UTÉRINE.

Nous arrivons à une question bien difficile : celle de la faiblesse congénitale de certains organes, de certains systèmes, de certaines parties de notre corps, qui au moment de la naissance ne se traduit encore par aucune anomalie appréciable, et ne se révèle que dans la suite, comme un trouble morbide soit fonctionnel, soit matériel.

On sait que, pendant toute la durée du développement extra-utérin, jusqu'au moment où la croissance est terminée, tous les organes du corps ne subissent pas un accroissement uniforme, mais qu'au contraire les différences que l'on observe dans le développement intra-utérin se poursuivent pendant la vie extra-utérine. L'accroissement des divers organes peut être comparé à une course dans laquelle c'est tantôt l'un, tantôt l'autre des organes qui tient la tête. Au moment de la naissance, le cerveau et le foie sont de beaucoup avant les autres. Avec l'établissement de la respiration et de la digestion, le poumon et l'intestin passent au premier rang. Puis vient le moment où l'enfant apprend à se tenir, à marcher, à se servir de son appareil musculo-moteur. Aussi voyons-nous depuis la fin de la première jusqu'à la fin de la cinquième année, un accroissement considérable des os et des muscles ainsi que des nerfs qui y aboutissent. La même poussée se reproduit plus tard entre la quinzième et la vingtième année, dans cette période pendant laquelle le corps s'accroît rapidement pour atteindre les dimensions voulues. A cette époque, le sang et les vaisseaux sanguins, le cœur surtout, sont bien en arrière ; et cependant c'est le moment où le développement des organes génitaux et l'excitabilité psychique qui en résulte, réclament une quantité de sang plus considérable qu'auparavant : nous comprenons ainsi pourquoi l'établissement de la puberté est d'ordinaire une période particulièrement troublée de la croissance [1].

C'est à ces époques où se montre un défaut d'équilibre entre les organes en voie de se développer qu'apparaît souvent la première manifestation d'une faiblesse congénitale. Une tare héréditaire du système nerveux se traduit par la réapparition des *névroses* des parents ou des aïeux, mais avec cette restriction qu'une névrose peut en remplacer une autre, qu'à certaines névroses des ancêtres peuvent même se substituer des syndromes moins nets ou des altérations anatomiques du cerveau et de la moelle. L'épilepsie, les psychoses, l'hystérie, l'idiotie, la grande chorée avec arrêt de développement du cerveau, même l'hydrocéphalie, se montrent à ce moment. Puis viennent les *paralysies des sphincters,* la lagophthalmie, l'incontinence nocturne d'urine, la spermatorrhée, la chute de la lèvre inférieure ; les défauts d'accommodation, le daltonisme, commencent aussi à se manifester ; bref, partout où le système nerveux joue le principal rôle, nous voyons se montrer cette faculté toute spéciale du système nerveux à prendre un cachet individuel et à le transmettre des parents à leur descendance.

C'est encore aux moments où se fait un accroissement plus rapide des organes que se développent la plupart des *tumeurs*. J'ai montré plus haut comment je comprends la participation ou plutôt la non-intervention du système nerveux dans la production des tumeurs (p. 51). Il faut ajouter que le moment où les organes se développent est également un moment où ils sont plus excitables. C'est ce que démontrent le mieux certains états inflammatoires ou subinflamma-

---

1. [Voir Bouchut, *Traité pratique des maladies des nouveau-nés, etc.*, Paris, 1878 ; Gombault, art. *Croissance*, in *Nouveau Dictionnaire de médecine et de chirurgie pratiques*, t. **X** ; Dally, art. *Croissance*, in *Dict. encycl. des sciences médicales.*]

toires du système osseux. Sans doute, nous ne pouvons pas placer exclusivement la cause du *rachitisme* dans un trouble morbide, on pourrait presque dire inflammatoire, du développement des os. Qu'on fasse intervenir encore la transmission héréditaire d'une maladie infectieuse (syphilis)[1] ou une anomalie individuelle de l'échange élémentaire, il est évident que l'action de ces deux causes est continuelle, mais qu'elles n'agissent cependant sur le système osseux qu'aux deux périodes du plus grand développement des os, c'est-à-dire pendant les premières années de la vie extra-utérine, et à l'époque de l'établissement de la puberté (rachitisme précoce et rachitisme tardif). Le même fait s'observe pour le *crétinisme* qui se rapproche du rachitisme par son influence sur le développement des os, en empêchant la transformation du cartilage en tissu osseux et en modifiant ainsi la forme du crâne et du squelette. La tuberculose héréditaire atteint également les os en voie de développement et l'on sait que la moitié au moins des cas de *carie fongueuse* (phthisie des os) appartient au jeune âge.

Même les modifications anatomiques qui accompagnent le développement des os passent facilement à l'inflammation ou à la production de tumeurs. Citons comme exemples la périostite et l'ostéite ossifiante, la myélite raréfiante, et les faits nombreux d'ecchondroses, d'exostoses, de périostoses, d'hyperostoses[2]. Pour me résumer : la poussée de croissance

---

1. [L'opinion qui établit un rapport entre la syphilis des parents et le rachitisme, défendue autrefois déjà par Boerhaave, Van Swieten, Portal, Boyer, a trouvé un éminent défenseur dans le professeur Parrot, pour qui « le rachitisme est toujours une manifestation de la syphilis héréditaire, dont il constitue la première étape, manifestation qui peut d'ailleurs être isolée de tout autre accident de la syphilis secondaire ou tertiaire ». (Parrot, *Syphilis et rachitisme,* in *Progrès médical,* 1880 ; Lannelongue, art. *Rachitisme,* in *Nouveau Dictionnaire de médecine et de chirurgie pratiques,* t. XXX.)]

2. [M. le professeur Gosselin a particulièrement insisté sur l'influence de la croissance dans le développement de l'ongle incarné, des exostoses épiphysaires, qu'il appelle des aberrations de l'adolescence, de l'ostéo-arthrite épiphysaire aiguë (ostéite épiphysaire, périostite phlegmoneuse), de l'artho-ostéite tarsienne ou tarsalgie des adolescents. (Gosselin, *Clinique chirurgicale de l'hôpital de la Charité.* 3ᵉ édition, tome I, 1879.)]

diminue la cohésion des diverses parties du système osseux et le rend d'autant plus impressionnable aux excitations extérieures qu'il s'y joint encore une faiblesse locale dans le plan du développement individuel ; il en résulte soit une inflammation, soit une tumeur. J'ai choisi le système osseux comme exemple afin d'indiquer les points les plus saillants dans l'étude des maladies de croissance ; je dois laisser au lecteur le soin de rechercher les mêmes faits pour les autres organes.

Je ne puis que signaler ici un groupe important de maladies par excès de développement local, je veux parler des *tumeurs*. J'ai déjà traité cette question dans la partie générale de notre étude ; je me contenterai de dire que, pour un grand nombre de tumeurs, nous ne pouvons découvrir d'autre cause qu'une faiblesse parfois innée des rapports qui unissent certains groupes cellulaires avec les organes d'union, et surtout avec le système nerveux ; c'est à cette faiblesse, qui peut également être acquise, qu'il faut rapporter les autres causes prédisposantes des tumeurs. Je ne fais que mentionner les états inflammatoires, les cicatrices, etc., et surtout l'involution sénile de tout l'organisme, qui favorise l'émancipation de certains tissus déjà plus ou moins indépendants, surtout de l'épithélium et qui, soit seule, soit associée à quelque inflammation chronique, donne lieu facilement à la production de carcinomes (V. encore p. 378).

IV. — Maladies par surmènement.

Tout organe qui fonctionne d'une façon exagérée se fatigue au bout d'un certain temps et a besoin de repos pour se remettre et redevenir capable d'un nouveau travail. Si ce repos lui est refusé, si des excitations continuelles, bien que physiologiques, viennent lui demander de nouveaux efforts, il se plie jusqu'à un certain point à ces exigences et travaille davantage ; mais il est à craindre que ce surmènement n'entraîne pour l'organe lui-même et pour l'économie tout entière des conséquences fâcheuses et durables.

Nous avons vu plus haut (p. 16) quels moyens l'organisme a à sa disposition pour soutenir les organes quand ils sont obligés de fournir un travail plus considérable. Mais l'hypérémie de fonctionnement qu'il emploie tout d'abord, signifie pour l'organe qui fonctionne non seulement : plus d'éléments nutritifs pour remplacer ceux qui sont usés pendant le travail ; mais aussi : plus d'oxygène pour le travail lui-même ; et travail est synonyme de combustion. Là, comme presque partout, la destruction va plus vite que la reconstruction. Aussi l'organe qui travaille a-t-il besoin de temps en temps d'un certain repos pour permettre à la nutrition de faire équilibre à la déperdition. Mais qu'au lieu de cette période de relâche, le système nerveux donne constamment le signal d'un nouveau travail et d'une nouvelle hypérémie, il en résultera un double danger. D'une part, il est à craindre que la substance des cellules qui fonctionnent subisse une déperdition trop prononcée, que l'organe soit usé, atrophié même ou du moins tellement épuisé qu'il faille un long repos pour lui permettre de se rétablir. D'autre part, l'hypérémie de fonctionnement constitue elle-même, quand elle persiste trop longtemps, un danger sérieux. Plus une hypérémie artérielle a duré, plus elle a de peine à disparaître. Les parois vasculaires et surtout les parois veineuses qui ont dû subir longtemps une dilatation passive, tendent à se relâcher, et plus le retour à l'état normal tarde à se faire, plus l'hypérémie active prend la signification d'un état morbide propre qui peut devenir le point de départ d'altérations vraiment inflammatoires [1].

---

1. [Les physiologistes ont depuis longtemps étudié l'influence de la fatigue ou d'un repos trop prolongé sur la nutrition et l'activité des éléments anato-

Le surmènement et les maladies qui en résultent, s'observent surtout dans les organes de la sensibilité et de la motilité. Par un emploi immodéré des forces de tension qui sont accumulées en réserve dans le système nerveux central, nous pouvons arriver à une excitation toujours nouvelle et suffisante des appareils terminaux même fatigués et par là moins excitables. Dans les organes qui président à la nutrition et à la reproduction, on peut également arriver au surmènement ; mais, là encore, c'est par un abus du libre arbitre que nous concentrons inutilement les excitations physiologiques sur ces organes et que nous les forçons à un fonctionnement exagéré et partant nuisible.

Du reste, il faut bien dire que si le surmènement est une cause bien réelle de maladie, il est rare que son influence se traduise par un tableau morbide bien défini ; le plus souvent, nous nous trouvons en présence de symptômes liés à diverses causes et pour lesquels le surmènement n'agit que comme cause occasionnelle et déterminante.

La plupart des aliénés doivent l'établissement définitif, l'explosion de leur maladie à une surexcitation fonctionnelle de l'écorce cérébrale. Si le fond de la maladie réside dans une faiblesse congénitale, héréditaire ou acquise du cerveau, l'état actuel consiste dans une activité exagérée des cellules corticales qui a entraîné une hypérémie tout aussi excessive, mais plus durable de l'écorce. Avec cette hypérémie persistante s'établit un cercle vicieux. L'écorce hypérémiée est par cela même plus active. L'hypérémie entretient de son côté

---

miques. Nous savons que la fatigue modifie l'état électrique des muscles, y augmente la consommation d'oxygène et la production d'acide carbonique, en change la réaction qui devient acide et y accumule les produits des combustions dont ils sont le siège. Elle altère leur excitabilité et diminue leur travail utile. Il en est de même pour les organes de l'innervation et le système glandulaire. (Voir Beaunis, *Nouveaux Éléments de physiologie humaine*, 1881.) Transportée dans la pathologie, cette notion étiologique du surmènement et de la fatigue est pleine de faits et d'enseignements pratiques.]

cette exagération fonctionnelle, et heureux le malade qui trouve un médecin assez habile pour interrompre, fût-ce par les moyens les plus énergiques, ce cercle vicieux[1].

Le surmènement des organes de reproduction pendant le coït ou pendant les autres excitations sexuelles analogues, est peut-être plus souvent qu'on ne pense la cause de maladies par surmènement et spécialement d'atrophies. Certaines de ces maladies ne s'observent que dans le sexe masculin. Tandis que la nature n'a donné à l'homme qu'une puissance génitale limitée, elle lui a donné par contre ce désir immodéré qui est nécessaire à la conservation de l'espèce. Aussi l'homme arrive-t-il à exiger de ses organes reproducteurs plus qu'ils ne peuvent lui donner et finit-il par subir les conséquences du surmènement qu'il leur impose. Je suis, pour ma part, tenté de rapporter *à priori* toutes les affections nerveuses spéciales au sexe masculin à des excès *in venere,* tout en reconnaissant qu'il m'est impossible à moi, comme à tout autre médecin, de mesurer jamais la véritable valeur de ce facteur étiologique[2].

On considère habituellement la myopie comme la conséquence du surmènement. Dans la plupart des cas, il s'agit là

---

1. [L'influence des fatigues cérébrales ne se borne pas à jouer un rôle important dans l'étiologie des maladies mentales; elle prédispose encore aux altérations organiques communes de l'encéphale (hémorrhagie, ramollissement), et aux complications cérébrales dans le cours des maladies fébriles (forme cérébrale de la fièvre typhoïde, rhumatisme cérébral).

Le surmènement est encore considéré, avec raison, comme une cause prédisposante de diverses affections bulbaires et spinales. Des marches forcées ont été souvent les causes déterminantes du développement de certaines myélites diffuses, de l'atrophie musculaire progressive ; on a signalé les fatigues vocales dans l'étiologie des paralysies bulbaires. De même que l'abus des excitations centrifuges, l'abus des excitations centripètes peut retentir sur les noyaux sensitifs de la moelle ; la clinique nous montre souvent cette cause dans l'étiologie du *tabes dorsualis* non syphilitique. Hallopeau, *Traité élém. de pathologie générale,* 1884; *Des Myélites chroniques diffuses (Arch. gén. de médecine,* 1871-1872), *Des Paralysies bulbaires,* th. d'agrég. 1875.]

2. [Outre un grand nombre d'affections organiques et fonctionnelles du système nerveux, l'anémie, la dyspepsie, l'hypochondrie, reconnaissent bien souvent comme cause, un abus des excitations génitales. Voir aussi Carrieu, *De la Fatigue et de son influence pathogénique,* Paris 1878.]

d'une disposition héréditaire. Cependant, bien des myopes rapportent l'origine de leur mal à une fatigue des yeux par la lecture de petits caractères, à des travaux faits sous un éclairage insuffisant, etc. Un mobilier scolaire défectueux, avec des tables trop hautes ou trop basses, des bancs trop éloignés des tables, etc., constitue également un facteur de première importance. Sans doute une tension trop prolongée de l'accommodation ne suffit pas à elle seule à produire un allongement persistant de l'axe visuel, mais ce résultat s'obtient quand, à cette tension, s'ajoute une convergence trop forte des axes visuels, la contraction des muscles oculaires qui allonge le bulbe de l'œil et finit par distendre la sclérotique, ainsi que la stase sanguine qui se produit dans l'œil par suite d'une trop forte inclinaison de la tête et facilite le ramollissement de cette membrane. Comme tous ces phénomènes se produisent également jusqu'à un certain degré dans les conditions normales, la myopie est précisément un bon exemple des conséquences qu'entraîne l'abus d'un organe par surmènement.

V. — Maladies d'involution[1].

La nature a réservé en général à tous les êtres vivants une mort très douce, la mort par régression progressive (*involution*) de tous les organes. Vers 30 ans, le corps a atteint son complet développement ; entre 50 et 60 ans, commence l'involution. La formation du sang diminue ; la femme cesse de laisser écouler périodiquement le sang formé en excès pendant le mois ; la nature devient de plus en plus avare de ce tissu nourricier par excellence. Elle ne peut plus

---

1. [Voir M. Durand-Fardel, *Traité clinique et pratique des maladies des vieillards*, 1854 ; Charcot, *Leçons sur les maladies des vieillards*, 2ᵉ édit., 1874 ; Tourdes, art. *Age*, in *Dict. encycl. des sciences médicales*.]

comme autrefois fournir à plusieurs organes en même temps, les éléments d'une hypérémie de fonctionnement ; quand l'estomac a besoin d'une plus grande quantité de sang, le cerveau doit se reposer, et réciproquement. Elle ne peut plus que d'une façon rare et incomplète détourner au profit de certains organes, des organes sexuels, par exemple, une plus forte quantité de sang. Avec la diminution de la masse du sang, diminue aussi la turgescence vitale des tissus. La peau se dessèche et se ride, la dureté du muscle en contraction se perd, et même le panicule adipeux qui, en se développant, a pu masquer pendant un certain temps l'atrophie progressive des tissus, devient plus lâche et plus mou, et ne nous donne plus qu'une image bien imparfaite de la rondeur classique des formes de la jeunesse.

Tous les organes et tous les tissus doivent nécessairement pâtir de cet affaiblissement de la nutrition générale. Mais les organes ne demandent pas tous la même quantité de sang pour y puiser les éléments de leur nutrition, les uns exigent un apport riche et ininterrompu, d'autres peuvent presque s'en passer complètement. Ceux-là : le cœur[1] et le foie, traduisent de bonne heure les privations qu'ils ont à subir par une atrophie de leurs cellules principales ; ceux-ci : les tissus conjonctifs, les membranes, les tendons, les ligaments, les gaînes, etc., persistent sans changement dans leur volume normal. Entre ces deux extrêmes se placent tous les autres organes du corps. Après le foie se trouve le poumon, puis le système nerveux, ensuite le système musculaire, enfin les éléments épithéliaux[2].

---

1. [Il faut remarquer cependant, avec la plupart des auteurs, que le cœur des vieillards est souvent hypertrophié, cette hypertrophie étant liée à l'état athéromateux si fréquent de tout le système artériel.]

2. [Après avoir esquissé à grand trait la physiologie de la vieillesse, M. le professeur Charcot arrive également à cette conclusion que toutes les altérations anatomiques des organes et des tissus peuvent se résumer en un seul mot : l'atrophie. A un premier degré, c'est un processus d'atrophie simple ; les éléments anatomiques diminuent progressivement de volume,

On pourrait croire, d'après cela, que je cherche à rapporter toute l'involution sénile à cette diminution dans la formation du sang. Il n'en est rien. Il me semble au contraire
que chaque organe de notre corps a une durée propre, bien
définie, en rapport avec les diverses phases du développement de l'individu, qu'il est conformé, en un mot, pour durer
un temps donné. Ces différences individuelles sont surtout
très prononcées pour l'appareil circulatoire, les organes des
sens et les glandes génitales. On y rencontre certaines formes d'involution prématurée que l'on ne saurait expliquer
par un abus du fonctionnement physiologique.

Les fonctions d'un organe sont plus ou moins conservées
suivant que cet organe a été soumis à un fonctionnement
régulier, qu'il n'a pas été exercé, ou qu'enfin il a été surmené. Toutes ces conditions influent tout d'abord sur son
développement et l'état de sa nutrition, comme nous l'avons
vu plus haut (p. 15), mais les avantages qui résultent de cette
hypertrophie de fonctionnement constituent un capital dont
l'organe en vieillissant peut se servir longtemps encore. C'est
ainsi qu'un exercice méthodique facilite les fonctions du
poumon, fortifie les muscles et le larynx. D'autre part, le
défaut d'exercice, de même que l'usage excessif entraîne
l'impuissance prématurée et finalement l'atrophie de l'organe. Aujourd'hui que la division du travail se propage de
plus en plus, que beaucoup d'ouvriers n'ont, pendant toute
la journée, qu'à répéter, comme des automates, un même
mouvement à intervalles réguliers, ces faits ne doivent plus
nous surprendre.

Il est à peine besoin de dire que les altérations pathologiques qu'un organe a dû subir, influent d'une façon très

---

mais sans présenter dans leur structure aucune modification essentielle. A un
degré plus avancé, l'atrophie s'accompagne d'un travail de dégénération; les
éléments deviennent le siège d'infiltrations pigmentaires, graisseuses, calcaires,
etc. (Charcot, *Leçons cliniques sur les maladies des vieillards*, 2ᵉ édit., 1874).]

marquée sur sa puissance et sa durée. En première ligne se placent les inflammations chroniques, surtout celles que provoque l'abus des spiritueux.

Bornons-nous à ces quelques causes de la vieillesse normale ou prématurée.

Cette sénilité peut-elle, doit-elle être appelée maladie? Ce point peut être discuté ; mais ce qui est indiscutable, c'est que les tissus en vieillissant présentent un phénomène tout spécial qui est moins une cause de maladie qu'une maladie effective ; je veux parler de la *prolifération sénile des tissus*. Les épithéliums et le tissu osseux, peut-être aussi la tunique interne des artères, sont tout particulièrement sujets à cette prolifération sénile ; les carcinomes épithéliaux, l'arthrite déformante et l'endartérite chronique sont parmi les maladies de la vieillesse les plus importantes de celles qui rentrent dans cette catégorie.

Le fait que ces tissus commencent à se développer par division cellulaire et à prendre un accroissement démesuré juste au moment où est donné le signal d'une régression générale, constitue un de ces paradoxes pathologiques sur la nature intime desquels nous ne pouvons faire que de vagues hypothèses.

La plus séduisante parmi ces hypothèses est celle de Thiersch, qui admet que les tissus *épithéliaux* doivent subir une sorte d'*accroissement compensateur* au moment où la turgescence vitale diminue dans les vaisseaux sanguins et le tissu connectif. A l'état normal, la multiplication des épithéliums se fait du côté du tissu conjonctif, il n'y aurait donc rien d'étonnant à ce qu'il se fît de ce côté une accumulation des épithéliums de nouvelle formation, c'est-à-dire à ce que les limites de l'épithélium s'avançassent vers l'intérieur ; mais à l'état normal aussi, la moindre résistance existe vers l'extérieur, c'est donc de ce côté que doit se faire le développement de ce tissu : que, comme le suppose Thiersch, le siège de la moindre résistance se déplace dans l'âge avancé, et l'épithélium tendra à proliférer dans le tissu connectif, c'est-à-dire donnera lieu à des dégénérescences carcinomateuses.

Pour ma part, j'invoquerais encore deux autres causes pour expliquer l'apparition du carcinome en un point déterminé. C'est d'abord l'état subinflammatoire que présente d'habitude le point sur lequel la maladie va se développer ; l'infiltration cellulaire qui en résulte donne lieu à un ramollissement, à une fonte des fibres connectives et diminue aussi la résistance du terrain vis-à-vis de l'épithélium qui tend à y proliférer. En second lieu, c'est la grande indépendance que présente le développement du tissu épithélial. L'épithélium ne subit jamais d'une façon complète cet arrêt de développement auquel sont soumis tous les autres organes à partir de la vingtième année. Par suite de la chute incessante des cellules les plus vieilles, l'épithélium subit des pertes continuelles qui sont constamment remplacées par la production de cellules jeunes. Le degré de ce développement est probablement fixé par le système nerveux. Nous avons accordé plus haut (p. 51) au système nerveux une influence très grande sur la fixation des limites du développement normal ; la découverte récente de terminaisons nerveuses dans l'épithélium nous permet de lui attribuer aussi ce même rôle sur le développement épithélial. Cette influence du système nerveux peut varier dans de grandes limites ; si originairement cette influence est faible sur tous les points, si à certains endroits il existe de plus une cause héréditaire de faiblesse, s'il s'y ajoute d'autres raisons encore et surtout un relâchement inflammatoire du tissu connectif qui soutient l'épithélium, on comprend très bien que l'action modératrice du système nerveux sur la croissance sortit oublée ou complètement annihilée. Toutes ces hypothèses ont sans doute quelque chose de hasardeux ; mais je ne saurais m'expliquer autrement des faits qui se présentent à l'observation quotidienne.

Le plus souvent, le *carcinome sénile* atteint la peau, puis l'estomac et l'intestin, l'utérus, la prostate, etc.

Le *malum senile articulorum* (arthrite déformante)[1] se traduit d'une façon générale par la tendance de tout le système osseux à une hyperplasie périphérique. On trouve des excroissances cartilagineuses non seulement sur les bords des cartilages articulaires où elles donnent lieu aux déformations caractéristiques de l'arthrite déformante, mais aussi sous le périchondre des cartilages costaux, et même des anneaux cartilagineux de la trachée. Les altérations des cartilages costaux sont les plus fréquentes et comme il est très facile d'en faire l'étude microscopique, je choisirai une coupe assez fine d'un cartilage costal pour y étudier les modifications histologiques et tâcher d'en reconnaître la nature.

Si l'on examine toute la coupe à un faible grossissement, on voit tout d'abord qu'elle est divisée, par des lignes assez larges, en un certain nombre, environ 6 ou 7, de petits territoires. D'ordinaire, une portion centrale plus grande, arrondie est entourée de parties plus petites, ovalaires. Dans les lignes de démarcation fortement réfringentes, la substance fondamentale du cartilage présente une segmentation fibrillaire et subit un ramollissement progressif, tandis que dans l'intérieur des petits territoires, elle offre un aspect homogène, fortement transparent. Le tissu cartilagineux subit donc divers troubles de nutrition que nous pouvons considérer comme la cause primitive de l'altération et rattacher directement à la sénilité. Mais à ce trouble de nutrition s'ajoute d'une façon très prononcée un second élément. Les cellules

---

1. [Voir Charcot, th. Doctorat, Paris, 1853, et *Leçons sur les maladies des vieillards;* Cornil et Ranvier, *Manuel d'histologie pathologique,* 1884 ; G Homolle, art. *Rhumatisme,* in *Nouveau Dictionnaire de médecine et de chirurgie pratiques,* t. XXXI.]

du cartilage sont partout en voie de prolifération. Il en résulte du côté du périchondre de petites éminences arrondies ou coniques, uniquement constituées par un tissu cartilagineux riche en cellules et presque embryonnaire. C'est là la cause essentielle de la déformation si prononcée de la surface du cartilage. Bien plus, les cellules centrales, celles même qui occupent les portions où le cartilage est ramolli, se sont également multipliées. A la place d'une seule cellule, nous trouvons un amas de cellules arrondies ; 10-20 cellules-filles se trouvent ainsi renfermées dans la capsule de la cellule-mère. Nous pouvons juger par là de la puissance de prolifération que possède une cellule de cartilage, même vieillie, et nous sommes amenés à nous demander quelle est la cause de cette multiplication cellulaire. Pour le mal sénile des articulations, on s'est contenté d'admettre une irritation inflammatoire ; d'où le nom d'arthrite déformante. A mon avis, on doit songer aussi, pour expliquer cette prolifération sénile des tissus, à une diminution de l'influence nerveuse sur l'assimilation cellulaire. En même temps que la nutrition du cartilage par le sang, a diminué également l'action modératrice du système nerveux sur la formation cellulaire, et les cellules, avant de disparaître, ont une dernière fois manifesté la plus élémentaire de leurs propriétés, l'assimilation. De ce que jusqu'ici on n'ait pas encore découvert de nerfs dans le cartilage, on n'est pas autorisé à conclure que le tissu cartilagineux est soustrait à l'influence nerveuse ; et ma manière de voir peut s'appuyer encore sur ce fait que des cas d'arthrite déformante ont pu rétrocéder sous l'influence du courant constant.

Nous sommes beaucoup plus embarrassés pour expliquer l'*artérite déformante* [1], le processus athéromateux des artères.

---

1. [Voir Cornil et Ranvier, *Man. d'histologie pathologique*, 1884.]

Depuis que Köster a démontré, au niveau des plaques sclérosées de la tunique interne, une hypérémie des vaso-moteurs et une infiltration cellulaire au pourtour, il est évident que nous avons affaire là à une inflammation véritable, bien que faible et insidieuse. J'ai moi-même repris ces recherches avec une grande attention et j'ai pu en confirmer toute l'exactitude. Mais quelle est la cause de cette inflammation chronique et comment se fait-il qu'à part les cas d'endartérite syphilitique des artères cérébrales, nous ne l'observions que chez des sujets âgés ? Il faut cependant que nous trouvions une cause à cette vieillesse naturelle ou pathologiquement prématurée du système artériel. Cette cause, nous devons, si je ne m'abuse, la rechercher dans la dilatation mécanique du tube vasculaire. Par sa constitution, sa composition anatomique, l'artère peut subir une augmentation modérée de tension. Elle se prête même volontiers aux excès de tension qui de temps en temps peuvent lui incomber, et revient ensuite à peu près à son calibre normal. Mais des états fébriles d'une grande intensité et d'une longue durée, l'exagération de l'activité cardiaque sous l'influence de l'alcool, des passions, du travail musculaire, etc., quand ils se renouvellent souvent, en donnant lieu chaque fois à une dilatation passagère des vaisseaux, ne doivent-ils pas avoir une action cumulative et laisser à leur suite un effet durable ? Quel sera cet effet ? Ce sera tout d'abord une dilatation générale du système artériel, comme de fait nous l'observons chez tous les vieillards. Puis une irritation mécanique plus forte dans les points où le tube vasculaire est fixé aux parties ambiantes et empêché de subir les glissements que nécessite toute réplétion exagérée. Ces points sont surtout les origines des diverses artères qui partent de l'aorte, des artères intercostales, bronchiques, mésentériques, rénales et avant tout les origines des gros troncs issus de la crosse aortique. Il faut compter enfin avec la dilatation exagérée des points sur lesquels vient se heurter avec plus de force le courant sanguin, au niveau des courbes et des divisions d'un vaisseau. Sur tous ces points, l'irritation mécanique répétée aurait comme conséquence prochaine une hypérémie persistante des vasa-vasorum, comme suite éloignée l'hyperplasie de la tunique interne. Mais la maladie dans son ensemble rentre, jusqu'à un certain point du moins, dans le cadre des maladies de la vieillesse [1].

1 [L'artérite déformante est de toutes les modifications pathologiques de la vieillesse, la plus fréquente et la plus importante au point de vue de ses conséquences sur les autres organes. Il y a plusieurs années déjà que notre collègue M. E. Demange (de Nancy), dans une remarquable étude du rein sénile, a montré que cette altération est sous la dépendance d'un processus atrophique, qu'elle est intimement liée à l'état athéromateux des artères rénales. Et il ajoutait : « Ce qui se passe dans les reins d'une façon peut-être plus frappante se produit également dans les autres organes, foie, poumons, encéphale, téguments, sous l'influence de la sénilité... La sénilité n'est que la décrépitude des organes, et celle-ci commence dès que leur irrigation est insuffisante, dès que l'athérome apparaît. » C'est le cas de répéter le mot célèbre de Cazalis : « On a l'âge de ses artères. » (E. Demange, *le Rein sénile*, in *Revue médicale de l'Est*, 1879, et *Revue de médecine*, 1884-1885.)]

CONCLUSION.

Dans cette rapide esquisse, j'ai cherché à classer suivant leur importance les espèces morbides naturelles. On pourrait croire que j'ai voulu introduire un nouveau système en pathologie et l'opposer aux nombreux essais de classification qui abondent dans notre histoire médicale. Il ressort cependant de mon exposé que, contrairement à ces divers systèmes, je ne considère pas la maladie prise sur un individu isolé, comme une entité morbide et que je n'essaie pas de classer les cas morbides si nombreux et si divers. Quand je parle de pathologie spéciale, je veux dire que la plupart des cas morbides sont formés par la réunion de plusieurs unités morbides naturelles, celles-ci étant caractérisées par l'unité de la cause morbifique et l'uniformité de son action sur l'organisme. Ce sont ces unités morbides naturelles, ces espèces morbides que j'ai groupées en un chapitre nouveau que je désigne sous le nom de pathologie spéciale dans le sens étroit du mot et que je considère comme la base des connaissances médicales.

Depuis vingt ans, nous assistons à la naissance et à l'évolution de cette pathologie nouvelle. J'ai essayé de mieux la faire connaître en la dégageant du champ si vaste de la pathologie descriptive et casuistique, et en molifiant la forme habituelle de la pathologie générale avec laquelle elle était en grande partie confondue.

TABLE DES MATIÈRES

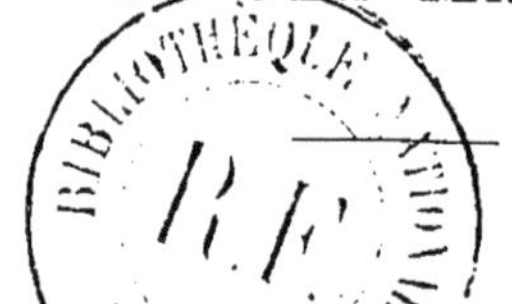

Pages.

a) Troubles de la respiration. 195
b) Troubles des fonctions rénales 201
  α) Urémie. 201
  β) Albuminurie et hydrémie 204
  γ) Glycémie, diabète sucré 208
  δ) Diathèse urique. 212
c) Troubles de la sécrétion biliaire 215
  α) Ictère par résorption, cholémie. 215
  β) Ictère hématogène 221

B. Troubles de la vie de relation 221
a) Hyperesthésie. 228
  Névralgie 230
b) Anesthésie 231
c) Hyperkinésie, convulsions. 234
  Névroses de la motilité. 238
  Épilepsie 239
  Catalepsie et hypnotisme 242
  Chorée 244
d) Hypokinésie, paralysie 245
  α) Paralysies périphériques. 246
) Paralysies spinales 250
  γ) Paralysies cérébrales. 254
e) Excitation et paralysie psychiques. 256
f) Troubles neurovégétatifs 261
  α) Angionévroses 261
  β) Trophonévroses. 264

PARTIE SPÉCIALE.

I. — MALADIES TRAUMATIQUES. 272
  1° *Traumatisme mécanique* 273
  2° *Traumatisme chimique* 276
  3° *Traumatisme thermique.* 280
    a) Apport de chaleur. 280
    b) Soustraction de chaleur 282
    Maladies par refroidissement. 286
  4° *Traumatisme électrique.* 294
II. — MALADIES PARASITAIRES ET INFECTIEUSES 295
  1° *Parasites animaux.* 302
    a) Arthropodes. 302
    b) Nématodes 303
    c) Trématodes 307
    d) Cestodes. 308
    e) Infusoires 314
  2° *Parasites végétaux.* 315

FIN DE LA TABLE DES MATIÈRES.

TABLE ALPHABÉTIQUE.

TABLE ALPHABÉTIQUE DES MATIÈRES

TRAITÉ ÉLÉMENTAIRE
DE PATHOLOGIE GÉNÉRALE
COMPRENANT

LA PATHOGÉNIE ET LA PHYSIOLOGIE PATHOLOGIQUE
Par le Docteur H. HALLOPEAU
PROFESSEUR AGRÉGÉ A LA FACULTÉ DE MÉDECINE, MÉDECIN DES HÔPITAUX

1 volume in-8ᵘ de 721 pages avec 126 figures. . . . . 11 fr.

Le docteur Hallopeau s'attache surtout à étudier les *causes morbifiques*, les *processus morbides*, les *troubles fonctionnels* et l'*évolution des maladies*.

Après avoir donné, sous forme de propositions générales, les principes fondamentaux de la pathologie, l'auteur aborde l'étude synthétique et analytique des *causes*, en insistant sur leur action pathogénique. C'est ainsi que, dans la première partie du livre, sont exposées et discutées : 1ᵘ parmi les causes intrinsèques : les prédispositions héréditaires, diathèse, constitution, idiosyncrasie, âge, sexe et les causes dépendant des abus des fonctions et de leur insuffisance; 2ᵘ parmi les causes extrinsèques : (a), les causes physiques (action de la chaleur, du froid, de la lumière, de l'électricité, du son, de la pression atmosphérique, du sol); (b), les causes mécaniques (commotion, compression, traumatisme); (c), les causes chimiques (air atmosphérique, alimentation par défaut et par excès, poisons); (d), les causes animées, c'est-à-dire le parasitisme animal ou végétal et les agents infectieux. L'auteur étudie les agents infectieux, il expose les nouvelles découvertes, la nature des agents infectieux; les microbes, leur mode de transmission et de pénétration, leur rôle pathogénique; il passe en revue ces divers agents dans les différentes maladies : choléra, variole, rage, fièvre typhoïde, impaludisme, tuberculisation, etc.

La dernière partie du livre est consacrée aux *processus morbides* ou *troubles déterminés directement ou indirectement par les causes morbifiques* dans l'évolution des actes nutritifs. Tout d'abord, sont étudiés les processus caractérisés par un trouble de la circulation : l'hyperémie, l'inflammation, l'hydropisie, l'anémie locale, la thrombose, l'embolie, la mortification. Puis viennent les processus caractérisés par des troubles de la nutrition : troubles passifs (atrophie, dégénérescence, concrétions), troubles actifs (hypertrophies, tumeurs).

Les *troubles fonctionnels* font le sujet de la troisième partie du livre : troubles dans les fonctions circulatoires, respiratoires, digestives, troubles dans les fonctions du foie, des reins, de la peau, troubles dans les fonctions de la reproduction chez l'homme et chez la femme, et de l'innervation.

La quatrième partie traite de l'*évolution de la maladie* aiguë ou chronique, de la convalescence, de la mort.

L'ouvrage se termine par une étude générale de l'*art médical,* qui comprend le diagnostic, le pronostic, la prophylaxie et la thérapeutique.

Ce nouveau *Traité de pathologie générale* sera bientôt dans toutes les mains; on le consultera toujours avec fruit; il est fait avec méthode, bien écrit, et contient l'exposé très clair des découvertes les plus récentes et des résultats acquis nouvellement par des expérimentations. C'est un bon livre. (Dᶜ CARPENTIER-MÉRICOURT, *Bulletin de thérapeutique.*)

Parmi les ouvrages consacrés à la pathologie générale, « les uns, dit M. Hallopeau dans sa préface, exclusivement consacrée à l'exposition des doctrines de l'auteur, sont de véritables traités de philosophie médicale; les autres ont surtout pour objet d'étudier les causes morbifiques, les processus morbides, les troubles fonctionnels et l'évolution des maladies. »

C'est la seconde manière qu'a adoptée M. Hallopeau, et il faut l'en féliciter. La seule pathologie générale sérieuse, la seule vraiment scientifique, est celle qui prend l'anatomie pathologique, la chimie et la physiologie pour bases.

Le *Traité de pathologie générale* de M. Hallopeau a l'avantage de présenter, sous une forme concise et sous un petit volume, l'exposé complet de la science, il comble une lacune qui existait dans les bibliothèques médicales. Cet ouvrage, conçu avec méthode, au courant de la médecine contemporaine, fondé à la fois sur l'observation clinique, sur les recherches histologiques et physiologiques, sera consulté avec profit par les élèves et les médecins.   (ERN. GAUCHER, *La France médicale.*)

ENVOI FRANCO CONTRE UN MANDAT SUR LA POSTE.

NOUVEAUX ÉLÉMENTS

D'ANATOMIE PATHOLOGIQUE DESCRIPTIVE & HISTOLOGIQUE

Par A. LABOULBÈNE

PROFESSEUR A LA FACULTÉ DE MÉDECINE, MÉDECIN DE LA CHARITÉ

1 vol. in-8°, 1,078 pages avec 298 figures. Cartonné. . . **20 fr.**

Les acquisitions nouvelles de la science sur l'anatomie pathologique sont si nombreuses, si importantes, qu'on pouvait à bon droit réclamer l'apparition d'un ouvrage qui, s'appuyant sur les recherches des auteurs, se recommanderait de lui-même par la grande autorité de celui qui l'aurait écrit. M. Laboulbène, adonné depuis de longues années à l'étude de l'anatomie pathologique, mieux que tout autre devait fixer la science à ce sujet.

M. Laboulbène suit un ordre naturel en traitant les divers appareils les uns après les autres.

Ainsi, le livre premier, qui est consacré à *l'appareil de la digestion,* est divisé lui-même en dix sections pour l'étude des maladies : de la cavité buccale (stomatites, gangrènes, néoplasmes, etc.), de la langue, du pharynx (maladies de la muqueuse du pharynx, des amygdales, du voile palatin), de l'œsophage, de l'estomac (inflammations, ulcérations, gangrène, tuberculose, syphilis, cancer, etc.), de l'intestin, des glandes salivaires, du foie et du pancréas, du péritoine.

On voit, par cette simple énumération qu'il est inutile de poursuivre, le soin avec lequel les matériaux immenses amassés dans ce livre sont coordonnés par son auteur. Toutes les opinions un peu importantes sont exposées avec la plus grande impartialité, et cependant, dans cet ouvrage considérable, rien qui ressemble à une œuvre de compilation, qui elle-même aurait son mérite pour l'exposé d'une science encore incertaine dans beaucoup de points. Il s'agit d'une œuvre originale où l'auteur, à côté des opinions des différents anatomo-pathologistes qui l'ont précédé, ne craint pas, pour notre instruction à tous, de donner les résultats de sa

ENVOI FRANCO CONTRE UN MANDAT SUR LA POSTE.

grande expérience. Pour M. Laboulbène, il ne s'agit pas seulement de dire ce que l'on voit, il faut savoir tirer de cette étude des enseignements pour la clinique et la thérapeutique. Ainsi, pour ne citer qu'un exemple, M. Laboulbène décrit des lésions tuberculeuses du col de l'utérus, très mal connues jusqu'à lui, et rend compte en même temps de l'action variable de la teinture d'iode sur le col utérin, suivant que celui-ci est sain ou lésé ; de plus, quelques observations sont intercalées dans le texte.

M. Laboulbène n'a pas oublié non plus que son livre pouvait et devait nécessairement se trouver entre les mains de tous les médecins qui, éloignés de tout foyer scientifique, absorbés par d'autres travaux, ne peuvent vérifier par eux-mêmes les faits avancés par un livre. Aussi a-t-il eu soin de représenter un grand nombre de figures qui, au nombre de 298, exposent clairement au lecteur toutes les altérations microscopiques qui ont été préalablement décrites. Un grand nombre d'indications bibliographiques, qui se trouvent placées à la fin de chaque article, permettront aussi aux travailleurs de faire des recherches sur les points qu'ils veulent principalement étudier.

Ainsi donc, ce livre s'adresse à tous, aux praticiens comme aux savants ; les uns et les autres trouveront l'anatomie pathologique exposée avec méthode, clarté, précision, sans parti pris ; se défiant des néologismes, dont on abuse tant dans certains livres, des opinions préconçues qui font reculer la science au lieu de la faire marcher en avant, il aime mieux employer des expressions qui, outre leur grand mérite d'être compréhensibles, ne préjugent pas au moins sur la nature des choses. C'est ainsi que le mot *prolifération* est un peu laissé de côté, et cela avec raison, et remplacé par celui de *multiplication d'éléments cellulaires*. C'est peut-être plus long à dire, mais c'est moins long et plus facile à comprendre.

En résumé, ce livre d'anatomie pathologique, signé du nom d'un maître aimé et estimé, fait le plus grand honneur à la médecine française ; il est l'exposé clair, net et précis des connaissances acquises ; il montre le chemin parcouru et celui qui est encore à parcourir ; il indique donc les lacunes à combler, et sera aussi d'un grand secours pour les travailleurs ; mais il ne s'adresse pas moins aux praticiens qui s'intéressent toujours à leur science et qui sont attentifs à ses nombreux progrès.

La lésion, dit l'auteur, est parfois difficile ou impossible à saisir, mais, dans la plupart des maladies *sine materiâ*, dont on n'a pas encore trouvé la cause matérielle, il est permis de penser que l'avenir la montrera. Nous ne partagerions pas ces espérances que le livre seul de M. Laboulbène, qui marque un grand progrès dans l'histoire de l'anatomie pathologique, nous les inspirerait très certainement.

(Henri Huchard. Union médicale.)

TRAITÉ ÉLÉMENTAIRE D'HISTOLOGIE HUMAINE

NORMALE ET PATHOLOGIQUE

PRÉCÉDÉ D'UN EXPOSÉ DES MOYENS D'OBSERVER AU MICROSCOPE

Par le Docteur C. MOREL

Professeur à la Faculté de médecine de Nancy

1 vol. grand in-8° avec 36 belles planches dessinées d'après nature

PAR LE DOCTEUR A. VILLEMIN

Professeur à l'École de médecine militaire du Val-de-Grâce.

TROISIÈME ÉDITION, REVUE ET AUGMENTÉE. — PRIX : **16** FRANCS.

M. Morel a cherché à exposer, aussi brièvement que possible, les données les plus certaines fournies par l'étude pratique de l'histologie humaine. Il s'est surtout proposé de mettre en lumière les faits bien établis, sans trop se préoccuper de les rattacher à telle ou telle théorie régnante ; en pareille matière, il faut rejeter le dogmatisme et laisser à chacun le soin de conclure d'après ses propres appréciations.

M. Morel a tenu compte des progrès réalisés par la technique histologique, en remaniant complètement le chapitre relatif aux procédés mis en usage pour faire méthodiquement des préparations et les conserver. A la suite de la description des tissus ou organes, M. Morel a également donné des indications détaillées sur le mode de préparation de chacun d'eux.

Enfin, vingt-neuf dessins nouveaux reproduisant exactement ses préparations indiquent que M. Morel a apporté des modifications plus ou moins importantes dans le texte et qu'il a fait quelques recherches originales.

Quelques figures intercalées dans le texte feront mieux comprendre les descriptions auxquelles elles se rapportent.

LEÇONS D'ANATOMIE GÉNÉRALE

FAITES AU COLLÈGE DE FRANCE

Par L. RANVIER

Professeur au Collège de France

Années 1877-1878

APPAREILS NERVEUX TERMINAUX DES MUSCLES DE LA VUE ORGANIQUE
CŒUR SANGUIN, CŒURS LYMPHATIQUES, ŒSOPHAGE, MUSCLES LISSES

Années 1878-1879

TERMINAISONS NERVEUSES SENSITIVES, CORNÉE

Leçons recueillies par MM. WEBER et LATASTE, revues par le professeur

Et accompagnées de figures et de tracés intercalés dans le texte.

1880-1881, 2 volumes in-8°, de 550 pages chacun, avec figures et tracés. — 20 fr.

Chaque volume se vend séparément 10 fr.

BEAUNIS. *Nouveaux Éléments de physiologie humaine*, comprenant les principes de la physiologie comparée et de la physiologie générale, par M. H. BEAUNIS, professeur de physiologie à la Faculté de médecine de Nancy. *Deuxième édition*, revue et augmentée, 1881, 2 vol. in-8° ensemble de 1484 pages avec 513 fig. ; cart. 25 fr.

Nancy. — Imprimerie Berger-Levrault et Cie.

Nancy. — Imprimerie Berger-Levrault et Cie.